中国神经外科重症管理协作组　组织翻译

Neurological Emergencies
A Practical Approach

实用神经急症
诊疗精要

原著　[美] Alejandro A. Rabinstein

主译　江荣才　魏俊吉

中国科学技术出版社
·北京·

图书在版编目（CIP）数据

实用神经急症诊疗精要 /（美）亚历山大·A. 拉宾斯坦（Alejandro A. Rabinstein）原著；江荣才，魏俊吉主译 .—北京：中国科学技术出版社，2021.9

书名原文：Neurological Emergencies：A Practical Approach

ISBN 978-7-5046-9059-3

Ⅰ.①实… Ⅱ.①亚… ②江… ③魏… Ⅲ.①神经系统疾病—急性病—诊疗 Ⅳ.① R741.059.7

中国版本图书馆 CIP 数据核字（2021）第 085442 号

著作权合同登记号：01-2021-2860

策划编辑　王久红　　焦健姿
责任编辑　王久红
装帧设计　佳木水轩
责任印制　李晓霖

出　　版　中国科学技术出版社
发　　行　中国科学技术出版社有限公司发行部
地　　址　北京市海淀区中关村南大街 16 号
邮　　编　100081
发行电话　010-62173865
传　　真　010-62179148
网　　址　http://www.cspbooks.com.cn

开　　本　889mm×1194mm　1/16
字　　数　392 千字
印　　张　18
版　　次　2021 年 9 月第 1 版
印　　次　2021 年 9 月第 1 次印刷
印　　刷　天津翔远印刷有限公司
书　　号　ISBN 978-7-5046-9059-3 / R·2703
定　　价　198.00 元

译校者名单

主　　译　江荣才　魏俊吉

副 主 译　高　闯　阎　涛

译 校 者　（以姓氏笔画为序）

　　　　　么　阳　天津医科大学总医院

　　　　　王汉华　天津医科大学

　　　　　田　野　天津医科大学总医院

　　　　　权　伟　天津医科大学总医院

　　　　　刘芃昊　中国医学科学院北京协和医院

　　　　　刘轩慧　天津医科大学

　　　　　刘怡钒　中国医学科学院北京协和医院

　　　　　江荣才　天津医科大学总医院

　　　　　安　硕　天津医科大学总医院

　　　　　孙　健　天津医科大学总医院

　　　　　戎宏涛　天津医科大学总医院

　　　　　苏　磊　天津医科大学总医院

　　　　　李瑀靖　天津医科大学总医院

　　　　　杨　东　天津医科大学总医院

　　　　　杨　舒　天津医科大学总医院

　　　　　张璘洁　天津医科大学总医院

　　　　　陈　佳　中国医学科学院北京协和医院

　　　　　范一兵　天津医科大学

　　　　　周　伟　天津医科大学总医院

　　　　　周　源　天津医科大学总医院

　　　　　项唐镗　天津医科大学

　　　　　赵子龙　天津医科大学总医院

　　　　　姜维卫　天津医科大学

骆宏亮　天津医科大学

袁江源　天津医科大学

耿　畅　中国医学科学院北京协和医院

聂　孟　天津医科大学

徐　琳　天津医科大学总医院

高　闯　天津医科大学总医院

黄金浩　天津医科大学总医院

龚之涛　天津医科大学

阎　涛　天津医科大学总医院

尉辉杰　天津医科大学总医院

葛歆瞳　天津医科大学总医院

魏俊吉　中国医学科学院北京协和医院

魏盈胜　天津医科大学总医院

学术秘书　高　闯

内容提要

　　本书引进自世界知名的 Springer 出版社，是一部有关神经急症的实用诊疗著作。全书共 20 章，涵盖了急诊遇到的大多数神经急症，包括急性昏迷、头痛急症、癫痫发作及持续状态、各种急性脑血管疾病、大脑和脊髓创伤、肿瘤、中枢神经系统重症感染，以及药物引起的神经急症等，同时纳入了急诊神经眼科和急诊神经耳科这两个对非专科医师具有挑战性的领域，重点聚焦于神经急症的诊疗方法，同时提供诊断要点、治疗重点、预后概览、要点总结等关键内容，可帮助急诊医师迅速掌握神经急症诊断和治疗的相关知识及技能。本书内容系统、图文并茂，对神经急症的诊断治疗有很强的指导作用，适合广大神经内科、神经外科及急诊科相关医师阅读参考。

　　补充说明：书中参考文献条目众多，为方便读者查阅，已将本书参考文献更新至网络，读者可扫描右侧二维码，关注出版社"焦点医学"官方微信，后台回复"实用神经急症诊疗精要"，即可获取。

译者前言

从事临床神经疾病诊疗工作之初，面对突如其来的急诊昏迷、瘫痪患者我经常会手足无措。"书到用时方恨少"正是我当时心情的真实写照。那时，国内罕有针对性强、权威性高的临床神经医学著作。拥有一部能为神经疾病诊疗提供切实指导的实用著作，成了许多住院医师的梦想。随着我国神经病学与神经外科学的迅猛发展，每年都有许多名家著作出版发行，甚至还有国外名著原版引进，大家的学习资源变得丰富起来。在实践工作中我有幸接受过多位名师指导，也经常通过阅读名家专著开拓自己的视野，已从青涩的住院医师成长为诊疗经验较丰富的神经重症主诊医师。但是，实际工作中，我仍时时感觉自己的神经科知识不够深厚，且诊疗思维过于碎片化，同时缺乏令人信服的清晰诊疗思维，因此深感阅读名家名著还是非常重要且迫切的。

美国著名神经病学家 Alejandro A. Rabinstein 教授主编的 *Neurological Emergencies: A Practical Approach* 是一部内容丰富且聚焦神经急症诊疗规律的临床神经病学实用参考书。Rabinstein 教授是久负盛名的 Mayor Clinic 医院神经急诊科主诊医师，也是该医院所属医学院的知名教授，同时也是美国神经病学学会和美国神经病学科学院会员。他从事神经急症 26 年，擅长诊疗脑出血和脑外伤。本书中他没有像其他神经病学专家那样专辟章节来阐述临床神经病学的解剖、生理及病理机制等基础知识，而是以常见的神经急症为线索，重点聚焦神经急症的诊疗方法，阐述简洁且实用。他对神经重症患者的诊疗理念之一"年龄是创伤后昏迷患者预后的主要决定因素……强烈建议长期持续照护严重创伤性脑损伤昏迷的年轻患者，除非其体格检查和脑 MRI 上显示不可置疑的非可逆性脑干损伤的证据"，与我在国内大力倡导的"年龄和病程分层"治疗脑外伤的理念十分接近，因此让我更加确信这是一部有益于年轻神经外科医师与神经内科医师的优秀著作。

有幸与中国神经外科重症管理协作组现任组长、中国医学科学院北京协和医院神经外科的魏俊吉教授合作，召集了一批英语基础良好且熟悉神经急症诊疗工作的硕士研究生、博士研究生和年轻住院医师来共同完成本书的翻译工作，同时还聘请了一批有丰富临床经验的高学历、高年资医师进行审校。

我们在忠于原著的基础上，参考国内医师的阅读习惯，采用国内惯用医学规范术语，并尽可能做到翻译语句的信、雅、达，但由于中外术语差异及语言表达习惯有所差别，加之各位译者风格不尽相同，中文翻译版中可能存在一些偏颇，恳请各位同行和读者指正，我们将在再版时一并修正。

愿将此书推荐给神经内外科的青年医师与主治医师。

天津医科大学总医院

原书前言

在我的职业生涯中，一直致力于神经系统急症患者的救护，研究如何改善对这类患者的诊断和治疗，以及对各医学学科的住院医师和研究员进行培训以提高他们对急性和严重神经系统问题的认识。本书以简洁实用的形式总结了我们多年的经验。

书中所述涵盖了急诊科遇到的大多数神经急症。有些在院内也可见到，大多数在重症监护室常见。涉猎的主题阐释可能不完整，但相当全面，包括急性昏迷、危险原因引起的头痛、癫痫发作和癫痫持续状态、各种急性脑血管疾病、大脑和脊髓创伤、肿瘤、严重的中枢神经系统感染，以及处方药和软性毒品中毒，同时还包含了急诊神经眼科和急诊神经耳科这两个对非专科医师极具挑战的领域。本书还讨论了不太常见的情况，如暴发性脱髓鞘疾病和严重运动障碍。最后，书中还涉及针对特定人群神经系统急症的章节，如孕妇和接受器官移植的患者。

每一章都有针对该主题的最新概述，同时又确保正文阐述的实用性。所有章节编写形式基本相同，先简单列举诊断要点、治疗重点和预后概览，要点则在结尾处再次总结，以强调最重要的理念。为了便于说明，使用了大量的表格、图片和算法。我们避免引用过多的文献而只引用了关键性资料，并倾向于最新发表的文献。我希望本书能加深读者对急性神经系统疾病患者治疗艺术和科学理念的理解。本书不是通过解释每一种诊断所需要知道的一切知识，而是通过简化每一种疾病的治疗方法来服务读者。

我很高兴曾经非常喜欢的学生们也参与到本书的编写中，他们都已取得了辉煌的学术成就，成为各自领域的专家。对我而言，有他们参与其中是一种特殊的荣耀。他们的成就让我感到骄傲。参与编写的我的同事和其他作者同样是备受尊敬的知名学者。感谢每一位作者的勤奋工作和慷慨相助。

我还要感谢 Barbara Lopez-Luci，她在书稿整理编排方面给予了宝贵的支持，与她一起工作，获益良多。

最后，真诚感谢每一位患者，从他们身上我们学到了很多。如果没有医师执业和医学教学的经历，我的生活不会如此充实。对我而言，医学研究就是要研究患者，离开患者的医学研究是虚无的。

Alejandro A. Rabinstein

目　录

第 1 章　急性昏迷 ··· 001

　　一、概述 ··· 002

　　二、基础病理生理学 ·· 002

　　三、诊断 ··· 002

　　四、治疗 ··· 007

　　五、预后 ··· 009

第 2 章　癫痫持续状态 ··· 011

　　一、概述 ··· 012

　　二、定义与分类 ··· 012

　　三、病理生理 ··· 017

　　四、流行病学 ··· 018

　　五、评估和诊断 ··· 019

　　六、治疗 ··· 020

　　七、系统影响 ··· 031

　　八、预后 ··· 032

第 3 章　头痛急症 ··· 035

　　一、概述 ··· 035

　　二、霹雳性头痛 ··· 037

　　三、新发急性或亚急性头痛伴局灶性神经系统症状 ··· 042

　　四、亚急性 – 慢性进行性头痛伴感染症状 ············· 044

　　五、新发持续性头痛 ·· 045

　　六、偏头痛持续状态 ·· 047

第 4 章　实用神经耳科学急症 ····································· 049

　　一、概述 ··· 050

　　二、眩晕 ··· 050

　　三、突发性感觉神经性耳聋 ··································· 058

四、结论 ·· 060

第 5 章　神经眼科手术和紧急情况 ·· 061

一、视力下降 ·· 061

二、视盘水肿 ·· 065

三、瞳孔大小不等 ·· 069

四、复视 / 眼球运动障碍 ·· 071

第 6 章　神经肿瘤急症 ··· 077

一、与肿瘤直接相关的神经急症 ·· 078

二、治疗相关的神经急症 ·· 081

第 7 章　中枢神经系统重症感染 ·· 087

一、概述 ·· 088

二、脑膜炎 ··· 088

三、脑炎 ·· 094

四、脊髓炎 ··· 099

五、检测方法 ·· 101

六、占位性病变 ··· 102

七、人类免疫缺陷病毒 ·· 105

第 8 章　急性神经肌肉性呼吸衰竭 ·· 108

一、概述 ·· 109

二、神经肌肉性呼吸衰竭的病理生理学基础 ·· 109

三、神经肌肉性呼吸衰竭的初始评估 ··· 111

四、引起神经肌肉性呼吸无力的常见病因 ·· 115

第 9 章　急性缺血性卒中 ··· 125

一、概述 ·· 125

二、急性卒中的病理生理 ·· 126

三、急诊评估 ·· 127

四、再灌注治疗后护理 ·· 134

五、短暂性脑缺血发作、有一过性症状的卒中及无再灌注治疗的卒中 ························· 135

六、分类及二级预防 ·· 135

第 10 章　急性脑静脉卒中 ··· 138

一、概述 ·· 139

二、病理生理学 139

三、临床表现 139

四、诊断评估 141

五、急性期管理 149

六、慢性期管理 151

七、预后和复发风险 151

八、结论 152

第 11 章　脑实质内出血（大脑及小脑）.. 153

一、概述 155

二、病情初步评估及管理 155

三、特殊注意事项 164

四、治疗 165

五、预后 166

第 12 章　动脉瘤性蛛网膜下腔出血 168

一、概述 169

二、临床表现 169

三、诊断 170

四、初始稳定期 171

五、动脉瘤破裂后早期病情加重 171

六、血管痉挛的严重程度评估与预测 172

七、动脉瘤治疗 173

八、心血管支持与出入量管理 174

九、血管痉挛与迟发性脑缺血（DCI）管理 174

十、低钠血症 175

十一、发热 176

十二、脑积水 176

十三、颅内高压的监测与治疗 176

十四、脑电图（EEG）动态监测 177

十五、预后 177

第 13 章　实用重型颅脑创伤的管理 178

一、概述 179

二、定义 179

三、病理生理学 ·· 179

四、原发性损伤 ··· 179

五、继发性损伤 ··· 180

六、第三类损伤 ··· 180

七、神经影像学在初步评估中的作用 ··········· 180

八、病理生理学机制 ·· 181

九、多模态神经监测 ·· 183

十、药物治疗的基石 ·· 184

十一、预后 ··· 195

第 14 章　创伤性脊髓损伤 ·························· 198

一、概述 ·· 199

二、病理生理基础 ·· 199

三、诊断 ·· 199

四、治疗 ·· 201

五、预后 ·· 204

第 15 章　软性毒品引起的神经系统急症 ······ 205

一、概述 ·· 205

二、兴奋剂 ··· 205

三、抑制药 ··· 208

四、致幻剂 ··· 211

五、对症治疗 ··· 212

六、结论 ·· 219

第 16 章　药物引起的神经急症 ···················· 221

一、概述 ·· 221

二、神经急症与特殊药物治疗 ···························· 222

三、5-羟色胺综合征 ·· 233

四、结论 ·· 233

第 17 章　脱髓鞘疾病的紧急事件 ················· 235

一、概述 ·· 236

二、急性播散性脑脊髓炎 ··································· 236

三、多发性硬化 ··· 237

四、Marburg 变异型 ·· 238

五、Balo 同心圆硬化症 ·· 238

六、肿瘤样多发性硬化 ·· 238

七、视神经脊髓炎 ·· 240

八、视神经炎 ··· 240

九、横贯性脊髓炎 ·· 242

十、急性脱髓鞘疾病类似疾病 ·· 243

十一、急性炎症性脱髓鞘疾病的管理 ··· 244

十二、急性脱髓鞘疾病预后 ·· 245

第 18 章　运动障碍急症 ·· 247

一、概述 ··· 247

二、运动减少型运动障碍急症 ·· 248

第 19 章　移植患者的神经急症 ·· 254

一、概述 ··· 255

二、一般原则 ··· 256

三、器官特异性急症 ·· 260

第 20 章　孕妇神经系统急症 ·· 262

一、概述 ··· 263

二、初步评估 ··· 263

三、特殊神经急症的诊断与处理 ··· 267

四、诊断检查的注意事项 ··· 273

急性昏迷

Acute Coma

Alejandro A. Rabinstein 著

刘轩慧 赵子龙 权 伟 译

江荣才 校

第 1 章

诊断要点

- 在评估急性昏迷患者时，首先应排除可治疗的病因（如基底动脉闭塞、脑深静脉血栓形成、感染性脑膜炎或脑炎、自身免疫性脑炎和非惊厥性的癫痫持续状态）。
- 在临床中最常见的昏迷原因是代谢性中毒（药物、脓毒症、肾和肝衰竭）和缺氧缺血。
- 保留一个简单的检查清单非常有助于避免遗漏重要的诊断。

治疗重点

- 如果迅速启动治疗而没有延误的话，一些引起急性昏迷的病因显然是可治疗的（如基底动脉再通、癫痫持续状态的抗癫痫治疗、暴发性脑膜炎的抗菌治疗和疱疹性脑炎的阿昔洛韦抗病毒等）。
- 应停止应用可能导致昏迷的关键药物。
- 在许多代谢性中毒引起的昏迷病例中，正确的治疗包括避免继发性脑损伤同时等待患者自行恢复。

预后概览

- 急性昏迷的预后主要取决于昏迷的主要原因，以及是否在主因下又叠加有缺氧缺血性脑病。
- 昏迷的延迟恢复在日常诊疗实践中相对常见。
- 绝不要急于评估昏迷患者的预后，特别是当影像学没有重大的结构性脑损伤时。

一、概述

昏迷患者的评估一直是一个挑战。需要鉴别诊断的疾病谱很广和担心耽误可医治的疾病常使医师压力巨大。然而，依靠简单的原则可以极大方便诊断，防止常见错误。本章总结了评估昏迷所必需的重要信息，并根据作者多年的临床经验，提出了建议。它不是对昏迷问题的终极综述，而是结合了实用推荐和基础概念的基本诊疗指南。

二、基础病理生理学

昏迷通常被认为是由于双侧皮质功能障碍或失调影响了通过脑干和间脑的上行网状激活通路（即丘脑和下丘脑区）导致的[1]。我们从普遍性及应用性角度将昏迷因素分为结构性因素、非结构性因素或弥漫性因素。然而，这一分类并不是绝对的。例如，如果不能及时中止癫痫发作，因全身癫痫发作而昏迷的患者随后可能会出现永久性结构性皮质损伤。同样，结构性脑病患者也可以用叠加了代谢或毒性因素来解释他的昏迷[2]。此外，虽然局灶体征或偏侧体征是结构性脑损伤患者的特征性表现，但因非结构性和完全可逆原因导致的对刺激无反应性的患者也偶尔会出现类似临床表现，例如处于癫痫大发作后恢复期的患者。事实上，重度镇静和严重代谢异常甚至会导致脑干反射异常，这种典型的反射异常甚至被当作脑疝或直接脑干损伤[1]。

三、诊断

通过分析患者的病史和在体格检查中获得的信息可以有效地缩小急性昏迷的鉴别诊断范围。诊断应以这些信息为指导。表 1-1 中所示清单可以最大限度地提高对急性昏迷患者的评估效率。

（一）病史

虽然急诊患者可能会缺乏病史，但必须设法引出重要信息，包括既往的疾病、药物暴露、最近的症状、护理人员在现场目睹的状况，以及医务人员在现场或运送途中给患者使用的药物。在 ICU 评估昏迷患者时，应仔细检查住院过程、血液检查结果和最近使用的药物，因为这些信息往往能提供有价值的线索，以确定昏迷的原因和可能延长或加重的因素。

（二）体格检查

注意体格检查的重要性，即使征象不明显，也不应忽略。可能会发现创伤的显微细微迹象（如耳后瘀斑），感染性或非感染性血管炎的全身征象，肝硬化的蜘蛛痣，提示静脉用药的针痕，或脓毒症潜在来源的线索。需要特别关注生命体征，除了严重的低温外，虽不是诊断性的，但

表 1-1 急性昏迷患者的评估清单

病史
- 突发晕厥
- 病灶缺损或可能的癫痫发作
- 最近的症状
- 其他并发症情况
- 毒物暴露史（精神药物、处方药、环境）

检查
- 一般性调查
- 反应水平（FOUR 评分）
- 脑干反射
- 疼痛反应（中央和四肢）
- 脑膜炎体征
- 肌张力和阵挛
- 异常活动

检测
- 基本生化，包括葡萄糖
- 毒理学筛选，包括酒精[a]
- 已知的处方药[a]
- 血氨[a]
- 动脉血气[a]
- 脑影像[a]
  - 非强化 CT 扫描对于出血、大面积梗死和大块肿块已足够
  - 对于大多数其他原因而言，则需要 MRI
- 脑血管成像[b]
  - 基底动脉或颈内动脉闭塞的无创血管影像
  - 脑静脉血栓的无创静脉造影
- 脑电图排除非强直阵挛性癫痫持续状态
  - 在大多数情况下，当没有癫痫样改变时，即时脑电图就足够[a]
  - 高度怀疑癫痫发作或即时脑电图提示有癫痫样改变则提示需要做连续性脑电图检查[b]
- 腰椎穿刺排除脑膜炎 / 脑炎
  - 感染检测[a]
  - 自体免疫检测[b]

a. 何时相关，取决于病史、初步检查和患者的临床状况（在急诊科还是 ICU）
b. 不太必要

它们可以提示可能的病因［发热提示脓毒症、5- 羟色胺综合征或神经性恶性综合征，低血压可提示脓毒症、三环抗抑郁药或氰化物中毒，高血压则提示可逆性脑病综合征（PRES），各种精神药物（如甲基安非他明、可卡因或摇头丸）的中毒］。

重点神经检查应包括对刺激的反应程度、脑干反射、对疼痛刺激的运动反应和呼吸模式的全面评估。这些特征包括在 FOUR 评分中（图 1-1）。各种研究显示，FOUR 评分在急诊科或 ICU 神经危重患者预后预测方面等同于或优于格拉斯哥昏迷量表（GCS）[3-5]。

1. 反应程度

反应程度应该基于特定的反应来描述，而不能仅用可能被误解的术语来描述，比如迟钝或

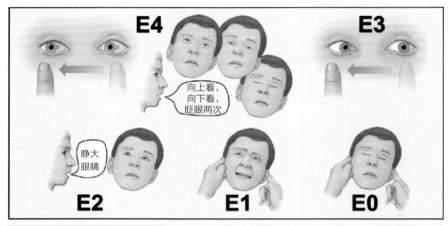

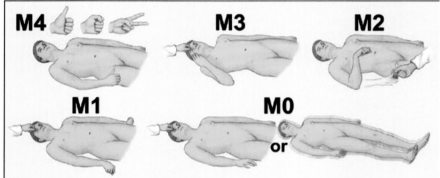

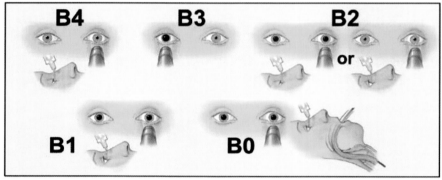

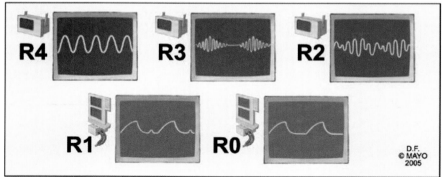

▲ 图 1-1　FOUT 评分

经 Mayo Foundation for Medical Education and Research 许可使用

麻木。一个真正昏迷的患者可以对外界刺激有反射反应，但没有任何意识苏醒的迹象。

2. 脑干反射

脑干反射的评估应包括瞳孔对光反射、角膜反射、头眼反射（当头部被旋转时眼睛以共轭的方式向扭头相反方向偏离，可在昏迷患者中可被引出）或用冷水刺激外耳道（前庭眼反射、在昏迷患者中可被引出、双眼向冷水刺激侧凝视）和咽反射和吸痰管刺激支气管深部的咳嗽反射。应注意已经存在的、相关的、不对称的或反应性的反射情况。单侧瞳孔光反应消失应被认为是脑组织移位和沟回疝压迫了中脑的迹象，除非有脑影像学证据排除了这种可能。这些"散大"的瞳孔通常呈椭圆形但有光滑的边界。瞳孔边缘不规则是既往手术的结果。瞳孔大小不等，但光反应存在则完全可能是无害的。

3. 对疼痛的运动反应

应采用强烈的刺激来确定最佳运动反应。中枢刺激（刺激颞下颌关节、眶上切迹、斜方肌或胸骨）可以决定是否存在定位反应。压迫手指甲床有助于诱发手的回缩，以便进一步评估是否存在肢体过屈或过伸等异常运动反应（以前称为去皮质或去大脑强直）。也应该测试压脚趾导致的腿部回缩反应，并应将其与三重屈曲反应（指大腿、小腿屈曲和足的背屈反应）区分开来，后者代表一种脊髓反射，提示高水平神经抑制缺失。异常的屈曲和伸展反应及三重屈曲反应具有恒定性（即无论检查多少次，结果都是相同的）。应该特别注意不对称的运动反应，因为它是单侧脑损伤最常见的潜在线索。

4. 神经系统检查的其他方面

脑膜刺激征、肌张力和任何偶然运动（眼睛、手臂或腿）都应该被注意。颈部屈曲困难在老年患者中很常见，可能仅是颈椎退行性改变的结果。然而，屈颈后屈膝则是一个有用的鉴别标志。肌张力的增加通常见于中毒性脑病，当它首先累及腿部时，则应考虑 5- 羟色胺综合征，特别是双侧踝关节阵挛。极端全身强直可在神经阻滞药恶性综合征和某些自身免疫性脑炎中看到。在各种毒性和代谢性脑病患者中，经常出现肌阵挛和痉挛，但在这些病例中，它们对预后判断意义有限。然而，多节段肌阵挛也可能是心肺功能障碍后严重缺氧缺血性脑病的标志。

（三）诊断检测

在所有情况下都应获得基本的血液生物化学检测。应该始终警惕药物中毒的可能性，但毒理学检测到什么程度（精神药物、处方药、氰化物等）应以病史和检验结果为指导 [2]。在许多情况下检测动脉血气、血氨和渗透压差值也是合适的。

所有其他测试也都是可选的，应根据个人情况而定。排除可治疗的原因应作为诊断的指导原则。一个经验丰富的临床医师脑海中应该有一份检查清单，以确定是否有必要对每个病例进行以下检验（表 1–1）。

1. 脑影像

虽然经常在急诊科、ICU 甚至神经科会诊之前，获得患者的脑部 CT 平扫，但这种检查在昏迷患者中的诊断作用相对较低，除非高度怀疑有急性基底动脉闭塞、蛛网膜下腔出血、脑积水或占位性病变。该检查对颅内出血（硬膜下、蛛网膜下腔或脑内）、大面积缺血性梗死、脑肿瘤的检测尤其有用。在严重的缺氧缺血性脑病和严重的高氨血症患者中，它也可能显示全脑水肿。然而，它不足以排除结构性脑损伤。在多数情况下，脑 MRI 的信息量则要大得多。例如，它可提示包括疱疹性脑炎、脑干缺血、PRES、极端低血糖和脂肪栓塞综合征等疾病（图 1-2）。但要特别注意的是，即使 MRI 检查反复提示阴性也不能排除不可逆的脑疾病。因为在某些情况下，心搏骤停后和在某些情况下发生的自身免疫性脑炎，唯一的 MRI 征象可能是连续检查时发现的进行性脑萎缩，但其严重程度却足以使患者昏迷。在某些情况下，还有必要获得颅内循环的无创性血管造影（怀疑基底动脉闭塞）或静脉造影（脑静脉血栓形成）。

2. 脑电图

临床癫痫发作后仍然持续昏迷的患者应以脑电图排除非惊厥性的癫痫持续状态导致的持续无反应[7]。虽然这一指征比较明确，但文献报道，给没有高度怀疑癫痫发作的昏迷患者做脑电图检查存在争议。的确，没有任何临床癫痫病史的昏迷患者的脑电图显示出癫痫发作异常波形的并不少见[8, 9]。但是，抗癫痫药物治疗是否能改善这些患者的预后却没有得到证实。作者认为对于无癫痫发作史的昏迷患者是否应该做脑电检查，应以临床判断为准则。这些病例的脑电图最常表现为非特异性背景异常（低幅的慢波，有时夹杂三相波），而这一发现并没有多大意义。如果决定实施脑电图检查，则连续脑电图监测毫无疑问比 30min 的脑电图检查具有更高的诊断效率[8]。然而，就是否需要扩展更宽泛的监测技术而言，最初的脑电征象是具有很强的预测价值的[10]。

3. 腰椎穿刺

并不是每个昏迷的患者都需要腰椎穿刺。但是，一旦有腰椎穿刺指征时，则不应拖延实施。对于疑似感染导致的昏迷，及时实施腰椎穿刺尤为重要。对于病因不明而昏迷的免疫抑制患者，腰椎穿刺也是不可或缺的。尽管脑脊液分析同样可以为非感染性原因的昏迷提供辅助诊断信息，如急性蛛网膜下腔出血（导致脑脊液黄染，但其绝不可能是导致 CT 扫描阴性患者昏迷的原因）[11]、脑静脉血栓形成（通常与腰穿显示的压力增加和一些蛋白质升高有关）和 PRES（蛋白质升高但无核细胞增加）[12]，但非感染性昏迷的其他疾病的诊断常常是通过非侵入性的检测来完成的。一个可能的例外是低颅内压疾病，这是一种在钆增强 MRI（脑下垂，棘球蚴增强）上表现某些特征变化的疾病，但必须通过腰椎穿刺测量低压力来证实。需要谨记的是，在给昏迷患者实施腰椎穿刺之前，脑影像（CT 或 MRI）通常会提示有无腰穿的指征。

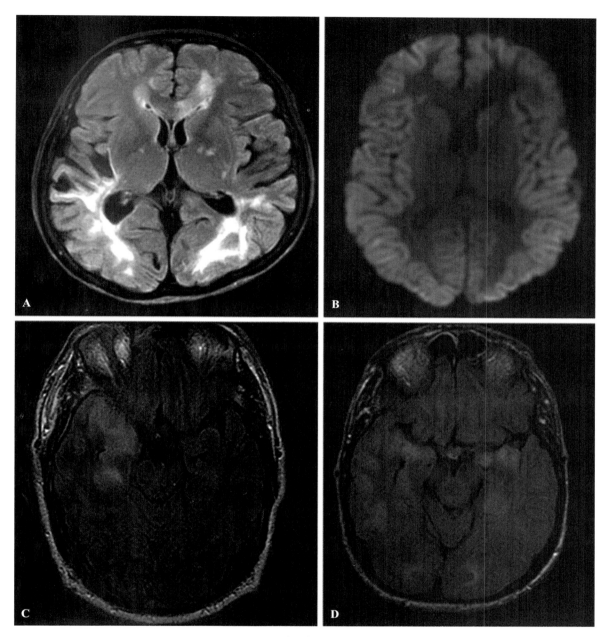

▲ 图 1-2　不同原因昏迷患者的 MRI 检查结果实例

A. PRES 患者主要表现为影响双侧枕叶的血管源性水肿（FLAIR 序列）；B. 心搏骤停患者的严重缺氧性皮质损伤（DWI 序列）；C. HSV-1 脑炎（FLAIR 序列）患者的右颞叶炎症改变；D. 副肿瘤性自身免疫性脑炎患者主要影响了边缘系统的双侧炎症改变（FLAIR 序列）

四、治疗

昏迷患者的治疗主要取决于导致昏迷的潜在原因。然而，总的治疗原则即使不能适用于全部患者，也是适用于大多数患者的 [13]。

（一）总治疗原则

快速稳定气道，确保足够的氧供和血液灌注是任何昏迷患者超急性期治疗的基石。在给予葡萄糖之前静脉注射硫胺素（维生素 B_1）仍然是最好的做法[2]。当已知或怀疑创伤时，则应在转运前固定脊柱。如果怀疑阿片类或苯二氮䓬类药物中毒，则可尝试应用纳洛酮和氟马西尼[2]。出现急性脑疝迹象者（如瞳孔大小不等、散大、无光反射），则应立即实施过度通气和使用渗透性脱水药（高渗盐水或甘露醇）[14]。过了超急性期，治疗重点则应转向避免继发性脑损伤（包括持续性颅内高压、非惊厥性癫痫发作、发热、缺氧、血糖异常等）和全身并发症（感染、静脉血栓栓塞、阵发性交感神经亢进、胃十二指肠溃疡、压疮、营养不良等）。

（二）基于病因的特异性治疗

表 1-2 列出了目前存在有效治疗方法的昏迷病因[1, 2, 14]。要注意的是，在大多数情况下，这些治疗必须立即启动才能真正有效。因此，治疗的有效性在很大程度上取决于及时识别潜在的病因，并毫不拖延地实施特异性治疗。

表 1-2　昏迷病因及其治疗

原　因	治　疗	紧急程度	有效性
心搏骤停	目标性低温治疗（33℃或36℃）	++	+
基底动脉闭塞	静脉应用阿替普酶、机械取栓术	+++	++
巨大的半球梗死	开颅去骨瓣减压手术	++	++
癫痫持续状态	抗癫痫药物治疗	+++	+++
脑实质内占位病变	手术切除、渗透性脱水疗法、皮质类固醇（如存在血管源性水肿）	++	++
硬膜下或硬膜外血肿	手术	+++	+++
急性脑积水	脑室外引流	+++	+++
细菌性脑膜炎	抗生素和地塞米松	+++	+++
单纯疱疹病毒脑炎	阿昔洛韦	+++	+++
自身免疫性脑炎	甲泼尼龙、血浆置换或静脉注射免疫球蛋白、利妥昔单抗	++	+++
静脉窦血栓形成	抗凝，考虑局部输注溶栓药	+++	+++
可逆性脑病后期	血压控制、停止可能致病的药物、抗癫痫药物（如存在癫痫发作）	+++	+++
空气栓塞	考虑高压氧治疗	+++	可能

（续表）

原　因	治　疗	紧急程度	有效性
毒品中毒	当有阻断药时	+++	变量
高碳酸血症	机械通气	+++	+++
一氧化碳中毒	常压或高压氧治疗	+++	+++
低血糖	葡萄糖	+++	+++
糖尿病昏迷	胰岛素、补液	+++	+++
尿毒症	透析	++	+++
高氨血症	乳果糖、利福昔明	+++	+++
垂体卒中	皮质类固醇和（或）手术	+++	+++
黏液水肿	甲状腺激素	++	+++
韦尼克脑病	维生素 B_1	+++	++
体温过低	缓慢的复温	++	+++

在本书的其他章节中详细讨论了因精神药物或处方药导致急性中毒患者的具体治疗。

五、预后

急性昏迷的预后取决于其潜在病因。缺氧缺血性脑病预后较差，无论这种损伤是昏迷的初始病因还是继发性并发症。很难对昏迷患者的预后做出任何总体论断，但必须记住，许多昏迷患者都会延期恢复，因此除非有严重的结构性脑损伤的证据支持，否则必须谨慎评估昏迷患者的预后。

心搏骤停幸存者的昏迷预后得到了最广泛深入的研究。这种病例的多个预后参数已经得到验证，包括心脏停搏的特征（休克与非休克的心律、复苏的质量），患者的并发症，排除了混杂因素的系列体征（脑干反射、肌阵挛、对疼痛的运动反应），脑电图（连续监测与间断的监测，对外部刺激的反应，癫痫样放电或癫痫发作），体感诱发皮质电位（在传导良好的条件下，双侧没有 N20 反应仍然是预后不良的最强指标），血清神经元特异性烯醇化酶（神经元损伤后释放到循环中，但不像名称所示的那样特异性；溶血后也可能从红细胞中释放）和脑影像（CT 扫描显示的全脑水肿，MRI 显示的皮质和基底节区损伤）。在对预后进行估计之前，必须对所有可用参数进行综合解释，当参数之间存在不一致（即一些表示预后不利，其他参数则未提示预后不利）时，必须承认预后判断的不确定性，并在预后变得更加明确之前都要持续不断地对患者行支持治疗[15]。

相对而言，头部外伤后昏迷有较好的预后，但神经恢复可能只能在受伤后数天、数周甚至数月后才明显。年龄是创伤后昏迷患者预后的主要决定因素。将大型临床试验数据（CRASH、IMPACT）中总结出来的预后评分应用于具体病例时需要谨慎[16, 17]。强烈建议应该长期持续地照护年轻的严重创伤性脑损伤昏迷患者，除非他的体格检查和脑 MRI 上显示确定且不可逆的脑干损伤证据。

要点总结

- 急性昏迷应被视为一种可治疗的病征，直到完全排除可治疗的病因。
- 牢记或在实践时时刻保留一份主要的诊断清单是确保昏迷患者得到有效紧急评估的实用方法。
- 体格检查应侧重于评估脑干反射、对疼痛的运动反应、肌张力、脑膜刺激征和患者的偶然运动。
- 检测要合理并突出重点。虽然排除可治疗的原因是急迫的，但广撒网的测试方法效率低下，可能会导致误导性结果。
- 在评估 ICU 昏迷患者时，需要经常回顾正在使用的和最近使用的药物清单，因为药物往往是导致无反应状态的主要原因。
- 只要可以，必须毫不拖延地开始特异性治疗。
- 即使没有特异性治疗方法，优化的重症照护也能增加患者康复的机会。
- 应始终谨慎评估预后，绝不应匆忙下结论，除非需要讨论紧急干预措施。
- 心脏复苏后的预后判断应依赖于多参数，只有当所有参数一致提示预后不利时，才能宣布不良预后。
- 对于严重创伤性脑损伤的年轻患者，即使是非常长时间的昏迷也存在有意义的神经恢复的可能性。

癫痫持续状态
Status Epilepticus

第 2 章

Michael D. Morris　　Kent A. Owusu　　Carolina B. Maciel　著

刘怡钒　魏俊吉　译

魏俊吉　校

诊断要点

- 针对高危人群（有癫痫病史、脑结构异常、脑膜脑炎或中毒者），即使无明确惊厥症状，也要高度警惕癫痫持续状态。
- 必要时要及时行脑电图检查。
- 全面采集病史和体格检查，以发现危险因素、触发因素、毒物和感染暴露史及并发症。
- 病因学检查应参考病史，并涵盖全面的代谢检验、血常规、毒物筛查、抗癫痫药浓度、自身免疫检验、副肿瘤相关检验、脑脊液化验和神经影像学检查。

治疗重点

- ABC 原则：在治疗前和治疗中，要持续评估患者的气道通畅性、肺通气换气情况及血流动力学是否稳定。
- 依据患者情况实施适当级别的护理。
- 初始时即行一线治疗（苯二氮䓬类药物），然后逐步采取其他的治疗。
- 监测患者对药物的反应、药物相互作用及系统毒性。
- 依据患者脑电图的结果、并发症及最可能的病因，逐步调整后续个性化治疗。

预后概览

- 患者的死亡率差异较大，此与病因、对治疗的反应及患者年龄密切相关。
- 缺氧后癫痫持续状态的患者死亡率最高（60%～100%），其次是脑血管疾病相关癫痫持续状态的患者（20%～60%），再次是代谢紊乱的患者（10%～35%）。

- 50 岁以上患者发生不良结局的风险增高。

- 难治性癫痫及超难治性癫痫患者的死亡率可以高达 23%～57%。

- 系统性并发症很常见，包括心脏停搏、心律失常、循环衰竭、低氧血症、酸/碱紊乱及横纹肌溶解。

- 可以使用多种评估工具，依据患者的自身情况来评估预后。

一、概述

在美国，癫痫持续状态（status epilepticus，SE）的发病率为 10/10 万～40/10 万。当身体不能有效地启动终止癫痫发动的机制或当各种因素导致癫痫发作时间延长时，便可以导致 SE [1]。SE 的快速诊断和管理至关重要，因为癫痫发作的停止与尽快开始终止癫痫的治疗密切相关。此外，SE 常常与住院时间及重症监护室监护治疗时间的延长密切相关，并且在美国，每年 SE 患者的直接住院费用估计达 40 亿美元 [1]。长时间的 SE 可导致永久性神经系统的损害，并伴有较高的发病率和死亡率。SE 的预后不理想也和首诊时患者没有得到足够的诊治相关 [2, 3]。因此，本章旨在提供 SE 及时诊断和恰当治疗的关键点。

二、定义与分类

癫痫持续状态传统上采用可操作性的定义，即超过 5min 的持续性癫痫发作或在 2 次以上癫痫发作之间没有恢复正常。然而，近年来提出了更多描述性的定义，以规范术语的使用且利于识别这类综合征，从而指导预后和治疗 [4]。

（一）2015 国际抗癫痫联盟

2015 国际抗癫痫联盟（International League Against Epilepsy，ILAE）[4] 提出了一个 SE 的概念定义，基于癫痫动物模型的临床前研究和临床研究结果，根据癫痫类型和可能的长期结局，利用两个时间点（即 T_1 和 T_2 时间点）来分类。

- T_1：认为癫痫发作持续时间异常延长的时间点，主要由于：①终止癫痫发作的生理学机制失效；②过度的癫痫发作启动机制，从而导致持续性癫痫发作的可能性大。

  - 全面性惊厥性 SE：T_1 为 5min。

  - 伴有意识障碍的局灶性 SE：T_1 为 10min。

  - 失神性 SE：T_1 为 10～15min。

- T_2：认为持续性癫痫发作可能出现较差的长期结局（如神经元不可逆损伤和死亡、神经网络的改变及潜在神经功能缺失）的时间点。

- 全面性惊厥性 SE：T_2 为 30min。
- 伴有意识障碍的局灶性 SE：$T_2 > 60$min。
- 失神性 SE：T_2 目前没有确定值。

2015 ILAE 还依据 4 个维度更新了 SE 的亚分类，从而提供了框架用于临床诊断、个性化检查及治疗。

- 维度 I：临床表现的症状，即是否存在明显运动症状及意识障碍的程度。
  - 存在明显运动症状。
    - 惊厥性 SE（常指强直阵挛性 SE）：明显的肌肉异常收缩，常常为双侧，呈持续性或消长性。
      - 全面性惊厥性 SE。
      - 由局灶性 SE 发展为双侧惊厥性 SE。
      - 不能分类的 SE。
    - 肌阵挛性 SE（显著皮质性肌阵挛性肌肉抽搐）。
      - 伴昏迷。
      - 不伴昏迷。
    - 局灶运动性 SE。
      - 反复局灶性运动（杰克逊癫痫）。
      - 部分性 SE。
      - 扭转性 SE。
      - 眼阵挛性 SE。
      - 发作性轻瘫（局灶性功能损失或抑制性 SE）。
    - 强直性 SE（中轴或四肢肌肉组织强制性收缩延长）。
    - 过度运动性 SE。
  - 无明显运动症状，即非强直阵挛性癫痫持续状态（nonconvulsive status epilepticus，NCSE）。
    - 伴昏迷的 NCSE。
    - 不伴昏迷的 NCSE。
      - 全面性 NCSE。
        - 典型失神性 SE。
        - 不典型失神性 SE。
        - 肌阵挛性失神性 SE。
    - 局灶性 NCSE。

- ◆ 不伴意识障碍[或称为持续性先兆，伴各种感觉症状（包括自主神经、视觉、味觉、情绪／心理／体验、触觉或听觉）]。

  - ◆ 失语性 NCSE。

  - ◆ 伴意识障碍。

  - ➤ 全面性或局灶性不明。

  - ◆ 自主神经性 SE。

- 维度Ⅱ：病因。

  - 病因已知（通常是结构性、代谢、炎症、感染、遗传性疾病）。

    - ➤ 急性：大脑受急性损伤。

    - ➤ 迟发性：SE 前存在任何其他病因的非进展的结构性异常。

    - ➤ 进展性：结构性异常逐渐进展。

    - ➤ 其他明确的电生理 - 临床综合征。

  - 病因不明。

表 2-1 总结了 SE 的常见病因。对于新发 SE 的患者（即无癫痫病史的患者），最常见的病因是脑血管病和肿瘤[5]。

- 维度Ⅲ：脑电图表现（采用美国临床神经生理学会对重症监护脑电图的标准术语）[6]。

表 2-1　癫痫持续状态的病因[4]

缺血缺氧性脑损伤	脑血管病
• 心脏停搏	• 动脉瘤性蛛网膜下腔出血
自身免疫病	• 海绵状血管畸形及动静脉畸形
• 急性播散性脑脊髓炎（ADEM）	• 脑静脉血栓形成
• 抗谷氨酸脱羧酶（GAD）抗体	• 脑出血
• 抗 N- 甲基 -D- 天门冬氨酸（NMDA）受体脑炎	• 缺血性脑卒中
• 抗电压门控钾离子通道受体	• 可逆性后部白质脑病
• 脑炎	
• 狼疮脑病	**创伤（急性或迟发性）**
• CREST 综合征	• 头部闭合性损伤
• 抗肾小球基底膜抗体病	• 硬膜外血肿
• 多发性硬化	• 头部开放性损伤
• 副肿瘤性脑炎	• 蛛网膜下腔出血
• 拉斯马森综合征	• 硬膜下血肿
• 血栓性血小板减少性紫癜（TTP）	
	中枢神经系统畸形
痴呆	• 齿状核发育不良
• 阿尔兹海默病	• 局灶性皮质发育不良
• 皮质基底节变性	• 无脑回畸形
• 额颞叶痴呆	• 多小脑回畸形
• 血管性痴呆	• 脑积水

（续表）

中枢神经系统感染	药物和毒物
• 细菌性脑膜炎 • 真菌感染 • 脑囊虫病 • 朊病毒病 • 进展性多灶性白质脑病 • 原虫感染 • 弓形虫病 • 病毒性脑炎	• 酒精中毒和戒断反应 • 烷化剂 • 巴氯芬中毒和戒断反应 • 苯二氮䓬戒断反应 • 干扰素 β • 嵌合抗原受体 T 细胞治疗（CAR-T） • 碳青霉烯类抗生素（特别是亚胺培南） • 头孢菌素类抗生素（特别是头孢吡肟） • 环孢素 • 地高辛
线粒体病	• 芬太尼
• Alpers 病 • 亚急性坏死性脑脊髓病（Leigh 综合征） • 线粒体脑肌病伴高乳酸血症和卒中样发作（MELAS） • 肌阵挛癫痫伴破碎红纤维综合征（MERRF） • 神经病变、共济失调和视网膜色素变性（NARP）	• 重金属 • 利多卡因 • 甲硝唑 • 美西律 • 茶碱 • 曲马多 • 他克莫司 • 抗癫痫药物剂量不足
遗传性疾病	
• 肾上腺脑白质营养不良症 • 亚历山大病 • 肉碱脂酰转移酶缺乏症 • Lafora 小体病 • 枫糖尿症 • Menkes 病 • 异染性脑白质营养不良 • 卟啉病 • 结节性硬化症 • Unverricht–Lundborg 病 • 威尔逊病	

虽然此表列举了很多 SE 的常见病因，但仍有部分不常见的病因没有列出

  – 部位（主要术语 1：全面、单侧、双侧且无关联、多灶）。

  – 波型（主要术语 2：周期性放电、节律性 δ 活动、棘 - 慢波 / 尖 - 慢波）。

  – 形态（尖锐度、位相数、绝对或相对振幅、极性）。

  – 时间相关的特性（患病率、频率、持续时间、发作时间、动态、每日波型持续时间和指数）。

  – 调制（刺激诱导与自发）

  – 外界刺激对脑电图的影响。

• 维度Ⅳ：年龄。

  – 新生儿（0—30 日龄）。

  – 婴儿（1 月龄—2 岁）。

  – 儿童（2—12 岁）。

– 青少年和成年（12—59 岁）。

– 老年（60 岁及以上）。

此外，2015 ILAE 还提出了很多重要概念，可促进临床综合征的识别和各临床研究中心的合作。

（二）非强直阵挛性癫痫持续状态（NCSE）

NCSE 的定义是长时间或反复出现的脑电图上的癫痫发作，但不伴明显的运动症状。临床表现差异很大，且症状常常很轻微，但必须持续 10min 以上 [4, 7]。注意，约 50% 的惊厥性 SE 患者可出现非惊厥性癫痫发作。

我们建议使用修订的萨尔兹堡共识标准来指导所有意识障碍和怀疑为 NCSE 患者的诊断。此标准结合了临床资料和脑电图的结果，具有很好的评估者间一致性 [8]。

- 临床资料。

  – 在相对短的时间内（数分钟至数小时）由发病前的状态发展为发病状态。

  – 除病情波动外，患者症状没有显著改善（可能提示发作后的状态）。

  – 缺少足以解释患者意识状态低下、脑电图波形和临床症状的神经影像学的结构改变及中毒性 / 代谢性证据。

- 脑电图资料：需考虑患者是否存在癫痫性脑病病史，且脑电图结果必须持续至少 10s（以满足 NCSE 定义中持续时间的要求）。

  – 如果没有癫痫性脑病病史，则需满足下述标准中至少一项。

    ➤ 频率＞ 2.5Hz 的癫痫样放电。

    ➤ 在频率和部位（扩展）上明显衍变的节律性（＞ 0.5Hz）或周期性波型。

    ➤ 任何发作期临床表现（甚至可以是轻微的临床表现）合并节律性（＞ 0.5Hz）或周期性波型。

    ➤ 对于癫痫样放电≤ 2.5Hz 伴浪变的患者或节律性活动（＞ 0.5Hz）伴或不伴浪变的患者，静脉注射抗癫痫药治疗后 10min 内出现明显的电生理 – 临床反应。

      ◆ 如果用药后患者在以下测试中至少一项有明显改善，则认为存在临床反应。

        ○ "请说出您的名字"。

        ○ "请重复：1、2、3"。

        ○ "请举起您的手"（也可以让患者模仿）。

        ○ 在接受上述 3 项指令时，患者睁眼。

        ○ 在接收上述 3 项指令时，患者出现寻找测试者的动作。

      ◆ 如果用药后仅出现脑电图的改善，则可诊断为"可能 NCSE"。

对于急性脑损伤、开颅手术、败血症、肾或肝衰竭或惊厥性癫痫发作后的存在意识障碍的患者，更应注意考虑 NCSE。需要重点关注的临床表现包括异常眼球运动和面部肌阵挛。

（三）难治性癫痫持续状态

难治性癫痫持续状态（refractory status epilepticus，RSE）指使用一线治疗药物（苯二氮䓬）和另一种合适、正确给药的静脉抗癫痫药（如丙戊酸、苯妥英钠、左乙拉西坦、拉考酰胺）后仍存在的 SE，而不论 SE 的具体持续时间。难治性 SE 较常见[9]，且可见于一半的新发 SE 患者[5]。

（四）超难治性癫痫持续状态

超难治性癫痫持续状态（super refractory status epilepticus，SRSE）指采用麻醉药诱导治疗性昏迷后 SE 持续＞ 24h。包括使用大剂量的麻醉药后，SE 仍存在的患者，也包括一开始对麻醉治疗有反应，但在麻醉药停用后，SE 复发，需要重新使用麻醉药的患者[9]。

（五）持续时间长的难治性癫痫持续状态

持续时间长的难治性癫痫持续状态（prolonged refractory status epilepticus，PRSE）指采用了除麻醉诱导治疗性昏迷以外的足够的升级治疗后，RSE 仍持续超过 7 天[9]。

（六）持续时间长的超难治性癫痫持续状态

持续时间长的超难治性癫痫持续状态（prolonged super refractory status epilepticus，PSRSE）指尽采用了足够的升级治疗（包括麻醉诱导治疗性昏迷），SRSE 仍持续超过 7 天[9]。

（七）新发难治性癫痫持续状态

新发难治性癫痫持续状态（new-onset refractory status epilepticus，NORSE）指无癫痫或其他相关神经系统疾病病史的患者中出现新发 RSE，且没有明确的急性毒物暴露、大脑结构异常、代谢性病因[9]。虽然这一名称并不代表一个特定的诊断，但有助于促进该综合征的识别及多中心合作研究。

（八）热性感染相关性癫痫综合征

热性感染相关性癫痫综合征（febrile infection-related epilepsy syndrome，FIRES）是 NORSE 的一个亚型，指患者在 RSE 发作前 24h 至 2 周出现前驱性发热症状[9]。RSE 发作时可伴或不伴发热。过去这个综合征常仅用于儿童，但现在对所有年龄的患者均可使用。

三、病理生理

癫痫发作时，大脑内谷氨酸能神经活动性增加。此外，由 γ- 氨基丁酸 A（GABA$_A$）受体产生的抑制信号减少，导致大脑整体处于兴奋状态[10]。

由癫痫发作进展为 SE 最初是由于大脑内发生了一系列变化。离子通道和神经递质的活性发生改变，同时蛋白质的磷酸化也有变化。$GABA_A$ 的 β_2/β_3 和 γ_2 受体亚基的减少（$GABA_A$ 受体的内化）及兴奋性 N- 甲基 -D- 天门冬氨酸（NMDA）受体的增加导致患者对苯二氮䓬类药物出现耐药性[10]。

四、流行病学

据估计，在美国 SE 的发病率为 10/10 万～41/10 万[1]。美国疾病控制中心（CDC）和美国住院患者样本的数据显示，每 10 万死亡患者中，约有 2 人为 SE 导致的死亡。1999—2010 年，人口标准化的 SE 住院治疗数增加了 50% 以上，而年龄标准化的 SE 相关死亡率变化不大。发病率的升高和死亡率基本不变之间的差异既表明近年来对 SE 的诊断方法有所提升（可能由于对 SE 的认识增加及使用 EEG 的数量增加），还表明对 SE 的诊断有了更准确的标准[1, 11]。

- 年龄分层的 SE 发病率表现出 U 形曲线，在＜ 10 岁及＞ 50 岁的年龄组中发病率更高。平均发病年龄为 39.5±28.9 岁。
- ＜ 10 岁的患者 SE 死亡率最低，＞ 80 岁的患者死亡率最高。
- 与女性相比，男性的 SE 发病率更高、发病时间更早，且死亡率更高。
- 与其他种族相比，非洲裔患者的 SE 发病率最高，但死亡率较低。

全面性惊厥性 SE 是最常见的类型，在所有入院的 SE 患者中占 45%～74%[1]。但是，不同类型的研究（回顾性研究或前瞻性研究、单中心研究或多中心研究、不同的发表时间、不同的护理水平）报道的各类型 SE 的发病率差异很大，故很难确定惊厥性和非惊厥性 SE 的真实比例。此外，大多数全面性惊厥性 SE 患者会并发 NCSE。

一项持续 9 年的前瞻性队列研究指出，1/3 的 SE 发作是 RSE，且＜ 5% 满足 SRSE 的标准。这个队列的总死亡率为 15.5%，RSE 患者的死亡率达 24.5%，SRSE 患者的死亡率甚至高达 37.9%，而非难治性 SE 患者的死亡率仅为 9.8%[12]。而另一项芬兰的回顾性研究排除了缺氧后 SE 的患者，在这项研究中 RSE 患者在医院的死亡率较低，仅为 7.4%，但是一年死亡率达 25%。一年死亡率与是否是 SRSE、日常生活对他人的依赖性、入院时器官功能损伤的严重程度及患者年龄有关[13]。

- 与 RSE 相关的独立危险因素包括严重意识障碍、年龄较大及无已知的 SE 的病因。
- 年幼及严重意识障碍与 SRSE 相关，然而大多数情况下这些因素不能预测 RSE 或 SRSE。

在一项 44 个国家参与的多中心 RSE 的注册研究中，绝大多患者病因不明，且过去没有癫痫病史。尽管有 74% 的患者的癫痫发作是可以控制的，其死亡率仍高达 25%。预后良好与患者年龄小、既往有癫痫病史及治疗中麻醉药物使用较少有关[14]。

高达 58% 的 SE 患者没有癫痫发作的病史 [11]。病因方面，自身免疫性及感染性病因相对少见（每种均占 < 10%），但这两种病因导致的 SE 常常初始治疗无效，且更常见于年轻患者 [15]。

由于在病例中报道较少，SE 的并发症较难确定。常报道的并发症包括癫痫发作、脑卒中、先天性疾病及代谢性并发症。合并缺氧、中枢神经系统感染及脑肿瘤的患者死亡率最高 [11]。

五、评估和诊断

癫痫持续状态是一种临床急症，对这些患者的治疗首先需要进行全面但有重点的评估。评估应遵循以下原则。

- 维持气道通气、呼吸和循环（airway，breathing，and circulation，ABC）并建立静脉通道以进行治疗。优先保障患者的安全，准备吸引装置预防误吸，并提供安全床垫。同时立刻进行指氧、血压及心电监测。
- 通过指尖血糖测定，迅速除外低血糖。
- 基本的实验室检验包括：血细胞计数和基本的代谢检验（包括血镁和磷）、乳酸、肌酸激酶、血氨、肝功能、血液和尿液的药物筛查（包括酒精、苯丙胺和可卡因）。
  - 癫痫发作和 SE 通常会导致白细胞增多，有时白细胞可能会明显增多，但这并不一定提示存在感染。
  - 代谢紊乱的患者可能更容易出现癫痫发作，常见的代谢紊乱包括低 / 高钠血症、低镁血症、血尿素氮升高、高血氨、低 / 高血糖、低 / 高钙血症。
  - 长时间惊厥可能导致横纹肌溶解和乳酸酸中毒。横纹肌溶解可以进一步导致肾小管损伤从而引起急性肾损伤。
- 在有些情况下，需要进行进一步的实验室检查。
  - 对于诊断过癫痫且怀疑抗癫痫药过量的患者需要检验抗癫痫药浓度。
  - 必要时可行腰椎穿刺和脑脊液检验，检验包括脑脊液葡萄糖、细胞计数、蛋白质、革兰染色、培养及导致脑炎的常见病毒（如 VZV 和 HSV）。进一步的脑脊液检验可包括病毒性脑炎相关检验、IgG 相关检验、流式细胞学、细胞学、副肿瘤相关检验（包括 NMDA 受体的抗体）及自身免疫性癫痫相关的检验。表 2-2 总结了 SE 患者需要检验的主要自身免疫性抗体。
- 对于绝大多数患者，特别是没有明确的致病因素或怀疑外伤的患者，需行头部计算机断层扫描术（CT）平扫检查。头部钆增强磁共振成像（MRI）也可用于确定责任病灶。长时间癫痫发作可能在弥散加权成像（DWI）和表观弥散系数图（ADC）中出现短暂性皮质带状信号和丘脑高信号，同时这些区域及边缘系统的 T_2 信号也有升高。颞叶内侧硬化常常见于颞叶癫痫患者，但在 SRSE 患者中较晚才会出现。皮质萎缩常见于 SRSE 患者，但这种改变可能是可逆的[16]。

- 连续脑电图监测（cECG）是诊断 NCSE 的主要手段，且可以指导 NCSE 的治疗。因此对于长时间抽搐后仍未恢复的患者和 NCSE 的高危患者，应立即进行 cECG。对于无法进行 cECG 的中心，应在 30～60min 后频繁重复行脑电图检查，或将患者转送到诊疗资源更丰富的中心进行治疗。
- 很多疾病与 SE 类似。表 2-3 总结了 SE 常见的鉴别诊断[17]。

表 2-2　非感染性炎症性癫痫持续状态相关的自身免疫性抗体[15]

NMDA	CASPR2	CAD65	ACh 受体结合蛋白
AMPA	DPPX	CRMP-5	双载蛋白
GABAA	LGI-1	抗神经胶质细胞细胞核抗体	1、2、3 型抗神经元细胞核抗体
GABAB	神经元电压门控钾离子通道	N 型钙离子通道	
浦肯野细胞胞质 2 型和 Tr 型	P 型 / Q 型钙离子通道	神经节神经元的 ACh 受体	

NMDA. 抗 N– 甲基 –D– 天门冬氨酸受体抗体；AMPA. 抗 α 氨基 –3– 羟基 –5– 甲基 –4– 异噁唑丙酸受体抗体；GABAA. 抗 γ– 氨基丁酸 A 型受体抗体；GABAB. 抗 γ– 氨基丁酸 B 型受体抗体；CASPR2. 抗 contactin 相关蛋白样 2IgG；DPPX. 抗二肽基肽酶样蛋白 6 抗体；LGI-1. 抗富亮氨酸胶质瘤失活蛋白 1IgG；GAD65. 抗谷氨酸脱羧酶抗体；CRMP-5. 抗脑衰蛋白反应调节蛋白 5 抗体；ACh. 乙酰胆碱
表中列出了与 SE 相关的自身免疫性抗体，包括 Mayo 实验室"癫痫、自身免疫评估、血清"检验组（EPS1）检验的抗体，也包括其他可能与 SE 有关的抗体

表 2-3　癫痫持续状态的鉴别[17]

重症监护室患者	非卧床患者
• 舞蹈症样动作 • 半目的性动作 • 震颤样动作 • 非痫性发作 • 肌张力障碍 • 肌阵挛性抽搐	• 心因性发作 • 睡眠异常 • 晕厥

重症监护室患者中并非所有异常运动都是由于 SE。上表中列出的是一些常见的与 SE 类似地出现在重症监护室患者及非卧床患者中的表现

六、治疗

考虑到长时间癫痫发作者死亡风险高且延误治疗后治疗失败的可能性高，应该立即采取措施终止 SE。

对 SE 的治疗应该采用分级治疗，包括如下几种。

- 使用足量苯二氮䓬类药物是终止癫痫发作的一线治疗。
- 虽然也推荐苯二氮䓬类药物作为治疗 SE 的一线治疗，但高达 40% 的 SE 患者使用苯二氮䓬类药物无效[18, 19]。
- 后续可以使用负荷剂量的静脉抗癫痫药（既可以用作苯二氮䓬无效患者的二线治疗，也可以在苯二氮䓬治疗成功的情况下用于预防继发性癫痫发作）。
- 如果使用足量的一线、二线治疗均未见反应，应考虑静脉麻醉药诱导治疗性昏迷治疗（图 2-1）。
- 对于难治性全面性惊厥性 SE 患者及大多数全面性非惊厥性 SE 患者，很可能需要采用静脉麻醉药治疗。对于局灶性 SE 患者，在诱导麻醉前可以再次尝试其他的静脉抗癫痫药。

不遵循指南的治疗（通常是剂量不足或治疗不及时）可能导致更差的结局。

导致 SE 的病理基础对于选择抗癫痫药物起至关重要的作用。因此在选择合适的药物时，必须考虑这些抗癫痫药的药理，此外还需考虑下列问题。

- 药物的药代动力学。
- 患者耐受度。
- 可预见的药物相互作用。
- 患者特殊情况（表 2-4）。

通常来说，抗癫痫药主要通过促进经 GABA$_A$ 受体的抑制性通路或通过减弱谷氨酸能的或经离子通道受体的兴奋性通路来发挥效果[19]。

图 2-2 显示了抗癫痫药的靶点和抗癫痫药依据其主要机制的分类。

（一）GABA 能靶点

- 苯二氮䓬类药物通过变构增加氯离子通道开放的频率来促进神经传递。
- 巴比妥类药物通过与 GABA$_A$ 受体的活性位点结合来延长氯离子通道的开放时间，从而达到类神经递质的作用[19]。
- 在静脉苯二氮䓬类药物中，情况如下。
  - 对于已建立静脉通道的患者，首选静脉注射劳拉西泮。
  - 对于未建立静脉通道的患者，首选肌内注射咪达唑仑。
  - 地西泮是直肠给药的首选药物。
  - 注射用的地西泮和劳拉西泮都含有丙二醇，可能导致低血压和代谢性酸中毒[20]。
- 鼻内用咪达唑仑最近已被批准用于反复癫痫发作和长时间癫痫发作的治疗。
- 氯巴占和氯硝西泮是肠内制剂，可以辅助治疗 RSE，然而由于它们没有静脉制剂，临床应用较少。
- 与其他苯二氮䓬类药物相比，氯巴占的镇静作用相对较弱。

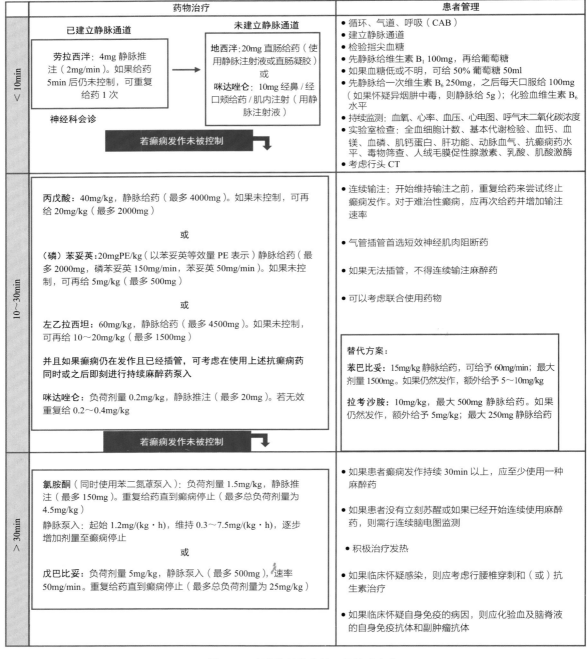

▲ 图 2-1 癫痫持续状态的 3 级治疗方案
改编自 Yale New Haven Hospital 癫痫持续状态指南

- 苯巴比妥（一种长效巴比妥类药）可以用于苯二氮䓬耐药的 SE 患者的治疗，也可用于促进连续输注 GABA 能麻醉药的患者停药。

- 也可使用其他针对抑制性突触的抗癫痫药，包括氨己烯酸和噻加宾[19]，然而由于它们没有静脉制剂，较少用于治疗 SE 患者。

表 2-4　癫痫持续状态药物治疗的推荐剂量、药物代谢动力学数据和注意事项 [19, 20]

抗癫痫药	剂　量	半衰期估计值（h，非危重患者）	蛋白结合率	临床相关的与其他抗癫痫药的药物相互作用	肾损患者的药物剂量调整	肝损患者的药物剂量调整	备　注
注射用麻醉药物							
氯胺酮	• LD: 1.5mg/kg 静脉推注 3~5min 以上（最多 150mg）；重复给药直到癫痫发作停止，或总剂量达 4.5mg/kg • MD: 初始 1.2mg/(kg·h)，维持剂量范围 0.3~7.5mg/(kg·h)，逐渐增加剂量至癫痫发作停止	2.5	45%		无	酌情减量	• NMDA 拮抗药，可与另一种其他机制的药物联用（非 GABA 通路） • 可能具有拟交感特性，但在心率 / 收缩压≥ 0.9 时也可能导致低血压
咪达唑仑	• LD: 0.2mg/kg 静脉推注 1~2min 以上（最多 20mg）；可每 5min 重复给（每次最大剂量为 40mg）至癫痫发作停止，或总剂量达 2mg/kg • MD: 0.05~2.9mg/(kg·h)，逐渐增加剂量至癫痫发作停止	7	95%		酌情减量：考虑活性代谢产物积累的风险	酌情减量	• 快速再分布 • 活性代谢产物 • 可通过其他途径给药：0.2mg/kg（最多 10mg）肌内注射、鼻内或口颊部给药，均可快速吸收
戊巴比妥	• LD: 5mg/kg 静脉推注（最多 500 mg）；重复给药直到癫痫发作停止，或总剂量达 25mg/kg • MD: 0.5~10mg/(kg·h)，逐渐增加剂量至癫痫发作停止	22	45%~ 70%		无	酌情减量	• 半衰期长（最长达 50h，剂量依赖） • 可能导致低血压、肠梗阻、心肌抑制、免疫抑制和血小板减少 • 静脉注射时含有 40% 的丙二醇，可能导致代谢性酸中毒
丙泊酚	• LD: 1~2mg/kg 静脉推注 5min 以上（最多 200mg）；重复注直到癫痫发作停止，或总剂量达 10mg/kg • MD：0~200μg/(kg·min)[1.8~12mg/(kg·h)]，逐渐增加剂量至癫痫发作停止	0.6（延长用药时间可使半衰期延长）最终半衰期：4~7	90%		无	无	• 可能导致呼吸抑制、低血压、高三酰甘油血症、胰腺炎和丙泊酚相关综合征（PRIS，包括代谢性酸中毒、心动过缓、心脏停搏、横纹肌溶解、肾衰竭） • 对鸡蛋或大豆制品过敏的患者禁用 • 长期（> 48h）或大剂量[> 80 μg/(kg·min) 或 5mg/(kg·h)]使用时应监测 pH、肌酸激酶、三酰甘油、肌酸氢根、碳酸氢根、脂肪酶

（续表）

注射用非麻醉药物

抗癫痫药	剂量	半衰期估计值（h，非危重患者）	蛋白结合率	临床相关的与其他抗癫痫药药物相互作用	肾损害者的药物剂量调整	肝损害患者的药物剂量调整	备注
布瓦西坦[a]	• LD: 200mg • MD: 200~300mg/d, BID 或 TID	9	<20%	苯妥英和卡马西平的血药浓度↑↑	对于严重肾损害患者不推荐使用	酌情减量	
卡马西平	• LD: 400~800mg • MD: 400~600mg/d, BID	24 8（长期使用可诱发自身代谢，2~4周）	75%~90%	CYP3A4 的底物，CYP2C19/3A4 的诱导剂。苯妥英和其他 CYP3A4 诱导剂血药浓度↓↓；丙戊酸和其他 CYP3A4 抑制剂血药浓度↑↑	对于严重肾损害者（CrCl <10ml/min）酌情减量 25%	酌情减量：行全面肝代谢检验	出现 Stevens-Johnson 综合征／中毒性表皮坏死溶解症的风险与 HLA-B*1502 等位基因强相关（主要发生在亚洲人中）；剂量相关的低钠血症，与奥卡西平相比，发生率减少
地西泮	• LD: 0.25mg/kg 静脉推注 1~2min 以上（每次给药最多 10 mg）；可每 5min 给药 1 次，直到癫痫发作停止，或给药达到 3 次或总剂量达 30mg • MD: 不明确	40	98%		不明确	不明确	快速再分布；活性代谢产物；静脉注射液含丙二醇；如果没有建立静脉通道，静脉注射液也可经直肠给药，但直肠给药更倾向于使用二氮䓬类药物
磷苯妥英	• LD: 20mg PE/kg（以苯妥英等效量 PE 表示）静脉给药（最多 150 mg/min，剂量最多 2000mg）。如果癫痫控制，可再静脉给 5mg/kg（最多 500mg） • MD: 使用苯妥英	见苯妥英	转换为苯妥英的半衰期：15~30min 注意：磷苯妥英的剂量以苯妥英等效量表示				如果没有建立静脉通道，也可以肌内注射给药（肌内注射后吸收率达 99%）；可用盐水、葡萄糖溶液和乳酸钠林格注射液配药；无毒稀释液，外渗导致的皮肤反应↓；可能导致低血压、心律失常；静脉注射 2h 后或肌内注射 4h 后血苯妥英浓度达峰

（续表）

抗癫痫药	剂量	半衰期估计值（h，非危重患者）	蛋白结合率	临床相关的与其他抗癫痫药的药物相互作用	肾损患者的药物剂量调整	肝损患者的药物剂量调整	备注
拉考沙胺	• LD: 10mg/kg 静脉推注 5~10min 以上（最多 500mg） • 如果癫痫未控制，可再给 5mg/kg 静脉推注 5min 以上（最多 250mg） • MD: 200~600mg/d, BID 到 QID	13	<15%		• 对于严重肾损患者（CrCl <30ml/min）酌情减量：最多 300mg/d • HD: 清除 50%。依据 CrCl 减少剂量，BID，下午 HD 后的剂量需额外多给早上剂量的 50% • CRRT: 依据 CrCl 减少剂量，之后增加每天总剂量的 50%，TID	酌情减药	• 可能延长 P-R 间期或导致快速性心律失常，包括房颤
左乙拉西坦	• LD: 60mg/kg 静脉推注 15min 以上（最多 4500mg） • MD: 1500~4500mg/d, TID 或 QID	6	<10%		• 依据 CrCl 减少剂量 • HD: 清除 50%。依据 CrCl 减少剂量，BID 给药，下午 HD 后的剂量需额外多给早上剂量的 50% • CRRT: 依据 CrCl 减少剂量，之后增加每天总剂量的 50%，TID 给药		• 可能导致行为障碍，可考虑换用布瓦西坦
劳拉西泮	• LD: 4mg 静脉推注 2min 以上，每 5 分钟 1 次，直到癫痫发作停止。或给药 3 次或 12mg • MD: 不明确	12	85%~90%		不明确	不明确	• 快速再分布 • 静脉注射液含 80% 丙二醇，可能导致代谢性酸中毒。禁止肌内注射或皮下注射给药（如果没有建立静脉通道，可选择咪达唑仑肌内注射）
苯妥英	• LD: 20mg/kg 静脉推注（最快 50mg/min；对于老年患者或现存在心血管病史的患者，最快 25mg/min） • MD: 200~600mg/d, BID 或 TID	15	90%~95%	• 诱导 CYP1A2、CYP2B6、CYP2C、CYP3A34 • 避免与大多数 CYP3A4 底物联用 • 丙戊酸可以取代蛋白结合位点的苯妥英 • 诱导丙戊酸的代谢	无	酌情减量	• 可能导致皮疹、发热、低血压或心律失常 • 静脉注射液含 40% 丙二醇，可导致代谢性酸中毒 • 仅可用盐水配药（与磷苯妥英不同） • 配伍禁忌包括 50% 葡萄糖溶液、钾、胰岛素、肝素、去甲肾上腺素和多发酪丁胺 • 药物外渗可导致严重组织损伤，包括罕见的紫手套综合征

（续表）

抗癫痫药	剂　量	半衰期估计值（h，非危重患者）	蛋白结合率	临床相关的与其他抗癫痫药的药物相互作用	肾损患者的药物剂量调整	肝损患者的药物剂量调整	备　注
苯巴比妥	• LD: 15mg/kg 静脉推注（最快60mg/min，最多1500mg）。如果癫痫未控制，可再给5~10mg/kg • MD: 1~3mg/（kg·d），QD 或 BID 或 TID	80	50%~60%	UGT、CYP 3A4、2B6、2C9、2A6、1A2 的强诱导剂。需适当调整一些抗癫痫药（如苯妥英和丙戊酸）的剂量	酌情减量 HD: 血透后晚上给全天的剂量	酌情减量	• 半衰期长（最高可达 140h） • 可能导致低血压 • 静脉注射液含 70% 丙二醇，可导致代谢性酸中毒
丙戊酸	• LD: 40mg/kg 静脉推注 5~10min 以上（最多 4000mg）。如果癫痫未控制，可再给 20mg/kg 静脉推注 5min 以上（最多 2000mg） • MD: 2000~6000mg，TID 或 QID	12	90%	• 苯妥英和丙戊酸可互相竞争蛋白结合位点 • 丙戊酸显著抑制拉莫三嗪的代谢→拉莫三嗪水平↑↑，其不良反应（如皮疹）的发生风险增加	无	肝损患者慎用	• 高血浆蛋白结合率（高达 90%） • 可能导致高血氨性脑病（可用左旋肉碱治疗）、肝毒性、肝功能异常 • 与碳青霉烯类药物合用可能导致丙戊酸的血药浓度显著降低
肠内用药							
氯巴占	• LD: 20~40mg • MD: 20~60mg/d，BID	39	80%~90%	非尔氨酯：N-去甲基氯巴占的血浆浓度↑	严重肾损患者慎用（CrCl <30 ml/min）	酌情减量；主要经肝代谢	• 与其他苯二氮䓬类药物相比，镇静作用较弱
加巴喷丁	• LD: 1200~3600mg • MD: 2400~4800mg，TID 到 QID	6	<3%		• 依据 CrCl 减少剂量 • HD: 依据 CrCl 确定剂量，HD 后补充给一定量的药	无	
奥卡西平	• LD: 600~1200mg • MD: 600~2400mg/d，BID 至 QID	5	67%	苯巴比妥和苯妥英的浓度↑	• 严重肾损患者用 50% 剂量 • HD: 最好用速释剂型	不推荐用缓释剂型	• 剂量相关的低钠血症，更常见于老年患者

（续表）

抗癫痫药	剂　　量	半衰期估计值（h，非危重患者）	蛋白结合率	临床相关的与其他抗癫痫药的药物相互作用	肾损患者的药物剂量调整	肝损患者的药物剂量调整	备　　注
吡仑帕奈	• LD: 6~12mg • MD: 12mg/d	105	95%		严重肾损患者（CrCl < 30 ml/min）不推荐使用	轻中度肝损患者酌情减量，重度肝损患者不推荐使用	• 可能导致行为异常 / 烦躁
普瑞巴林	• LD: 150~300mg • MD: 150~600mg/d, TID 或 QID	6	无		减量；HD：依据 CrCl 确定剂量，HD 后补充一定剂量的药	无	• 偶然出现外周水肿
托吡酯	• LD: 200~400mg • MD: 200~600（也有报道最高用到 1600）mg/d, BID 至 QID	21	15%~41%	与唑尼沙胺或其他碳酸酐酶抑制剂联用时可能加重代谢性酸中毒	减药约 50%；HD：可能需要补充一定剂量	酌情减量	• 可能导致代谢性酸中毒。谨慎与丙泊酚、乙酰唑胺、唑尼沙胺及二甲双胍联用 • 可能导致肾结石 • 可能出现少汗，增加高热风险，特别是任儿童患者中
氨己烯酸	• LD: 1500mg • MD: 1000~3000mg/d, BID	10（但效果可持续数天）	无		依据 CrCl 减少剂量	无	• 使用数月或数年后，可能出现进行性永久性周边视野缺损。若需长期使用，建议定期进行眼科检查

引自 Yale New Haven Hospital status epilepticus protocol

CrCL. 肌酐清除率；CRRT. 连续肾脏替代疗法；HD. 血液透析；LD. 负荷剂量；MD. 维持剂量；BID. 每日 2 次；TID. 每日 3 次；QD. 每日 1 次；QID. 每日 4 次

a. 癫痫持续状态的用药数据由非 SE 的用药数据推断出来，非 SE 患者使用左乙拉西坦的数据转化为布瓦西坦

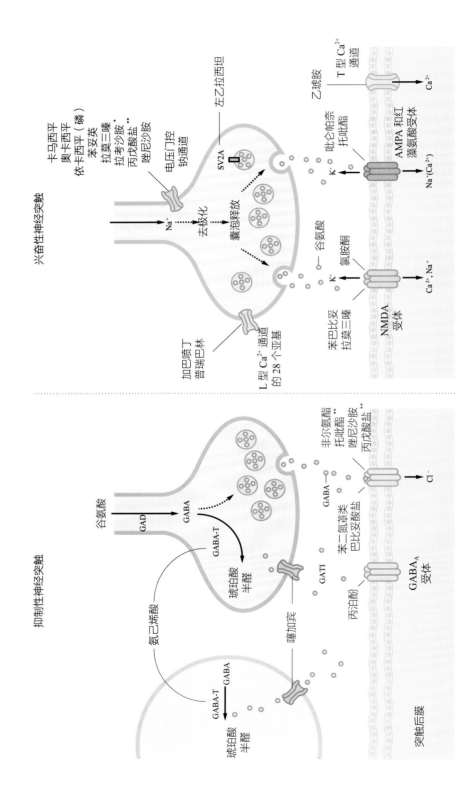

▲ 图 2-2 目前通过静脉和肌内注射途径治疗癫痫持续状态的抗癫痫药物可能机制

* . 拉考沙胺还可以延长电压门控电压门控型 Na^+ 通道的缓慢灭活阶段，这与其他同类药物机制不同，其他同类药物一般是延长通道快速灭活阶段。左乙拉西坦和布瓦西坦能与 SV2A 结合，后者可调节电压门控型 Na^+ 通道的抗癫痫药可以减少去极化诱导的 Ca^{2+} 流入和神经速递质囊泡释放

能在神经速递释放中起作用。加巴喷丁和普瑞巴林能与电压门控的 Ca^{2+} 通道的 $\alpha_2\delta$ 亚基结合，导致神经速递质释放的减少有关。托吡酯作用于 AMPA 和红藻氨酸受体、非尔氨酯可作用于 NMDA 受体，从而抑制兴奋性神经速递质传递。噻加宾能抑制 GAT$_1$ 的表达。导致 GABA 对突触前膜的再摄取减少。氨己烯酸能不可逆抑制 GABA-T，这能反过来降低了突触前末端 GABA 的代谢。苯二氮䓬类、巴比妥类、非尔氨酯、托吡酯和唑尼沙胺可通过调节 GABA$_A$ 受体介导的 Cl⁻ 电流来增强抑制性神经速递传递。**. 广谱而戊酸在兴奋性和抑制性神经突触中均具有活性。AMPA. α- 氨基 -3- 羟基 -5- 甲基 -4- 异恶唑丙酸受体；GABA. γ- 氨基丁酸；GABA-T. GABA 转氨酶；GAD. 谷氨酸脱羧酶催化谷氨酸脱羧转换为
GABA；GAT$_1$. GABA 转运蛋白；NMDA. N- 甲基 -d- 天冬氨酸受体；SV2A. 突触囊泡糖蛋白 2A（改编自参考文献 [18]）

（二）针对电压门控钠通道

- 延长电压门控钠离子通道失活时间的抗癫痫药包括卡马西平、奥卡西平、艾斯卡西平、磷苯妥英 / 苯妥英、拉考酰胺和唑尼沙胺[19]。
- 苯妥英钠和磷苯妥英钠均推荐用于治疗苯二氮䓬耐药的 SE[20, 21]。
- 由于苯妥英注射制剂中含有的聚乙二醇和乙醇媒介物可能导致心血管不良反应，磷苯妥英（一种水溶性的苯妥英前体），可以更快速地给药，输注速率可达 150mg/min，而苯妥英输注速率仅为 50mg/min。
- 输注结束后 1h，可化验苯妥英钠的血浆水平。而建议输注磷苯妥英后间隔 2h 再化验，以使其完全转化为苯妥英（转化的平均半衰期约为 15min）。
- 拉考沙胺是一种延长电压门控钠通道缓慢失活阶段的药物，在 SE 患者中的应用日益增加，此前一些小型研究显示，该药的疗效和安全性与常用的抗癫痫药类似[22]。拉考沙胺与其他药物的相互作用非常少，是一种理想的药物，但它有延长 P-R 间期的风险。
- 建议对使用这类药物的患者进行心电监护。
- 卡马西平、奥卡西平和依卡西平在结构上相似；较新型的药物有类似疗效，但患者的耐受性更好，药物与药物之间的相互作用较少，经肝脏代谢少。静脉型卡马西平类药物具有较好的临床实用性，可用于其他静脉制剂药物失效后的替代药物，但是目前尚不清楚卡马西平注射剂对 SE 患者是否有效。

（三）针对突触囊泡

- 左乙拉西坦能与突触囊泡蛋白 2A（SV2A）结合，后者主要释放谷氨酸，由于其具有适应证广和药物相互作用少的优点，故越来越广泛地用于治疗苯二氮䓬类耐药的 SE。
- 当使用左乙拉西坦治疗 SE 时，建议使用 60mg/kg 的负荷剂量（晚期肾衰竭患者除外）
- 布瓦西坦是第三代抗癫痫药，与左乙拉西坦相比，它与 SV2A 结合的亲和力更高。同时布瓦西坦还能激活电压门控钠通道，使皮质神经元中的 Na^+ 流入，故可能比左乙拉西坦有更广泛的抗痉挛作用。

（四）针对谷氨酰胺

- 有证据表明，SE 期间使用抗癫痫药难以彻底控制的原因，不仅是由于因 GABA 受体内化而导致的 GABA 介导的抑制作用受损，还因为突触后膜上 α- 氨基 -3- 羟基 -5- 甲基 -4- 异噁唑丙酸（AMPA）和 NMDA 受体的上调[20]。
- 谷氨酰胺靶向药物可能在治疗 RSE 中发挥关键作用，但这类药物中大多数缺乏静脉制剂，故限制了它们在 SE 早期阶段的使用。

- 氯胺酮是一种抗 NMDA 受体药物，在麻醉剂量下可有效治疗 SRSE[23]。

1. 治疗性昏迷

- 虽然输注咪达唑仑和丙泊酚是治疗 RSE 的前沿方法，但是使用麻醉药进行治疗性昏迷的实际方法多种多样[3]。

- 最近的临床前研究证明：使用联合治疗策略可使 SE 患者获益，比如联合使用低剂量的咪达唑仑和氯胺酮。

- 长期使用麻醉药会增加全身并发症的发病率，可能会增加死亡率和延长住院时间，因此应谨慎适度使用麻醉药。

  - 注射用苯巴比妥含有丙二醇，可能诱发或加重代谢性酸中毒[20]。

  - 咪达唑仑需用 0.9% 氯化钠溶液配制，故输入过多咪达唑仑可能导致阴离子间隙正常的高氯性酸中毒。

  - 氯胺酮常用 D5W 溶液或生理盐水配制，输液过快会导致容量增加。

  - 丙泊酚输注综合征（PRIS）的特点包括难治性心动过缓、代谢性酸中毒（乳酸酸中毒）、高脂血症和横纹肌溶解。长时间输注丙泊酚会增加 PRIS 发生的风险。因此快速输注丙泊酚超过 48h 时应格外谨慎。

    - 年轻患者在长时间注射大剂量丙泊酚，PRIS 的风险明显增高。另外，碳水化合物摄入不足的患者 PRIS 的风险也会增高。

    - 常规监测包括乳酸、肌酸激酶和三酰甘油水平。

    - 出现 PRIS 后应停止输注丙泊酚。主要采用支持治疗，包括肾脏替代治疗及循环和呼吸支持治疗。

- 应在严密脑电图监测的情况下确定输注速度。目前应采用何种治疗靶点仍然存在争议，因为并非所有患者都可能受益（或耐受）于药物对神经系统强烈的抑制作用，并且在某些情况下仅仅进行较少血流动力学的支持即可以有效抑制癫痫发作。新证据表明，对 RSE 而言，麻醉状态的维持和停药过程中的脑电图的特点可能与预后有关。

- 目前尚无共识可以指导治疗性昏迷时麻醉药物停药时机和持续时间。麻醉药物停药后脑电图再次出现癫痫波的情况非常常见，但可能仅持续短暂的时间。对于出现这些脑电图的患者是需要谨慎观察还是重新诱导进入深层的麻醉，目前尚有争议。

- 在临床上，异氟烷和氟烷之类的吸入麻醉药已用于 SRSE。然而由于受到非手术室使用气体麻醉所涉及后勤管理方面的限制，目前不可能广泛应用。

2. 生酮饮食

- 生酮饮食已被用于治疗儿童和成人的顽固性癫痫。这是一种高脂肪低碳水化合物的饮食模式。而酮会在脂肪代谢时产生[24]。

- 最近，生酮饮食已用于治疗 NORSE、FIRES、SRSE 和抗 NMDA 受体脑炎相关的 SE，并取得了不错的结果。

- 为了建立酮症状态，所有同时给药的药物必须为不含糖载体的制剂。
- 应注意，生酮饮食会导致患者出现代谢性酸中毒，以及其他不太常见的不良反应如低血糖、高脂血症、伤口愈合不良、低钠血症、体重减轻和便秘。

3. 其他治疗方法

- 最近的研究证明，标准治疗中加入低温治疗可降低惊厥性 SE 患者的进展风险，但预后并未改善，且不良反应发生率会升高[25]。
- 在某些局灶性癫痫发作的病例中，经验性手术治疗（如对 RSE 患者行急诊手术）也是可行的选择[26]。
- 自身免疫性脑炎导致癫痫发作的患者，经免疫治疗后可以更快终止癫痫发作，而且发作频率减少[27]。

七、系统影响

应重视与 SE 相关的可能危及生命的全身并发症，如酸 / 碱紊乱、呼吸困难和心脏损伤，必要时需要紧急干预[28]。

住院时间延长可能会增加某些并发症的风险，包括深静脉血栓形成、感染和 ARDS。表 2-5 总结了许多与 SE 相关的系统性并发症。

表 2-5　癫痫持续状态的全身并发症

心　脏	肺	肾和酸碱	肌肉骨骼和皮肤	高肾上腺素血症	与住院时间延长相关的并发症
• 心律失常 • 心肌病 • 心肌坏死 • 心脏传导系统异常	• 缺氧 • 肺水肿 • 误吸 • 黏液堵塞 • 呼吸性酸中毒	• 横纹肌溶解引起的急性肾衰竭 • 乳酸酸中毒	• 横纹肌溶解症 • 脱白 • 骨折 • 皮肤表面裂伤 • 伤口愈合不良	• 高血压 • 白细胞增多 • 心动过速 • 高血糖	• 感染 • 胃造瘘术和（或）气管切开 • 皮肤破损，伤口愈合不良 • 重症肌病或神经病变 • 深静脉血栓形成 • 肺栓塞

全身并发症因患者而异。此表列举了许多与癫痫持续状态相关的常见并发症

用于抗癫痫治疗的药物也可能有很多不良反应，包括呼吸抑制、血小板减少和凝血功能障碍、高血氨、镇静状态、P-R 间期延长、低血压等。其中许多在本章之前已经讨论过，在选择治疗方法时应该考虑这些影响。

八、预后

- 约 13% 的 SE 患者会复发 [11]。
- 死亡率随患者年龄、感染、并发症的发生率不同而有差异，其中影响死亡率最重要的因素是 SE 的病因 [29]。
  - 缺氧后 SE（60%～100%）。
  - 脑血管病相关的 SE（20%～60%）。
  - 代谢异常（10%～35%）。
  - 急性中枢神经系统异常（约 30%）。
- 年龄 50 岁以上的患者预后不良可能性极高 [11]。
- 已有多种评分系统来帮助临床医师判断患者预后 [30]。

癫痫持续状态严重程度评分（STESS）基于：①患者初始意识水平；②癫痫的类型（全面惊厥性、单纯性部分性、负荷性部分性、失神性、肌阵挛性）；③年龄；④既往癫痫史。3 分以上会有较高的死亡率。STESS 对生存率有很高的阴性预测值（NPV），特别是以 4 分为阈值来评估时。

基于流行病学的癫痫持续状态死亡率评分（EMSE）包括：①病因；②年龄；③并发症；④ EEG 表现（单侧周期性放电、全面周期性放电、痫性放电、自发性爆发抑制）。与 STESS-3 和 STESS-4 评分系统相比，当 EMSE 评分 ≥ 64 时，代表更高的死亡率且具有更经典的表现。表 2-6 为 EMSE 评分 [30, 31]。

脑炎、非强直阵挛性癫痫持续状态、安定耐药性、影像表现异常、气管插管评分量表（END-IT）评估效果优于 STESS-3 或 STESS-4 评分，但 END-IT 仅用于惊厥性 SE。

虽然近年来一直试图促进对 SE 患者的管理，但对高收入国家成人惊厥性 SE 研究的 meta 分析显示，在过去 30 年里死亡率没有显著改善 [32]。

特别注意事项

妊娠时发生 SE 约占所有病例的 5%。大多数情况下，它都与子痫有关；此外，可逆性后部脑病综合征、NMDA 受体脑炎、皮质静脉血栓形成和蛛网膜下腔出血等其他病因也有报道。治疗上建议仔细考虑妊娠期间药物的药代动力学变化 [33]。

- 早产很常见（35%）。胎儿并发症包括低体重、缺氧脑损伤、呼吸窘迫和脑室内出血。
- 劳拉西泮、咪达唑仑可作为孕妇 SE 的一线用药，磷苯妥英可作为抗癫痫药的初始用药选择

与其他 SE 人群相比，缺氧后 SE 患者的死亡率尤其高，这很可能由于 SE 导致停止了维持生命的治疗。癫痫发作通常无惊厥，可被镇静、神经肌肉阻断药所掩盖。最近的证据表明，部分患者可以生存并取得良好的结局，特别是那些具有反应性和连续性脑电图的患者，并在体感

表 2–6　基于流行病学的癫痫持续状态死亡率评分（EMSE）[28, 29]

年　龄	分　数	并发症（为每种疾病评分）	分　数
＞ 80	10	艾滋病、转移性实体瘤	60
71—80	8	中度至重度肝病	30
61—70	7	中度至重度肾脏疾病、任何肿瘤（包括淋巴瘤和白血病）、偏瘫、糖尿病及器官损害终末期	20
51—60	5		
41—50	3		
31—40	2	周围血管疾病、结缔组织疾病、糖尿病、心肌梗死、脑血管疾病、充血性心力衰竭、痴呆、轻度肝病、消化性溃疡、慢性肺部疾病	10
21—30	1		
分数 1	_____	为每个并发症打分	_____
脑电图	分　数	病　因	分　数
自发性爆发抑制	60	缺氧	65
		急性中枢神经系统感染	33
		急性脑血管病	26
癫痫持续状态后痫性放电（ASID）	40	新陈代谢障碍	22
		新陈代谢，水盐代谢障碍	17
		脑肿瘤	16
单侧周期性放电（LPD）	40	隐性来源	12
		脑外伤	12
		用药过量	11
全面周期性放电（GPD）	40	酗酒	10
		脑积水	8
		既往脑血管事件或脑损伤	7
非 LPD、GPD、ASID	0	多发性硬化	5
		药物戒断、减量或依从性差	2
		中枢神经系统异常	2
仅对差的类型打分		分数 1	_____

评分系统由 4 个部分组成，这些部分的分数之和为 EMSE 的总分数

诱发电位上保留 N20 峰并且神经元特异性烯醇化酶水平较低的患者 [34]。

老年人有更高的 SE 发病率，他们经常被诊断为 NCSE，且诊断不及时。因为老年人精神状态的改变可能被错误地归因于中毒、代谢疾病、传染病或痴呆等病因。对于老年人，最好较少使用镇静性抗癫痫药，因为苯二氮䓬类药物引起的嗜睡可能会影响对患者临床表现的判断并掩盖患者症状改善迹象 [35]。

要点总结

- 癫痫持续状态是一种急症，苯二氮䓬类药物是一线治疗药物，应立即开始使用。
- 脑电图仍是诊断非惊厥性 SE 的主要依据。临床医师应具有较好的研判、监测脑电图的能力，同时脑电图有助于指导后续环节的药物治疗。
- 治疗应根据患者病情变化逐步升级：从苯二氮䓬类药物升级到非镇静性抗癫痫药物，麻醉药是治疗 SE 最后的选择。
- 在选择二线和三线药物时，必须考虑各种抗癫痫药常见的毒性反应和患者的并发症。
- 尽管诊断水平明显提高，对于合并缺氧、脑血管疾病、代谢紊乱的患者，以及年龄 > 50 岁的患者，难治性 SE 的死亡率仍然很高。

声明：Carolina B. Maciel 医师无利益冲突。Michael D. Morris 医师无利益冲突。Kent A. Owusu 医师接受 Swebilius 基金的资助，开展了一项回顾性研究，旨在比较不同苯二氮䓬类药物对收治于成人癫痫监测中心的患者终止和预防癫痫发作的作用。

头痛急症

Headache Emergencies

Deena M. Nasr　Sherri A. Braksick　**著**

陈　佳　魏俊吉　**译**

魏俊吉　**校**

第 3 章

诊断要点

- 获得完整的病史，查体并识别头痛的危险因素。
- 如果高度怀疑继发性头痛，需进行基本的血清学检查、头部 CT 或腰椎穿刺来初步诊断。
- 可根据临床情况进一步行影像学检查（即头部磁共振、MR/CT 动静脉成像或血管造影）。

治疗重点

- 在镇痛治疗前，先行急诊和对症治疗（渗透疗法、神经外科会诊、控制脑积水等）。
- 避免使用过量的止痛或镇静药物，以免影响检查结果。

预后概览

- 原发性头痛预后良好，但不加以控制的慢性疼痛可能导致残疾。
- 继发性头痛的预后取决于病因、治疗方法和相关的神经系统并发症。
- 早期发现继发性头痛的病因可能改善预后，尤其是动脉瘤破裂蛛网膜下腔出血和急性细菌性脑膜炎。

一、概述

头痛是急诊科的常见病，占急诊量的 2% 以上 [1, 2]。不幸的是，目前对于急诊科的头痛患者并没有标准的临床路径，在很大程度上则是取决于患者的情况和该急诊科的临床经验。为了指导和帮助临床诊疗，急诊时可考虑 4 个问题：①是霹雳性头痛吗？②患者有感染的证据吗？③是否伴有头痛相关的局灶性神经系统症状？④是新发的持续性头痛吗？如果对以上任何一个问题的回答为"是"，则应行进一步的检查除外继发病因。表 3–1 列出了头痛病史的要点，如果患者病史中有对应点则要进一步检查，最终确定哪些患者可能存在继发因素，以减少过度检查带来的成本和并发症。

表 3–1　提示继发性头痛的要点

病　史	查　体
新发头痛类型 • 发病时或发病后迅速（数秒内）加重 • 诱发动作：与体位有关、活动后、进行 Valsalva 动作时 • 超过 55 岁 • 可疼醒（或醒来时达到高峰）或醒后出现恶心呕吐 • 固定于一侧（又名偏头痛）	**生命体征** • 感染征象：发热、低血压、心动过速 • Cushing 三联征：心动过缓、高血压、呼吸节律异常
系统回顾 • 全身症状：发热、寒战、盗汗、体重减轻、皮疹 • 神经系统症状：晕厥、意识障碍、搏动性耳鸣、呃逆、视物模糊、复视或局灶性症状	**颈部** • Kernig 征或 Brudzinski 征阳性（脑膜刺激征） • 颈部血管杂音
既往史 • 围产期 • 甲状腺疾病 • 使用禁药 • 近期头部外伤 • 静脉血栓形成 • 高凝状态 • 颅内动脉瘤 • 免疫抑制（如 HIV/AIDS）	**眼部** [a] • 两侧瞳孔大小不等 + 上睑下垂（霍纳综合征） • 突眼 • 眼外肌无力 / 斜视 • 视野缺损或管状视野 • 视盘水肿 • 青光眼 • 玻璃体积血 • 眶部血管杂音
既往手术史 • 近期耳鼻咽喉科检查史 • 近期眼部手术史 • 近期神经外科手术史	**皮肤** • 斑丘疹 • 潮红 • 颞部压痛
用药史 • 免疫抑制药 • 免疫调节治疗 • 类固醇 • 血管活性药物（SSRI、SNRI、哌甲酯、减充血药等） • 雌激素替代 / 避孕药	**神经系统** • 精神异常 • 言语障碍 • 单侧感觉障碍 • 单侧肢体无力 • 平衡障碍 / 步态异常

SSRI. 选择性 5– 羟色胺再摄取抑制药；SNRI. 5– 羟色胺和肾上腺素再摄取抑制药
a. 眼部体征和眼科急症详见第 5 章

如果考虑为继发性头痛，初步检查包括头颅 CT 平扫，若无颅内占位、凝血病或穿刺部位皮肤感染等禁忌证，有时应行腰椎穿刺（lumbar puncture，LP）。脑脊液（cerebrospinal fluid，

CSF）的常规检查应包括颅内压、细胞计数、蛋白质、葡萄糖、脑脊液黄变、革兰染色和细菌培养。这两项检查能立即排除大多数病因（蛛网膜下腔出血、巨大颅内占位、中枢神经系统感染、垂体卒中、胶样囊肿和脑积水）。CT 平扫有时可能不足以明确病因，如果临床高度怀疑有颅内病变，CT 结果阴性也不能排除，可根据临床表现和可疑的病因，通过增强 CT 或 MRI、CT 或 MRI 动静脉成像或常规血管造影来进一步检查。

二、霹雳性头痛

霹雳性头痛是指在 1min 内达到顶峰并持续超过 1h 的头痛。尽管许多病例为良性或原发性，但考虑到漏诊时很可能出现致命性后果，应始终先排除潜在的危险性或致死性因素 [3-5]。表 3-2 列出了霹雳性头痛的病因。

表 3-2　霹雳性头痛的病因

继发病因	原发性头痛综合征
• 蛛网膜下腔出血 • 可逆性脑血管收缩综合征 • 可复性后循环脑病 • 巨细胞动脉炎 • 颈动脉 / 椎动脉夹层 • 颅内静脉血栓形成 • 垂体卒中 • 引起间歇性脑积水的胶样囊肿 • 自发性低颅压 • 高血压急症 / 高血压危象 • 嗜铬细胞瘤 • 自发性斜坡区血肿	• 不明原因性 / 原发性霹雳性头痛 • 丛集性头痛 • 性交或性高潮头痛 • 劳力性头痛 • 咳嗽性头痛 • 睡眠性头痛 • 刺激性头痛 • 热浴相关头痛

（一）蛛网膜下腔出血

约 25% 的霹雳性头痛患者合并蛛网膜下腔出血（subarachnoid hemorrhage，SAH）。霹雳性头痛是蛛网膜下腔出血患者最常见的症状，可能是唯一的症状，发生率为 50%[5-7]。患者的颅内动脉瘤未破裂时也可能出现霹雳性头痛。虽然头痛是否由未破裂的颅内动脉瘤引起尚存争议，但是这种头痛非常重要且不容忽视，因为它可能是动脉瘤破裂的预警。蛛网膜下腔出血的其他相关症状包括恶心、呕吐、意识状态改变、癫痫发作、姿势异常或神经功能缺损。头部 CT 是评价颅内出血或肿块的必要检查。出血早期 CT 平扫的灵敏度很高，但偶尔也会出现假阴性结果，尤其是在发作 6h 之后。所以如果 CT 平扫结果为阴性，应进行腰椎穿刺，脑脊液分析通常会提示红细胞升高和黄色变性。黄色变性最早可在发作后 2h 至 2 周被检测到，但在发病初期 4~8h 和数天后的敏感度稍降低。如果发现蛛网膜下腔出血，应进一步行 CT 血管成像（CT angiography，CTA）、磁共振血管成像（magnetic resonance angiography，MRA）或脑血管数字减影检查（digital subtraction angiography，DSA）。蛛网膜下腔出血的详细总结和常规处理详见第12 章。

（二）可逆性脑血管收缩综合征

可逆性脑血管收缩综合征（reversible cerebral vasoconstriction syndrome，RCVS）通常表现为反复霹雳性头痛，伴或不伴局灶性神经功能缺失或癫痫发作。有许多药物和并发症可导致这种综合征（表 3-3）。CT 平扫常常是阴性的，除非继发缺血性脑梗死或脑出血（最常见颅内蛛网膜下腔出血，脑实质出血较少）。血管成像（CTA、MRA 或 DSA）可提示多灶性颅内动脉狭窄，类似于血管炎，数月后再次随访时影像学可恢复正常（图 3-1）。然而值得注意的是，无创性血管成像在 RCVS 患者中有 20% 为假阴性，并且初发霹雳性头痛 1 周后才能发现血管收缩的影像学证据。脑脊液检查通常是阴性的（相比之下，血管炎患者的脑脊液常常有炎性改变），白细胞和蛋白质含量可能有轻微升高。这是一种单一病程的自限性疾病，可用钙通道阻滞药来治疗。不同患者预后不同，大部分病例为良性，出现脑梗死或颅内出血时可引起残疾。暴发性病例极少见但仍可能发生，特别是在产后的患者中 [8-10]。

表 3-3　RCVS 诱因

并发症相关	药物相关
• 围产期（子痫前期、子痫） • 神经外科手术（颈动脉内膜剥脱术） • 头部 / 脑部外伤 • 颅内出血 • 嗜铬细胞瘤 • 类癌	• 酒精 • 违禁药品（大麻、可卡因、苯丙胺 / 甲基苯丙胺、摇头丸、LSD） • 拟交感神经鼻腔减充血药（伪麻黄碱、羟甲唑啉） • 5- 羟色胺类抗抑郁药（SSRI、SNRI、TCA） • 免疫抑制药（他克莫司、环磷酰胺） • 治疗偏头痛的血管活性抑制药（曲普坦、麦角碱） • 血管升压素（肾上腺素、去甲肾上腺素） • EPO • IVIG • 红细胞输注

SSRI. 选择性 5- 羟色胺再摄取抑制药；SNRI.5- 羟色胺和肾上腺素再摄取抑制药；TCA. 三环类抗抑郁药；EPO. 促红细胞生成素；IVIG. 静脉注射丙种球蛋白；LSD. 麦角酸二乙胺

（三）可复性后循环脑病

可复性后循环脑病（posterior reversible encephalopathy syndrome，PRES）又称可逆性后部白质脑病综合征（reversible posterior leukoencephalopathy syndrome，RPLS），临床特征为急性发作的头痛、癫痫发作、精神错乱或视觉障碍 [11]。头痛通常为轻微的搏动性头痛，但也曾有过霹雳性头痛的报道。这种综合征最常见于严重高血压和肾衰竭患者，也可见于使用免疫抑制药或化疗药等药物。头部影像学提示后循环（顶叶和枕叶）血管源性水肿，CT 表现为低密度，MRI

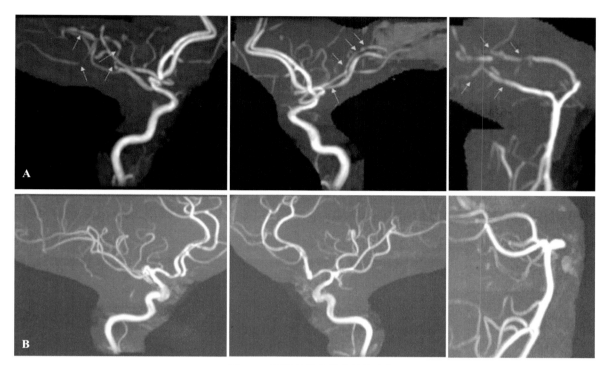

▲ 图 3-1　可逆性脑血管收缩综合征

57 岁女性反复出现霹雳性头痛。A. 3D-TOF-MRA 显示双侧大脑中、大脑后动脉远端多灶性狭窄（黄箭）；B. 口服维拉帕米治疗 1 个月后复查 MRA 显示多灶性颅内狭窄改善。结果符合 RCVS

表现为 T_2-FLAIR 高信号。治疗包括去除或控制诱因。

（四）颈部动脉夹层

急性头痛是颈部动脉夹层（颈动脉或椎动脉）最常见的表现。常发生于血管夹层的同侧，可伴面部或颈部疼痛。头痛可以是霹雳样的或急进性的。颈部动脉夹层是由于血管内膜撕裂引起壁内血肿所致。

血管夹层的病因括颈部外伤、颈部长时间或突然过伸、Valsalva 动作（如咳嗽发作）等。颈部按摩与年轻患者的椎动脉夹层有关[12]。然而，1/3 的血管夹层为自发性，没有明确的诱因。血管夹层在结缔组织病患者中更为常见，一些证据表明，自发性血管夹层患者的血管壁可能含有异常弹性蛋白。

夹层形成时和形成后的 1 个月内可能发生大血管栓塞，引起视网膜缺血或脑缺血，所以颈部动脉夹层也可表现为上眼睑下垂和瞳孔缩小等霍纳综合征临床表现。常用的检查包括 CT 和 CTA（或 MRA），可显示与内膜破口相关的颈段血管狭窄。颈部磁共振可以显示夹层处的壁内血肿，尤其是 T_1 脂肪饱和序列（图 3-2）。

关于哪些抗血栓药物（抗血小板或抗凝血药）可用于预防卒中目前还没有标准的指南。一项随机试验（CADISS）显示抗血小板治疗和抗凝治疗组 1 年内卒中风险相似，年风险率均较低

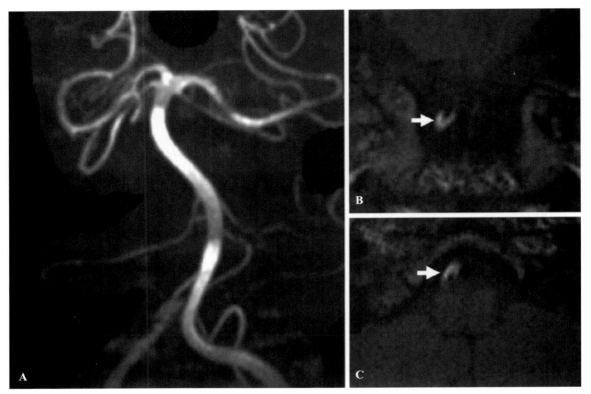

▲ 图 3-2　椎动脉夹层

54 岁男性表现为急性发作的剧烈头痛，不伴局灶性神经功能缺损。脑部 MRI（未显示）为阴性，无脑梗死或灌注不足。A. 3D-TOF-MRA 显示右侧椎动脉硬膜内节段性变窄，可见与椎动脉血流一致的"线样征"，动脉周围呈毛糙不规则的 T_1 高信号，与壁内血肿相符；B 轴位和 C.冠状位 T_1 加权血管成像序列显示壁内血肿 T_1 高信号（箭），证实了颅内夹层的诊断

（2.5%）[13]。然而，一些患者会在壁内血肿处出现急性血栓，伴有反复发作的缺血性梗死或严重的血流受限，此时可能需要更积极的干预措施，如抗凝、血管成形术或支架置入。

（五）垂体卒中

垂体出血性梗死可引起视物异常并伴随霹雳性头痛，包括双颞叶偏盲或眼肌麻痹引起的复视。高危因素包括垂体腺瘤、围产期、头部外伤或抗凝治疗。头部 MRI 足以发现这些病因，如提示脑垂体增大，可见梗死灶和血凝块，周围有强化（图 3-3）。如果有出血，头部 CT 可提示垂体高密度肿块，但敏感性较低。治疗包括激素替代、血流动力学监测，有时可行神经外科减压手术来恢复或保留视力。

（六）胶样囊肿和脑积水

胶质囊肿患者出现间歇性阻塞性脑积水时可伴发霹雳性头痛。由于症状常来自第三脑室动力性梗阻引起的短暂性脑积水，这些症状会受体位影响，躺下时明显，坐起时缓解。脑部 CT 或 MRI 足以排除该诊断。治疗方法是手术切除（图 3-4）。

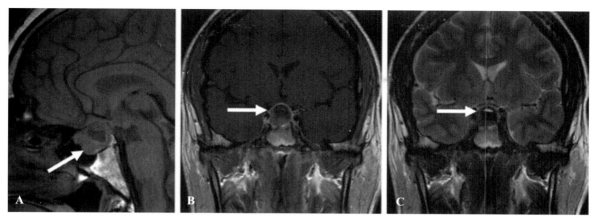

▲ 图 3-3　垂体卒中

40 岁男性，1 周前突发头痛和双颞叶偏盲。A. 矢状位 T_1 加权 MRI 平扫提示鞍区高信号的亚急性出血灶，可见液平面；B. 增强 T_1 加权 MRI 提示垂体无强化，垂体周围环状增强；C. T_2 加权 MRI 提示低信号出血灶，符合垂体卒中

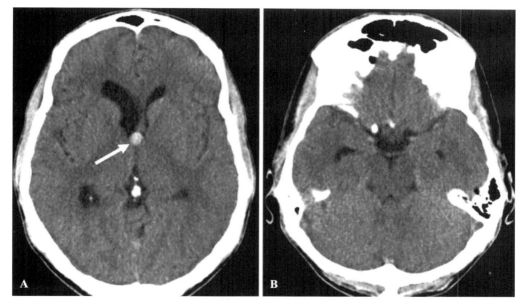

▲ 图 3-4　第三脑室胶样囊肿

A. CT 平扫显示 Monro 孔处的高密度胶体囊肿（白箭）；B. 右侧脑室额角和前房及右侧脑室颞角可见扩张和脑积水

（七）斜坡区血肿

这是造成颅内出血的一种极为罕见病因，可能是寰枢椎脱位或外伤导致的，也可以是自发性的。以急性霹雳性头痛为表现的斜坡区血肿目前已有一些个案报道[14]。

（八）三叉神经自主神经性头痛

三叉神经自主神经性头痛是一类原发性头痛，其特征是突然发作的霹雳样疼痛，累及一侧三叉神经分布区（通常为眶后）的自主神经功能。不同的自主神经性头痛（如丛集性头痛、阵发性偏头痛、持续短暂单侧神经性头痛）主要根据每次头痛发作的持续时间（数秒至数小时）进行分类。丛集性头痛是最常见的自主神经性头痛。

丛集性头痛往往发生在丛集期，并具有周期性。许多患者会有夜间疼醒的主诉。丛集期可能持续几周到几个月，然后经过一段缓解期后复发。头痛通常与自主神经功能有关，如流泪、流涕、上睑下垂、脸色苍白或面色潮红。丛集性头痛患者在疼痛时很难保持静止，他们会不断地踱步或摇晃。幸好它是一种原发性头痛，并不直接危及生命，但部分患者因无法缓解的急性疼痛而产生无力感，自杀的风险很高。因此快速诊断和治疗这种头痛非常重要。除了瞳孔改变和上睑下垂，神经系统查体一般是正常的。CT 或 MRI 对于鉴别诊断很重要，比如颈动脉夹层。急诊或紧急情况下的治疗应包括通过 100% 高流量面罩吸氧，最低流速为 12L/min。其他的紧急治疗措施包括注射曲普坦或双氢麦角胺（DHE）。在门诊患者中可追加一些治疗，如枕神经阻滞、利多卡因滴鼻或口服类固醇。长期预防性治疗包括钙通道阻滞药或锂剂。

三、新发急性或亚急性头痛伴局灶性神经系统症状

亚急性进行性头痛是一种在数天到数周内恶化的头痛。病因通常是良性的，但如果头痛类型较前改变或出现异常的神经系统症状和体征，则应通过头部影像学来排除肿物、血管因素、脑积水、感染或炎性相关疾病。进一步的检查则根据临床情况来进行。下面对常见的亚急性进行性头痛急症进行简要讨论。

（一）缺血性卒中

急性缺血性卒中有时会伴随头痛发作，尤其是在后循环受累的患者中[15, 16]。这种头痛可能会让人误以为是类似于偏头痛或紧张性头痛的良性头痛。此外，这些患者经常有偏头痛的既往史。也有人认为有先兆偏头痛病史的患者卒中风险增加，但这种情况并不普遍。关于缺血性卒中评估和治疗的实用方法详见第 9 章。

（二）颅内静脉血栓形成

颅内静脉血栓形成（cerebral venous thrombosis，CVT）通常表现为亚急性隐匿性头痛，很少表现为急性霹雳性头痛[14]，可伴有其他症状，如癫痫发作、视物模糊或局灶性神经功能缺损，卧位时症状加重。患者可能有近期头部外伤史或高凝状态（妊娠、口服避孕药、癌症、克罗恩病、抗磷脂抗体综合征等）的病史。如果患者伴有静脉栓塞或颅内出血引起颅高压，体格检查可出现视盘水肿或局灶性神经功能缺损。除了 CT 平扫，需要通过 CT 静脉成像（CTV）或磁共振静脉成像（MRV）来明确诊断。腰椎穿刺可能提示颅内压升高，脑脊液检测可提示蛋白浓度增加但不伴细胞数增多。

一旦确诊，通常情况下即使存在脑出血也要进行抗凝治疗。少数情况可以进行静脉窦内溶栓或机械取栓，但有关这些干预措施价值的数据有限，可使用于抗凝治疗难治性患者。有关急性颅内静脉血栓形成的深入概述详见第 10 章。

（三）脑肿瘤疼痛

许多脑肿瘤患者可出现头痛症状，但很少单独出现[17]。这种头痛常为亚急性，在数天到数周内恶化，并且可能与颅内压升高有关（如 Valsalva 动作或劳累后症状加重，患者仰卧或醒来时症状更重）。脑肿瘤引起的头痛也可能伴发一些其他的症状，与肿瘤的位置有关，如视盘水肿、虚弱、感觉障碍、亚急性情绪或性格改变。恶性肿瘤病史可提示肿瘤转移，HIV/AIDS 病史或免疫抑制药用药史可能提示机会性致病，如中枢神经系统淋巴瘤。在怀疑转移瘤时可行胸、腹、盆 CT 或 PET 检查来寻找癌症原发灶，或行组织活检诊断进一步评估。在某些情况下，可以直接切除肿瘤来替代活检。

初期治疗可用类固醇来减少血管源性水肿和减轻疼痛，然后可根据肿瘤的数量、大小和类型，进行肿瘤切除、化疗或放疗等针对性治疗。

（四）硬膜下血肿引起的头痛

这种头痛的症状类似于上述脑肿瘤头痛。问病史时头部外伤史和抗凝治疗史很重要，但老年患者也可能在无外伤史的情况下出现自发性硬膜下出血。治疗包括停用抗血栓药物直至好转，或根据血肿大小、性状或脑部受压的严重程度行手术清除血肿（开颅清血肿或钻孔引流）。

（五）放疗后卒中样偏头痛发作（SMART）综合征

SMART 综合征是颅内肿瘤放疗后的一种罕见的远期并发症[18, 19]，患者可出现与偏头痛相关的亚急性卒中样神经功能缺损（单侧肢体无力、感觉丧失、共济失调、失语、视野缺损等）。其他可能的症状包括癫痫发作或脑病。这些症状通常会在数周内消退，少数患者可能出现后遗症[20]。一般在全脑或病灶靶向放疗后数年起病。出现头痛伴局灶性神经功能缺损时，必须进行详细的检查来除外脑卒中和肿瘤复发，包括头部 MRI 和 CT，或者血管成像（MRA 或 CTA），因为 SMART 综合征常为排除性诊断。头部 MRI 出现回形增强、T_2 高信号和放疗区周围增厚提示该综合征（图 3-5）。

（六）偏瘫性偏头痛

偏瘫性偏头痛表现为亚急性进行性头痛，伴一侧神经功能缺损。根据偏头痛的定义，头痛表现为单侧搏动性头痛，伴畏光、畏声、恶心和呕吐[21]。短暂的局灶性神经功能缺损也可能是这种罕见偏头痛的临床表现或先兆之一（如单侧麻木、视区暗点、复视、失语等），可为遗传

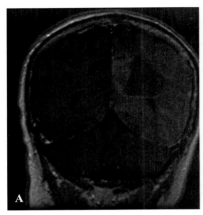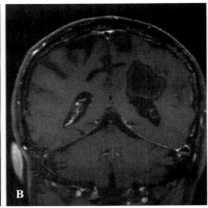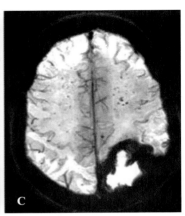

▲ 图 3-5   SMART 综合征

61 岁男性，13 年前因左顶枕区 2 级少突胶质细胞瘤行手术和放射治疗，现出现明显的失语症、右侧上肢感觉异常和辨距不良，无意识障碍或癫痫发作。A. 磁共振造影显示切除腔周围左颞叶、顶叶、枕叶和后额叶的回状增强；B. 出现明显的回状肿胀；C. 磁敏感加权成像序列显示双侧脑白质深部多发 T_2^* 低信号，与放疗相关的微出血灶一致

性或散发性。临床上很难与卒中区分，特别是在初次起病时。在首诊时或症状发生改变时，应认真地进行检查和评估，以排除卒中或癫痫发作。详细的病史可能有助于指导诊断和治疗这种疑难病。幸运的是，这是一种原发性头痛，不会危及生命，但可能导致暂时的残疾。治疗通常包括用镇痛药和止吐药治疗急性期症状。由于这些患者可能存在血管痉挛的风险，故禁用血管活性药物，如曲坦类和麦角胺等。实际上，有一项小型研究支持曲坦类药物的使用[22]，但大多数专家更愿意避免潜在的风险。通常在门诊行长期预防性治疗，最常用的是乙酰唑胺和维拉帕米。

四、亚急性 - 慢性进行性头痛伴感染症状

伴有发热的头痛通常是良性的，可能继发于全身性感染，例如感冒、流感或鼻窦炎，特别是在门诊患者中。然而如果出现急性症状或在急诊，则必须考虑脑膜炎的可能性。虽然无菌性或病毒性脑膜炎通常是自限性的，预后良好，但急性细菌性脑膜炎如果没有及时进行抗生素治疗，则可能致命。中枢神经系统感染的深度回顾详见第 7 章。

（一）细菌性脑膜炎

细菌性脑膜炎表现为亚急性头痛，伴畏光、畏声、颈部僵硬和其他脑膜炎体征、脑病和败血症表现（如心动过速、低血压和发热）。高龄、免疫抑制状态，以及近期神经外科或耳鼻喉科手术会增加中枢神经系统感染的风险。血培养、头部增强扫描（最好是 MRI，CT 也足以排除占位性病变）和腰椎穿刺能对感染情况进行评估。大多数情况下，脑膜炎是无菌或病毒性的，且有自限性，但在排除细菌性脑膜炎之前，应尽早开始并维持抗生素治疗。怀疑社区获得性急

性细菌性脑膜炎时，建议同时开始使用类固醇。如果出现紫癜性皮疹，应考虑脑膜炎球菌性脑膜炎，建议使用特异性的抗生素。抗生素的种类与可疑或确诊的病原体有关，同时结合患者的个体特征（包括年龄、饮酒史、神经外科或耳鼻喉科手术史、免疫抑制状态等）。早期治疗通常预后良好，而暴发性脑膜炎则迅速发展为昏迷，预后较差。

（二）脑脓肿

脑脓肿表现为数天至数周内恶化的亚急性头痛，半数病例可伴有发热和呕吐[23]、局灶性神经系统症状和颅内压增高的体征。问诊时要注意询问近期的耳鼻喉科或神经外科手术史、牙科手术史，以及会造成免疫抑制的相关因素（如免疫抑制药治疗或艾滋病）。诊断方法为脑部影像学检查，治疗包括引流和使用广谱抗生素。

五、新发持续性头痛

（一）颞动脉炎

对于 50 岁以上出现新发持续性头痛的患者，应始终考虑颞动脉炎（也称为巨细胞动脉炎），及时诊断和治疗可以预防视力丧失和脑卒中。视力丧失最常见于前循环缺血性视神经病变（详见第 5 章），有时也可由后循环缺血性视神经病变、视网膜中央动脉或睫状视网膜动脉阻塞、枕叶梗死引起。这种血管炎可引起脑梗死，通常不引起脑出血。头痛无固定的表现，有时是非特异的，通常发生于颞部或枕部区域，往往呈弥漫性。可伴有颞部头皮压痛、颌跛行、疲劳和关节痛（可见于风湿性多肌痛）。血管成像可提示呈"串珠"样血管狭窄，腰椎穿刺可见炎性脑脊液。进一步的检查包括颞动脉活检，病理提示单核细胞浸润或动脉壁肉芽肿性炎。治疗包括类固醇和其他可行的免疫调节疗法。

（二）特发性颅高压

颅内高压最常见的原因虽然是占位病变，但也可能在没有结构性病变的情况下发生。特发性颅高压（idiopathic intracranial hypertension，IIH）通常表现为亚急性头痛，常见于年轻、肥胖的女性，这些女性可能有其他类型的头痛病史（如偏头痛）。其他的伴随症状包括视力减退、视物模糊、视盘水肿后盲点扩大引起的视野缺损、眼肌麻痹引起的复视和搏动性耳鸣。肿物病变和脑静脉血栓形成的临床表现可能与之相似，应行 MRI 或 MRV 排除诊断。IIH 患者的头 MRI 检查多为正常，也有可能出现空蝶鞍、眼球后缘扁平、视神经迂曲（图 3-6）。腰椎穿刺可提示颅内压升高（＞ 22cmH$_2$O）。治疗方法包括减重和应用乙酰唑胺或其他二线利尿药，如呋塞米。手术治疗包括在出现视力丧失时行视神经鞘开窗术，对药物难治型患者可考虑 CSF 分流。而出

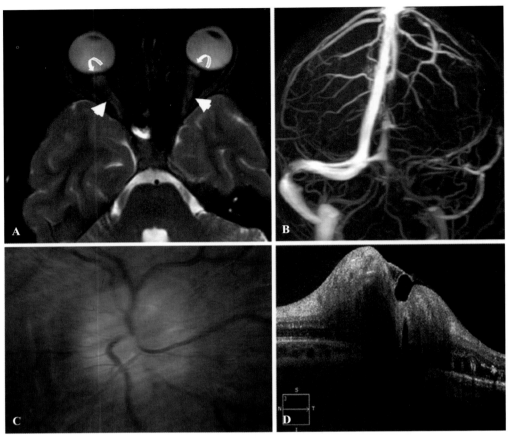

▲ 图 3-6　特发性颅内高压

31 岁女性，BMI 为 41.3，在严重慢性头痛的基础上出现急性视力恶化，CSF 压力为 46cmH$_2$O。A. T$_2$ 加权 MRI 提示视神经鞘扩张（短箭）和视盘变平（箭头）；B. 磁共振静脉造影提示先天性左横窦缺失和右横窦狭窄；C. 眼底镜检查提示视盘水肿；D. 光学相干断层扫描（OCT）提示黄斑渗出，这是 IIH 的典型表现

现硬脑膜静脉狭窄时，目前经静脉硬脑膜支架置入术的临床数据有限。

（三）低颅压

　　低颅压的特征性表现是直立性头痛，坐起或站立时出现，卧位缓解，一般为搏动性钝痛，霹雳性头痛少见。这种疾病常由硬脑膜撕裂造成脑脊液漏引起，其中腰椎穿刺是最常见的病因，其他病因包括外伤、耳鼻喉科或神经外科手术、剧烈咳嗽或 Valsalva 动作、脑膜憩室或结缔组织病。MRI 通常表现为脑膜增厚强化、小脑扁桃体位置降低、脑桥扁平、垂体增大和硬脊膜外静脉丛水肿（图 3-7）。如果出现鼻漏，检测其中的 β$_2$ 转铁蛋白可提示脑脊液，其他诊断测试还包括 CT 脊髓造影或铟核脑池显像。头痛的药物治疗包括咖啡因和补液，常在发生脑脊液漏的可疑部位进行硬膜外血封修复。如果已经明确脑脊液漏的部位或硬膜外血封失败，则可能需要直接进行手术。如果无法确定脑脊液漏的部位，随机硬膜外血封也可能有效（图 3-7）。

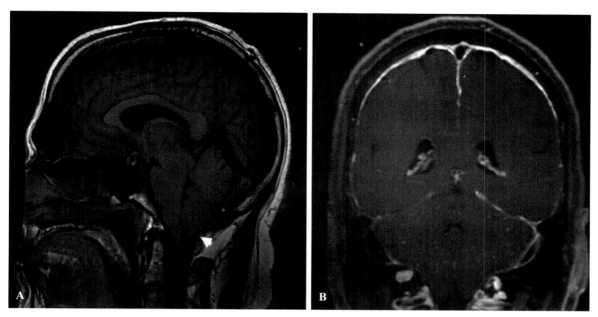

▲ 图 3-7　低颅压

55 岁男性，出现与体位有关的严重慢性头痛等多种症状，此前被误诊为慢性脑膜炎，脑脊液开放压为 3cmH$_2$O。A. T$_1$-MRI 矢状位显示脑组织下垂、脑桥变平、小脑扁桃体下移（箭头）和垂体增大；B. 增强 MRI 为典型的低颅压影像学表现，出现明显的硬脑膜弥漫性增厚和强化

六、偏头痛持续状态

偏头痛患者出现新发头痛时，应评估可能的继发病因。典型的、无法缓解的偏头痛提示偏头痛持续状态。虽然这种情况不会威胁生命，但可能引起呕吐，影响日常生活和工作，因此可能需要急诊评估静脉补液和肠胃外镇痛指征。目前没有标准或通用的方法来治疗偏头痛持续状态，通常根据患者的并发症和用药史来选择治疗方法。治疗药物可包括麦角胺、曲普坦、止吐药（如甲氧氯普胺和氯丙嗪）、非甾体抗炎药（如酮咯酸）、静脉补镁、类固醇或丙戊酸。

要点总结

- 霹雳性头痛是一种突发的严重头痛，强度在 1min 达到顶峰，需要急诊就医，快速查明继发性病因。
- 需要对可能引起头痛的危险因素进行紧急评估，包括头部 CT 和腰椎穿刺，并根据患者的具体情况进行进一步检查（MRI、动脉成像和静脉成像）。
- 出现霹雳性头痛或急性头痛伴局灶性神经系统症状时，主要考虑血管成像检查（即 CTA、MRA、DSA）。

- 新发头痛伴任何感染体征时，主要考虑头部 CT（或 MRI）、血清学和脑脊液感染相关检查。
- 虽然偏头痛持续状态、丛集性头痛和偏瘫性偏头痛不会危及生命，但在急诊时中不应被忽视，因为病情可能很严重或致残。如果不及时治疗，无法缓解的疼痛可能增加丛集性头痛的自杀率。

实用神经耳科学急症

Neuro–otologic Emergencies: A Practical Approach

Kiersten L. Gurley　　Jonathan A. Edlow　著

魏盈胜　江荣才　译

杨　东　校

第4章

诊断要点

- 在急症中，卒中是急性眩晕发作的重要原因之一。

- 小脑卒中可表现为孤立的急性前庭综合征。

- 体格检查有助于定性诊断和定位诊断（区分周围性和中枢性病变）。

- 多达 15%～20% 的后循环卒中，早期（发病 48h 内）的神经影像，包括 DWI–MRI 也可能无阳性发现，仅表现为孤立性眩晕。

- 突发性感觉神经性耳聋（sudden sensorineural hearing loss, SSNHL）可以通过仔细的体格检查来诊断。

治疗重点

- 良性阵发性位置性眩晕可以通过在床边简单手法复位得以治疗。

- 后循环缺血需要及时识别和治疗，以防止卒中复发，减少短期并发症。

- 大面积的小脑卒中可能需要手术减压。

- 早期糖皮质激素是 SSNHL 的主要治疗手段。

预后概览

- 后循环脑卒中的预后取决于梗死的部位和范围。

- 约 2/3 的特发性 SSNHL 患者将部分恢复。

- 急性前庭功能障碍，即使复发，通常也不会严重致残。

一、概述

眩晕是一种常见的主诉，病因复杂，误诊风险很高。医师必须注意将大多数自限性或容易治疗恢复的病例和少数威胁生命或脑功能的病例区分开。2013 年，美国医疗保健相关总费用当中，眩晕患者的花费据估计超过 100 亿美元[1, 2]。额外的花费包括不良事件，如患者焦虑、跌倒或其他与眩晕相关的创伤，以及本来可预防结果被误诊为轻微脑血管事件的严重卒中[3]。

眩晕患者的病史采集与其他患者是一样的。发作时机、诱发因素和持续时间、相关症状是鉴别诊断的最佳依据。床旁检查有助于确定特定的诊断[4]。明确的周围前庭性疾病则不需要专科会诊、影像学检查和住院治疗。若明确中枢病变，特别是卒中时，对于轻型病例患者可以早期启动二级预防来降低进一步的伤害，对于严重的病例可以通过溶栓或手术干预[5]。

在本章中，我们使用"眩晕"这个通用术语来描述，代替患者用来描述平衡或定向紊乱的各种词汇，比如"眩晕眼花""旋转""摇摆""晕头转向""失去平衡"等。

突发性感觉神经性耳聋（SSNHL）是一种耳科急症，需要仔细体格检查、早期治疗和专科治疗。早期糖皮质激素是主要的治疗方法，重要的是要排除中枢神经系统（CNS）病变。

二、眩晕

（一）鉴别诊断

许多因素都会引起急性眩晕。一项来自国家数据库的研究纳入 9472 名患者，眩晕的病因中，普通内科疾病（包括非卒中心血管疾病）约占 50%，耳前庭疾病占 33%，神经疾病（包括卒中）占 11%，"仅有症状"的眩晕而没有明确的诊断占 22%[6]，15% 的患者病情危重，而在 50 岁以上者比例更高。重症中最常见的病因包括体液和电解质紊乱（5.6%）、脑血管疾病（4.0%）、心律失常（3.2%）、急性冠状动脉综合征（1.7%）、贫血（1.6%）、低血糖（1.4%）。成人急症眩晕患者中，中枢神经系统疾病占比约为 5%，主要是后循环卒中。中枢神经系统疾病引起眩晕的危险因素包括高龄、血管疾病史或卒中史、主诉"不稳"、步态异常和局灶性神经系统症状[7]。

使用"眩晕"一词与卒中诊断无关[8]。由心血管疾病引起的眩晕患者中，有近 40% 的眩晕患者描述为"晕头转向"，多于描述为"晕厥前状态"的患者[9]。良性阵发性位置性眩晕（benign paroxysmal positional vertigo，BPPV）患者常表现为非旋转性眩晕，尤其是老年患者[10]。病史当中，诱发时机和诱因、症状的演变和相关症状可以帮助临床医师明确诊断。

（二）诊断误区

神经科医师（他们经常使用 Frenzel 镜片进行详细的眼球运动检查）对连续 475 名急性眩晕患者进行了一项研究，诊断出 73% 的病例为良性，27% 的病例为严重（主要是脑血管和炎症性中枢神经系统疾病）[11]。最初急诊科就诊的患者，30 天内复查时有 44% 的人在随访时改变了诊断。前庭良性诊断错误占 58%（n=21/36），其中 17%（n=6/36）漏诊脑血管病。误诊的最常见原因是临床病程随着时间的推移而演变，占比为 70%。这项研究表明，即使对专科医师来说，在最初出现症状时做出正确的诊断也是困难的。

后循环卒中所致眩晕与外周病变所致的眩晕非常相似。在一项耳鼻喉科诊所针对眩晕患者的研究中，约有 3% 的小脑卒中被漏诊[12]。卒中的早期发现很重要，因为一旦被漏诊，治疗被延迟，患者很容易再次卒中，而且随后的颅后窝水肿是致命的[13]。有些患者也可能因此错失宝贵的溶栓或机械取栓的机会。

年龄大、颈椎结构不稳定是急性眩晕的危险因素，是小脑卒中漏诊的危险因素[14]。后循环血管的解剖位置是卒中漏诊的危险因素之一[15]。对于眼球震颤知识的缺乏容易导致卒中的漏诊[16]。美国一项对 1091 例急诊眩晕患者的研究中，887 例（80%）患者接受规范的眼球震颤检查，其中 185 例（21%）患者有眼球震颤。然而，仅有 10 例（5.4%）发现明显的眼球震颤。在被诊断为外周前庭病变的患者中，81% 的患者的眼球震颤描述与最终诊断相冲突。常见的外周前庭病变的误诊，如 BPPV 和前庭神经炎，导致治疗无效和资源过度利用[17]。

对眩晕的误诊多由于 5 个常见的误区，包括过度依赖症状质量、忽视发病时机和诱发因素、不熟悉关键的体格检查、对筛查患者的年龄和血管危险因素等传统因素权重过大，以及过度依赖 CT 扫描[13, 14]。

（三）急性前庭神经综合征

自发性急性前庭神经综合征（acute vestibular syndrome，AVS）的定义是急性发作的持续性眩晕，伴恶心或呕吐、步态不稳、眼球震颤、头部运动后不适，可持续数天至数周[18, 19]。患者往往表现出明显的症状，医师通过特征性的体格检查结果即可做出诊断。最常见的原因是前庭神经炎（仅眩晕）或迷路炎（眩晕加上听力丧失或耳鸣）。最危险的病因是后循环缺血，一般发生在小脑或脑干，较为常见，值得警惕。少数可由多发性硬化引起[20]。孤立的 AVS 罕见的原因包括小脑出血[21]、硫胺素缺乏[22]，以及各种自身免疫性、感染性或其他代谢疾病[20]。重要的是，虽然眼球震颤存在于 AVS 的经典定义中，但有些 AVS 患者不会出现眼球震颤，尤其是那些由卒中引起者，所以眼球震颤阴性并不能排除 AVS。

另一个关键概念是理解症状加重（基线时眩晕，运动后更严重）和触发症状（基线时不晕，眩晕随着运动而发展）之间的区别。AVS 患者通常眩晕加重，如在做 Dix–Hallpike 手法时，但这不是 BPPV 的症状。在这一点上的困惑导致很难将 BPPV 与前庭神经炎或卒中区分开来。偶尔，BPPV 患者也可能出现轻微的、持续的不适症状，或者被某些因素触发（包括轻微的、无意间的头部运动或担心发作的焦虑）出现阵发性短暂性眩晕，老年人好发。详细的询问病史可助诊断。当这些患者缺乏前庭神经炎或卒中的明显特征时，可以进行 Dix-Hallpike 手法和仰卧位滚转试验，有助于 BPPV 和 AVS 鉴别 [23]。

前庭神经炎（AVS 最常见的病因）是一种良性的、自限性的、由某些特定的病毒或病毒后炎症状态所致，通过临床表现即可做出诊断。大多数病例为特发性，可能与单纯疱疹病毒感染有关 [24]。带状疱疹所致亨特综合征可表现为 AVS，通常伴有听力丧失、面神经麻痹和外耳或上腭囊泡性皮疹 [25]。在这些病例中，头颅 MRI 通常无异常发现 [26]。

后循环卒中表现有时类似于前庭神经炎或迷路炎 [27]。急诊就诊的眩晕患者中，脑血管病占比高达 3%～5% [18]，但在 AVS 患者中，这一比例可能高达 25%，几乎所有（96%）的卒中都是缺血性的 [19, 21]。后循环急性缺血性脑卒中在 24h 内头颅 CT 扫描的敏感性不到 7%～16% [28]。因此，CT 不能"排除" AVS 中的缺血性卒中 [13, 16]。重要的是，在 AVS 发病 48h 内，即使是磁共振弥散加权成像也会漏掉 15%～20% 的卒中，主要是脑干下部的小卒中 [29, 30]。在这种情况下，发病 3～7 天需要复查 MRI 来明确有无新发梗死 [19, 29]。

幸运的是，体格检查可以区分前庭神经炎和后循环卒中，其敏感性高于早期磁共振 [29-31]。这一结论是由神经病学专家进行的一项有针对性的三分量眼部运动测试——头部脉冲试验（the head impulse test，HIT）、眼球震颤的凝视测试、斜度偏差的交替覆盖测试（统称为 HINTS- 头部脉冲试验、眼球震颤、斜视试验）研究所得。训练有素的普通神经科医师也可以达到类似的准确性；然而，由于这种方法还没有得到验证，我们建议对 AVS 患者进行额外的两项评估——神经系统检查和步态测试 [32]。

我们进行这些测试的顺序如下：①眼球震颤测试；②眼偏斜交替遮盖试验；③ HIT；④神经系统检查，包括重点检查脑神经、小脑、长束征；⑤步态测试（表 4-1）。眼球震颤测试是检查中最不具"侵入性"的部分，它能为解读 HIT 提供信息。因此，眼球震颤有助于其他测试过程的结果判断。几乎所有前庭原因导致的 AVS 患者，如果在最初几天内进行检查，都会出现眼球震颤，因此若没有这种症状，就不太可能诊断为前庭神经炎。

眼球震颤通常肉眼可见。专科医师经常使用 Frenzel 镜片来阻止固视抑制，放大视野，从而更加有效观察眼球震颤。还可以使用其他床边固定物，轻便的塑料镜片或笔灯也可以作为床旁检查抑制固视的工具。如果眼球震颤确实不存在，急性前庭神经炎是不太可能的，头部脉冲试验可能产生误导信息。床旁检查眼球震颤简单直接，这些细节在诊断中是很重要的 [33]。表 4-2 列出了 AVS 患者的眼球震颤表现。两种眼球震颤表现提示卒中：①以垂直或扭转性眼球震颤为主；②以在不同的注视位置改变方向的水平眼球震颤为主。

眼偏斜试验是由于前庭通道重力感应的不平衡而导致的眼睛的垂直偏差 [34]。斜度偏差由

表 4-1　急性前庭综合征（AVS）患者各项体格检查对中枢病因的敏感性

体　征	敏感性 [a]	备　注
眼球震颤	50%～60%	详见表 4-2
倾斜偏差	25%	不是很敏感，但它对中枢病因有特异性，通常在脑干（表 4-2）
头部脉冲试验 [b]（见下文）	85%～90%	非常重要的是，这项测试只用于伴有眼球震颤 AVS 的患者。其他所有患者都会有"阴性"，这对卒中来说是"令人担忧的"
神经系统针对性检查	65%	除了明显的神经学.发现外，寻找那些容易被忽略的细微阳性体征也很重要
步态和（或）躯干共济失调	65%	这是对眩晕患者的必要测试。患者没有前四种症状仍可能无法独立地坐起来、站立和行走。除了明显的性格问题外，许多患者还会因为卒中而出现这种症状

头部脉冲试验：该动作测试前庭 - 眼反射（vestibulo-ocular reflex, VOR），站在患者面前，检查员把患者的头举在两边，并指导患者将注意力集中在检查员的鼻子上，保持头部和颈部的松弛。检查人员将患者的头部从中线向一侧轻轻移动 10°～15°；然后，手腕轻轻一转，头部迅速回到中心位置并固定（> 120°/s），同时检查员仔细观察眼睛。双侧应该分别进行几次测试。正常的反应（正常的 VOR）是患者的目光仍然锁定在检查者的鼻子上。出现矫正眼跳（眼睛随头移动，然后快速矫正回检查者的鼻子）是"阳性"结果（异常 VOR），通常表明有外周病变，常见于前庭神经炎。反常识的是，令人放心的是"阳性"测试，因为它提示前庭周围问题，而"阴性"测试则令人担忧（因为在 AVS 患者中，它提示卒中）
a. 在某些情况下，基于多项研究的汇集数据得出的近似数字
b. 对于伴有眼球震颤的 AVS 患者来说，前 3 个测试（HINTS）的联合敏感性接近 100%

"交替遮盖"试验引出（表 4-2）。正常反应是没有垂直校正，反应异常表明病变定位在脑干。

接下来，使用 HIT 测试来检查前庭 - 眼反射（vestibulo-ocular reflex, VOR）（表 4-1）。双侧纠正性眼跳消失提示 AVS 的病因在中枢。结果正常提示疾病危险，这似乎违反直觉。这就是为什么 HIT 只适合伴有眼球震颤的 AVS 患者。没有眼球震颤的患者（如伴有尿毒症或脱水的眩晕患者）HTI 结果可能是正常的。因此，它具有误导性。

因为 VOR 的回路不经过小脑，所以小脑卒中患者的 HIT 测试结果通常是正常（阴性）的 [35]。然而，由于它的回路经过侧脑桥，所以一些脑干卒中的患者结果异常（阳性），这些部位来自小脑前下动脉（anterior inferior cerebellar artery, AICA）供血，发生卒中则影响脑桥或迷路本身 [34]。床旁听力测试（HINTS 测试）有助于这些患者的诊断 [31]。传统观念认为听力损失同时存在眩晕病变来自外周迷路，现在认为是错误的。前庭功能合并听觉损失通常是卒中的征兆 [36]。迷路炎（第Ⅷ对脑神经两个组成部分的炎症）与 AICA 卒中的相对频率未知。

AVS 患者如果存在眼球震颤、歪斜偏差或双侧 HIT 试验阴性，应考虑存在卒中的可能。如果这 3 种测试都是阳性的，那么临床医师应该进行针对性的神经系统检查，以确定是否存在不等斜视、面部无力或感觉不对称、构音障碍 / 发声困难或肢体共济失调。延髓背外侧综合征（Wallenberg 综合征）值得特别关注。除了急性眩晕外，患者可能会主诉构音障碍、吞咽困难，或由于后组脑神经病变引起的声音嘶哑。他们可能患有霍纳综合征，只有在昏暗的光线下才会

表 4-2　急性前庭综合征患者的眼球震颤和倾斜偏差解释

结　果	意　义	备　注
无眼球震颤	正常表现	基本上排除了前庭神经炎，但可能是小脑卒中。罕见的 BPPV 患者会出现持续性眩晕，而不会在休息时出现眼球震颤
凝视后自发性水平眼球震颤[a]	不能鉴别中枢和外周病因	更常见于 AVS 的外周原因，但不是诊断性的
凝视诱发只向一个方向跳动的水平眼球震颤	不能鉴别中枢和外周病因	提示是 AVS 的外周原因，但不是诊断性的。注意，在神经炎中，通常有轻微的扭转成分
换向注视诱发水平眼球震颤	中枢原因	中枢原因，但也可能是良性的中枢原因（如急性酒精中毒或使用抗惊厥药物）
单纯性垂直性眼球震颤	中枢原因	通常见于中枢病变
扭转性眼球震颤	中枢原因	扭转眼球震颤是后半规管 BPPV 的预期表现，但这些患者并不存在 AVS，而是一种触发的发作性前庭综合征。神经炎通常有轻微的扭转成分
倾斜偏差[b]	通常阴性，阳性提示中枢病因	不是很敏感，阳性提示 AVS 的中枢原因

AVS . 急性前庭综合征；BPPV. 良性阵发性位置性眩晕

a. 眼球震颤几乎总是出现在前庭神经炎中（至少在最初数天），只在 50% 的小脑卒中患者中出现，其他脑干卒中也不尽相同。在诊断上重要的是眼球震颤的质量，而不仅仅是有或无。在仔细检查以排除眼球固定后，如果没有眼球震颤，基本上排除了急性前庭神经炎或"迷路炎"的诊断

b. 使用备用盖板测试来测试偏斜偏差。当患者的眼睛聚焦在一个目标（检查员的鼻子）上时，检查人员每隔 2~3s 交替遮盖然后揭开患者的每一只眼睛。对于检查者来说，重要的是只聚焦在一只眼睛上（哪一只眼睛无关紧要），以便看到当一只眼睛被遮盖时发生的小幅度垂直校正（一只眼睛将向上，另一只眼睛将向下，因此任何一只眼睛都将进行垂直校正，这就是为什么任何一只眼睛都可以被观察到）。水平眼校正对于倾斜偏差的识别没有意义

出现轻微的上睑下垂和不等斜视（健侧瞳孔完全扩张、双侧瞳孔大小不等）[37]。如果只测试浅触觉，可能会错过一侧面部痛温觉感觉减退的阳性发现（表 4-3）。

最后，如果这四项检查（眼球震颤、斜度偏差、HIT 和神经系统针对性检查）是可靠的，临床医师仍应检查步态。理想的情况是让患者自己独立行走，但是对于那些有严重恶心症状而不能行走的患者，可通过让患者双臂交叉坐直来测试躯干性共济失调。不能独立行走或坐立的患者出院是不安全的，他们更有可能的诊断是卒中（或其他中枢神经系统疾病），而不是前庭神经炎[38]。

虽然床边检查在 AVS 的早期诊断中优于脑成像，但卒中患者需要 CT 或 MR 血管造影来明确大血管闭塞或椎动脉夹层。对于那些有卒中临床征象且需要静脉溶栓的 AVS 患者，头部 CT 平扫足以排除颅内出血。对于 HINTS 试验和其他检查提示有卒中风险但不适合溶栓的患者，前 48h 内的 CT 和 MRI 均不能排除卒中。

急性后循环脑卒中患者的处理如下。

治疗一般应遵循急性卒中的其他指导原则。密切监测病情是重要的。应尽可能采用急性再灌注治疗。在出现神经系统症状 4.5h 内的患者推荐静脉溶栓。机械取栓术是治疗椎动脉或基底

表 4-3　表现为急性前庭综合征的后循环卒中需重点检查的组成部分

结　果	意　义	备　注
每只耳朵用手指摩擦测试听力	可能是中枢的，也可能是外周的	• 那种认为眩晕加听力下降几乎总是外周的传统理念是错误的 • 迷路或第Ⅷ神经根部的梗死（AICA 供血）也可以引起这种综合表现
眼球运动异常	如果有复视，应认为是由中枢病变引起	提示病变位于脑干（Ⅲ和Ⅳ对应中脑；Ⅳ和Ⅵ对应脑桥上部）
眼睑下垂	提示延髓外侧梗死	霍纳综合征的一部分
瞳孔大小不等	提示延髓外侧梗死	最好在黑暗的房间里检查，以突出瞳孔大小的差异。霍纳综合征的一部分
面部无力	提示内耳道或脑干病变	标准的第Ⅶ对脑神经检查
面部痛温觉减弱	提示延髓外侧梗死	浅触觉存在，所以必须检查痛温觉
声音嘶哑（听患者讲话发现）	提示延髓外侧梗死	在这种情况下，口服药物要谨慎
肢体共济失调（指鼻试验或跟膝胫试验异常）	提示小脑卒中	在眩晕患者中，应该进行这些检查，但在一些小脑卒中的患者中可能没有这些阳性发现
躯干共济失调	小脑或脑干卒中	测试患者在担架中无人协助的情况下保持坐姿的能力，而无须抓住护栏进行支撑
步态共济失调	小脑或脑干卒中	测试患者独立站立和行走的能力。神经炎患者可能有一些不稳定，但通常可以站立和行走，而许多卒中患者不能

AICA. 小脑前下动脉

动脉闭塞的一种有价值的选择；与原位血栓形成相比，栓塞闭塞后取栓的成功率更高[39]。如果患者病情恶化，必须鉴别原发性的持续性脑干缺血与继发性的脑干受压或脑积水。影像学检查有助于鉴别诊断。最好在有神经外科医师的神经重症病房中进行临床监测。

内科治疗：需要监测并维持体液和电解平衡，可以药物控制呕吐。起初可以使用前庭抑制药物和限制头部动作，但应尽快逐渐减少，一旦可行前庭康复应尽快开始。由于致残率低，单纯眩晕通常不被认为是溶栓的指征。应该通过降低风险因素和使用抗凝血药物来预防进展。

外科治疗：大面积的小脑梗死导致的亚急性水肿需要颅后窝减压和（或）脑室外引流以防止脑干受压。对于症状严重的椎动脉狭窄、锁骨下动脉盗血或旋转性椎动脉闭塞综合征的难治性患者，可以考虑放置支架或手术。个别情况下，颈动脉内膜剥脱术 / 支架植入术可以用于某些特定的患者，例如那些有血管解剖变异的患者，他们复发的风险较高（例如，颈动脉系统持续通过三叉神经动脉或舌下动脉直接和后循环沟通）[40]。

康复治疗：康复往往是必要的，在康复的头几个月大多数功能得到康复。前庭神经康复有助于减轻症状，改善患者功能。康复的目的是促进运动代偿中枢神经系统。

（四）自发性发作性前庭综合征

自发性发作性前庭综合征（spontaneous episodic vestibular syndrome，s-EVS）的特点是周期性的、发作性眩晕，持续时间为数秒到数天，大多数持续数分钟到数小时。如果患者就诊时仍有眩晕，应使用上一节所述的 AVS 方法。但多数患者在临床评估时无症状，在床边不能引起眩晕，检查结果正常；在这种情况下，诊断通常完全依赖于病史。

s-EVS 最常见的良性病因是前庭性偏头痛[41]。最常见的危险病因是后循环 TIA[42]。梅尼埃病也可表现为 s-EVS，但较少见[41]。其他原因包括反射性晕厥（如血管迷走性）和惊恐发作[43]。s-EVS 的罕见危险原因包括心血管疾病（心律失常、不稳定心绞痛、肺栓塞）、内分泌疾病（低血糖、神经内分泌性肿瘤）和中毒性疾病（间歇性一氧化碳暴露）。

前庭性偏头痛的表现是可变的[44]（表 4-4）。持续时间为数秒到数天。如有眼球震颤，可为周围型、中心型或混合型。头痛通常在发作时消失，可在眩晕之前、期间或之后出现，患者表达可能与"典型"的偏头痛不同。恶心、呕吐、畏光、畏声和视觉过敏可能伴随前庭性偏头痛，但这些症状较为少见。有时会出现类似于 Meniere 病的听力丧失或耳鸣。由于缺乏病理征象或生物标记物，诊断完全依赖临床[41]。

表 4-4　前庭性偏头痛诊断标准

- 至少出现 5 次前庭症状（自发性、位置性或视觉性眩晕、头部运动引起的眩晕和恶心），中重度，持续 5min～72h
- 存在偏头痛或有或无先兆偏头痛病史
- 至少 50% 的前庭发作有一个或多个偏头痛特征
  - 头痛，至少有以下特征中的 2 个：单侧、搏动性、中重度疼痛或因一般体力活动而加重
  - 畏光或畏声
  - 视觉先兆
- 其他原因解释不了

梅尼埃病典型表现为眩晕合并单侧耳鸣和（或）耳胀，以及可逆性感觉神经性耳聋的三联征。发作通常持续数分钟到数小时。只有 1/4 的患者最初表现出完整的三联征[45]，而非旋转性眩晕是常见的[46]。通常情况下，患者会出现异位性水平眼球震颤，随后出现对位性麻痹性眼球震颤。怀疑有梅尼埃病的患者应转诊给耳鼻喉科医师。TIA 也可影响听力，注意不要漏诊。

反射性（或神经心源性）晕厥包括血管迷走神经性晕厥、颈动脉窦过敏综合征和情景性晕厥（如排尿、排便、咳嗽[47]）。晕厥前期（即没有意识丧失）较完全晕厥多见[48]。眩晕是最常见的晕厥前期症状，它可能是任何类型的，包括晕头转向。诊断基于临床病史，排除类似的危险事件（尤其是心律失常），并可通过规范的仰卧倾斜试验来验证[49]。

由惊恐发作（伴或不伴换气过度）引起的发作性眩晕起病迅速，在 10min 内达到高峰，根据定义，至少伴有其他 3 种症状[50]。虽然可能存在情境诱发因素（如幽闭恐惧症），但发作往往没有明显的原因，30% 的病例没有典型症状。由颞叶癫痫引起的发作性恐慌通常只持续数秒，

通常表现为精神状态改变[43]。低血糖、心律失常、嗜铬细胞瘤和基底动脉 TIA 发作表现也类似于惊恐发作。

s-EVS 主要的危险病因为 TIA[51]。传统上，孤立的眩晕并不被认为是 TIA 的症状，但流行病学证据表明，孤立的自发性眩晕发作是椎基底动脉系统 TIA 发作中最常见的症状[42]。尽管 TIA 可以持续数秒到数小时，但在一项前瞻性研究中，观察到持续数分钟的 TIA 发生眩晕的风险最高[52]。

局灶性神经症状和头颈部疼痛与卒中和短暂性脑缺血发作有关。在被诊断为脑血管疾病的 27 例患者中，DWI 敏感度仅为 58%，可能是因为这些有短暂症状的患者要么病变较小，要么缺血而没有梗死[52]。应用灌注加权磁共振（MR-PWI）能够使确诊的患者比例增加近 1 倍。然而，尽管对这些患者进行了深入的调查，56% 的患者仍不能明确病因[52]。

引起头晕或眩晕的 TIA 很容易被忽略。在一项针对椎基底动脉卒中前存在短暂眩晕的人群研究中，10 名就诊者中最初有 9 名被漏诊[42]。眩晕是基底动脉闭塞的常见症状，是椎动脉闭塞最常见的症状，常见于年轻患者，类似偏头痛，很容易被误诊[13]。5% 的 TIA 患者在 48h 内进展为卒中，因此及时的诊断和治疗是至关重要的[53]。

s-EVS 患者也应考虑到心律失常的可能，特别是当真性晕厥发生时[54]。虽然某些临床特征可能会增加或减少心脏原因的可能性[47]，但通常某些辅助检查是必要的（如动态心脏记录），以用来确认最终诊断[49]。

（五）诱发性发作性前庭综合征

诱发性发作性前庭综合征（triggered episodic vestibular syndrome，t-EVS）患者在潜在的诱因下眩晕发作时间短暂，持续数秒到数分钟。往往存在一个"专有"的触发因素，即持续引起眩晕的特定活动或动作，以头部位置或身体姿势的改变最为常见。恶心和呕吐的患者可能高估发作持续时间。再次，临床医师必须注意鉴别眩晕加重（基线时的眩晕加重）和诱发眩晕（基线时不存在，而后出现新眩晕）的区别。t-EVS 最常见的病因是 BPPV 和直立性低血压。危险的原因包括发作类似于 BPPV 的中枢神经系统病变和严重的直立性低血压。根据定义，医师应该能够在床边重现眩晕。

BPPV 是最常见的导致前庭眩晕的原因（终生患病率为 2%[55]），它是由前庭迷路的半规管中的一个或多个可移动的耳石晶体碎片引起的。典型的症状是反复的、短暂的，持续不到 1min 的旋转性眩晕发作，虽然非旋转性眩晕也很常见。借助特异的半规管位置测试动作重现症状并识别半规管特异的眼球震颤可以明确诊断。

虽然 BPPV 很容易诊断和治疗，但它不是急诊事件。而 BPPV 发作类似于中枢阵发性位置性眩晕（central paroxysmal positional vertigo，CPPV），颅后窝病变包括肿瘤、梗死、出血、脱髓鞘可能是其主要原因。BPPV 眼球震颤通常存在潜伏期，延迟数秒钟后开始，强度迅速达到峰值，然后在头部静止时迅速衰减。相反，CPPV 可以立即出现，也可以延迟出现，也可以衰退或持续，也可以在测试期间改变方向，也可以不改变方向[44, 56]（表 4-5）。

表 4-5　触发性发作性前庭综合征患者的中枢性阵发性位置性眩晕（CPPV）线索

• 出现 BPPV 患者没有的症状或体征
  – 头痛
  – 复视
  – 脑神经或小脑功能异常
• 体位检查中不典型的眼球震颤特征或症状
  – 向下跳动的眼球震颤[a]
  – 瞬间发生的眼球震颤，持续时间 > 90s，或不出现渐强 - 渐弱模式
  – 伴有轻度或不伴有眩晕或头晕的显著眼球震颤
• 对治疗反应差
  – 体位变化时反复呕吐
  – 无法用根管特异性复位手法治愈患者（改良的 Epley 或类似手法适用于后路 BPPV，Lempert 滚动手法适用于水平根管 BPPV）
  – 反复出现症状

BPPV. 良性阵发性位置性眩晕
a. BPPV 可观察到向下搏动的眼球震颤，但这并不常见，通常见于中枢性结构病变

    24% 的急性晕厥发作由直立性低血压引起。经典症状是起床时头晕或晕厥，眩晕是常见的[9]。由于 58% 的 BPPV 患者存在眩晕[55]，它可以类似于直立性低血压的姿势性眩晕，在老年人[10]中经常未被诊断。直立性低血压可能是偶然的，特别是在老年患者服用降压药后[57]。某些位置触发，如在床上翻身，在 BPPV 中很常见，但不应发生直立性低血压。直立性眩晕，无全身性直立性低血压，有血流动力学改变引发 TIA 所致的报道（由血管狭窄所致低流量）[58]，也有由低颅压患者发作引起的报道[59]。

三、突发性感觉神经性耳聋

    突发性感觉神经性耳聋（sudden sensorineural hearing loss，SSNHL）是一种急性、原因不明的听力损失，几乎都是单侧的，持续数天。大多数病例为特发性，年发病率为 2/10 万～20/10 万，好发于中年人[60]。年龄较大、饮食中新鲜蔬菜含量低、叶酸含量低、慢性中耳炎以及代谢综合征患者可能面临更高的风险。表 4-6 列出了几种已知的 SSNHL 病因。

    大多数患者在醒来后出现听力丧失，但往往意识不到他们已经丧失了听力。相反，患者可能会表达有耳闷堵感，增加了最初误诊的风险。超过 90% 的患者还出现耳鸣，加重了患者的心理负担[60]。有些人有眩晕、耳痛和感觉异常，但没有颈部疼痛。

    病史采集应包括外伤史、耳痛或耳分泌物、发热或神经症状、头痛、复视及类似症状史。如果听力丧失随时间波动，应考虑梅尼埃病。

表 4-6　突发性感觉神经性耳聋（SSNHL）的可识别原因

感染性	• 细菌性脑膜炎 • 隐球菌脑膜炎 • 莱姆病 • HIV • 疱疹病毒 • 流行性腮腺炎 • 支原体感染 • 耳吸虫病 • 拉沙热 • 弓形虫病	药物中毒性	• 氨基糖苷类 • 化疗药物 • 非甾体抗炎药 • 水杨酸类
		创伤性	• 内耳震荡 • 医源性创伤或手术 • Perilymphatic 瘘 • 颞骨骨折 • 气压伤
神经源性	• 偏头痛 • 多发性硬化 • 脑桥缺血	自身免疫性	• 自身免疫性内耳疾病 • 系统性红斑狼疮 • 白塞病 • Cogan 综合征
血管源性	• 心血管搭桥 • 镰状细胞疾病 • 脑血管意外 / 卒中	耳源性	• 波动性听力丧失 • 梅尼埃病 • 耳硬化症 • 前庭导水管扩大 • 遗传性或先天性听力丧失
功能性	• 转换障碍 • 诈病		
肿瘤	• 前庭神经鞘瘤 • 骨髓瘤 • 脑膜瘤、岩尖转移瘤	代谢性	• 糖尿病 • 甲状腺功能减退症 • 甲状腺毒症

改编自 Kuhn et al. [63]

体格检查应包括全耳镜检查，检查期间应清除耳垢。无须格外关注外耳道和鼓膜。经典的韦伯和林纳试验可以帮助区分感觉神经性耳聋和传导性耳聋。应进行全面的神经系统检查包括有无复视、眼球震颤、面部无力、肢体不协调、共济失调和对侧痛温觉减退，以排除同侧霍纳综合征。莱姆病流行地区应该检查莱姆病滴度。密切随访期间应行增强 MRI 以完整地评估听力。

（一）治疗

糖皮质激素是常用的一线治疗，可口服或经腔内局部给药（通常用于口服治疗失败或不良反应比较严重者）。口服糖皮质激素的益处尚不清楚，但可能对听力严重受损的人更有益 [61]。建议在发病 2 周内开始治疗，使用泼尼松 1mg/(kg·d)（＜ 60mg），疗程 10～14 天 [60]。如果认为由单纯疱疹病毒 1 型（Herpes simplex virus type 1，HSV-1）所致，可以应用抗病毒药物。然而，缺乏循证医学证据表明抗病毒治疗是有帮助的，其使用仍有争议。如果添加抗病毒药物，可以使用缬昔洛韦 1g，每日 3 次或泛昔洛韦 500mg，每日 3 次。

（二）预后

2/3 的特发性 SSNHL 患者将恢复部分功能。低频听力损失患者更有可能完全康复，但所有频率的听力重度损失患者，预后都很差。大多数患者在 10 天内好转，几乎所有患者在出现症状后 3 个月内好转。

四、结论

眩晕、头晕和步态不稳是许多疾病的常见症状，包括耳科、神经系统和全身疾病。诊断可能很困难。认识错误、资源过度利用和误诊是常见的。有明确的发病时机、诱发因素，并结合重点的体格检查，比早期神经成像（即便是磁共振）更准确，对诊断更有提示意义。突发性感觉神经性耳聋需要仔细的体格检查，以排除中枢疾病以便于早期治疗，必要时转诊至耳鼻喉科。

要点总结
- 后循环缺血性卒中在急性缺血性脑卒中所占比例为 20%。
- 后循环卒中更容易被误诊。
- 理解神经系统解剖对于充分理解后循环症状以及脑和血管成像是至关重要的。
- 大多数后循环卒中或 TIA 患者在检查时会有相关症状和局灶性神经症状。然而，眩晕可能是后循环缺血的唯一表现。
- 颅脑成像在后循环缺血性卒中的早期诊断中局限性明显。事实上，在剧烈眩晕的患者中，鉴别急性缺血与周围前庭功能紊乱，早期体格检查可能比 MRI 更敏感。
- 突发性感觉神经性耳聋需要仔细的体格检查，以便早期治疗，必要时及时专科转诊。

神经眼科手术和紧急情况

Neuro–ophthalmologic Urgencies and Emergencies

第 5 章

Devon A. Cohen   John J. Chen   著

葛歆瞳   江荣才   译

周　伟   校

一、视力下降

诊断要点

- 对于视力丧失的患者，评估其患病时间和与之相关的症状在确定疾病的紧迫性时非常重要。

- 疼痛是急性视力下降的危险预兆，垂体瘤卒中、毛霉菌病和巨细胞动脉炎是主要原因。

- 任何 50 岁以上患者的视力下降并伴有全身症状的均应怀疑巨细胞动脉炎，除非有其他证据可以除外该疾病。

- 相对性传入瞳孔阻滞（RAPD）检查是神经眼科最重要的检查技术之一，因为一旦检测结果阳性，则表明存在单侧或不对称的双侧视神经 / 视网膜疾病。

- 患有急性视网膜中央或分支动脉阻塞的患者需紧急检查以明确栓塞原因，特别是要进行颈动脉疾病的影像学检查。

治疗重点

- 患有急性视力下降的巨细胞动脉炎患者，需要立即应用皮质类固醇治疗（甚至在病理检查明确诊断前即开始治疗）。

- 对于急性视网膜中央或分支动脉阻塞的患者，静脉内或选择性动脉内溶栓治疗的价值尚不明确。

- 垂体瘤卒中可能需要紧急手术减压，并使用应激剂量的皮质类固醇治疗。

预后概览

- 如不及时治疗，巨细胞动脉炎可导致永久性视力丧失。
- 患有急性中央或分支视网膜动脉阻塞的患者短期内发生脑梗死的风险大大增加。
- 一般来说，垂体瘤卒中幸存者的视力可逐渐恢复。

（一）概述

视力下降是急诊科最常见的神经眼科症状。一些简单常用的问诊和体格检查技巧能够对接下来的诊疗工作有所帮助。

首先是定位诊断。病史对于定位诊断具有重要意义，确定视力下降是单眼还是双眼十分重要，这有助于确定病变定位在视交叉之前还是之后。单眼视力下降提示单侧眼或视神经疾病；视野检查将进一步完善定位诊断。颞侧偏盲提示视交叉病变；同向偏盲提示累及视交叉后的病变，包括视神经束、视辐射或枕叶。

中心视力下降可能是原发性眼科疾病，其病因多种多样，其中一些累及视神经，包括视网膜或视神经疾病；而另一些可能是屈光不正、白内障等预后较好的疾病。用摆动手电筒检测到相对性传入性瞳孔阻滞（RAPD），提示单侧或不对称的双侧视神经或视网膜疾病。其表现为受累眼受到直接光照时瞳孔扩张，而对侧眼受到光照时瞳孔收缩。其他导致视力下降的原因包括白内障、弱视、屈光不正或屈光间质混浊等，双侧对称性视网膜或视神经病变均不会引起 RAPD。

其他检查技术和病史记录可以辅助我们定位诊断。针孔视力的提高表明视力的丧失是由于屈光不正引起的，可以用眼镜矫正。强光照射每只眼睛 10s 后视敏度恢复延迟（光压力测试）提示视网膜病变。视物变形或大小改变均提示黄斑疾病，如视网膜前膜或黄斑变性。

发病时间和与之相关的症状对于评估视力下降患者的紧迫性很重要。当患者出现疼痛和急性视力下降时，必须进行紧急评估。

（二）巨细胞动脉炎引起的动脉炎性前部缺血性视神经病变

50 岁以上视力下降并伴有全身症状的患者均应怀疑巨细胞动脉炎（GCA）。其全身症状通常为头痛、头皮压痛和下颌跛行，但也可能包括体重减轻、食欲不振、不适和肌痛。根据明尼苏达州奥尔姆斯特德县的一项人口研究，50 岁以上的人群 GCA 的平均年发病率为 17.8/10 万[1]。8%～20% 的 GCA 患者会出现严重的不可逆性视力下降，并发生神经眼科急症[2]。动脉炎性前部缺血性视神经病变（AAION）是 90% 的视力下降的原因，其他原因如后部缺血性视神经病变和视网膜中央动脉阻塞也是导致 GCA 患者视力下降的原因[2]。AAION 往往表现为苍白的视盘水肿，通常会导致严重的视力下降，大多数患者的视力为 20/400 或更低（图 5-1）。值得注意的是，多达 20% 的 GCA 导致视力下降的患者可能患有"隐匿性"GCA，而没有明显的全身症状[2]。

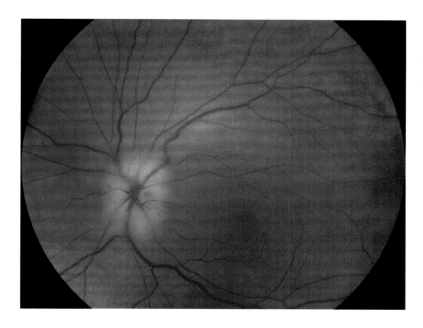

◀ 图 5–1　巨细胞动脉炎性前部缺血性视神经病变引起苍白的视盘水肿

视力下降是最常见的 GCA 的眼科症状，其他可能的症状包括出现复视，较少见的症状包括眼痛、双侧瞳孔不等大和脑神经病变引起的上睑下垂。部分患者甚至出现卒中症状，约 3% 的 GCA 患者伴有脑血管事件。

实验室检查应包括 CBC、ESR 和 CRP，CRP 比 ESR 更敏感 [3]。患者的血小板计数通常也会增加。如果高度怀疑 GCA，则不必等待颞动脉活检，应立即使用类固醇激素。

视力下降的患者应接受大剂量的静脉类固醇治疗（甲泼尼龙 1g/d，持续 3～5 天）。类固醇治疗一般不会逆转已经存在的视力下降，但对于防治进一步视力恶化或双眼受累是必须。通常需要根据症状和炎症标志物的变化，在 6～12 个月逐渐减少口服波尼松的量。最近类固醇激素保护药获得了关注，2017 年 FDA 批准了 Tocilizumab（针对白介素 –6 受体的人源化单克隆抗体）作为 GCA 的特殊适应证（该类药物在没有类固醇的情况下不能使用）。

（三）视网膜动脉阻塞和卒中

视网膜中央动脉（CRAO）或分支动脉（BRAO）阻塞的患者表现为突发的单眼无痛性视力下降。患者可能主诉既往黑矇，并伴有 5～15min 的短暂视力丧失，典型的被描述为眼前阴影。CRAO 患者典型临床表现为严重的视力下降，眼底表现视网膜灰白色伴黄斑区樱桃红斑（图 5–2，白箭所指为钙化斑块）。根据视网膜缺血的程度，BRAO 会导致视野盲点或象限性视野缺损。CRAO 和 BRAO 都可表现为节段性和棉絮斑。CRAO 或 BRAO 的出现是一种神经眼科急症，因为大多数病例都是由栓塞引起的。最近的研究表明，多达 5% 的患者在视网膜动脉阻塞后一个月内有症状性脑梗死症状，而 20%～25% 的患者是在 MRI 上无梗死症状表现。因此，患有急性 BRAO 或 CRAO 的患者需要紧急检查以明确栓塞来源，应首先排除最可能的颈动脉斑块。静

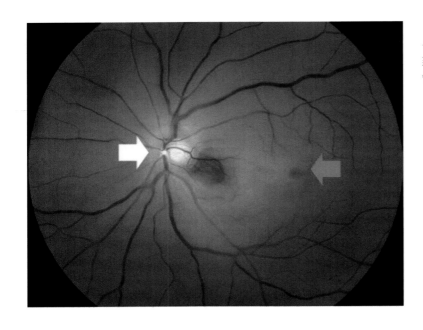

◀ 图 5-2 视网膜中央动脉阻塞导致视网膜变白，并出现樱桃红斑（红箭）。可见钙化斑块（白箭）

脉溶栓或选择性动脉内溶栓治疗 CRAO 的价值目前尚不明确。

同侧视野缺损提示视交叉后病变。然而，患者可能仅主诉单侧视野缺损，因为他们认为自身只是由于受累眼的暂时缺损而丧失了视力。因此，双眼对比分析对区分单侧和双侧视野缺损很有帮助。急性同侧象限性视野缺损或者偏盲可能提示后循环卒中。孤立的同侧偏盲提示大脑后动脉闭塞导致的枕叶卒中，而影响顶叶和颞叶的卒中常常伴有神经系统症状。在这些病例中，评估应包括颈动脉成像、动态心电图和经食管超声心动图。鉴别诊断包括出血、肿瘤、脱髓鞘和感染性疾病，上述病变均能在脑 MRI 上观察到。偏头痛的视觉先兆往往是引起闪烁性暗点，逐渐发作，持续时间长达 15～60min，这一症状有助于该疾病与卒中或短暂性脑缺血发作（以突然发作并缺乏阳性视觉征象为特征）相鉴别。

（四）垂体瘤卒中

垂体瘤卒中的典型表现为急性发作性头痛，常伴有突然的视力下降或复视。对于急诊科就诊的伴有霹雳性头痛的患者，这是重要的诊断依据。鉴别诊断包括蛛网膜下腔出血和可逆性脑血管收缩综合征。垂体瘤卒中是由于肿瘤的梗死或出血引起垂体突然肿大而发生的（或在分娩过程中或产后低血容量性休克引起垂体缺血性坏死，即 Sheehan 综合征）。多达 1/3 的患者可能具有诱发因素，例如使用抗凝血药、多巴胺能药物，恶性高血压或低血压。视交叉病变最常见的表现为双颞侧视野缺损或出现潜在的交界性暗点，以及在海绵窦受累时出现眼肌麻痹。鉴于 CT 扫描对诊断该病的敏感性较差，如果怀疑垂体瘤卒中，应进行脑 MRI 检查。该疾病可能是致命的，急性处理包括使用大剂量皮质类固醇激素和对蝶鞍区进行减压手术。眼科并发症包括视力下降和复视，随着时间的推移患者的视力会有所改善[4]。

（五）毛霉菌病

毛霉菌病是一种侵袭性真菌感染，可表现为眶尖综合征，即亚急性视力下降和眼肌麻痹。伴有发热、眶周肿胀、面部疼痛及鼻窦炎（图 5-3）。侵及鼻黏膜的致病性黑痂的发生率很低，仅在约 20% 的患者中可见[5]。毛霉菌病通常见于糖尿病和免疫功能低下的患者。如果临床高度怀疑该诊断，即使神经影像学检查未发现骨侵蚀或窦外扩张，也应进行鼻旁窦活检，并进行经验性抗真菌治疗。清创手术是必需的，球后注射两性霉素 B 也具有一定的治疗效果。早期诊断和积极治疗很有必要，因为毛霉菌病引起的侵袭性真菌性鼻窦炎的死亡率高达 30%。

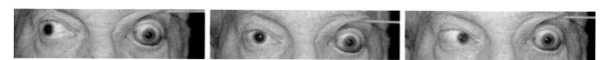

▲ 图 5-3　严重的左眼球突出症和毛霉菌病引起的眶尖综合征导致的完全性眼肌麻痹，该患者左眼无光感

（六）中毒性视神经病变

双侧视力下降的鉴别诊断应包括中毒性视神经病变。除甲醇中毒外，中毒性视神经病变的典型表现为进行性和非急性。甲醇是一种视神经毒素，在潜在的代谢性酸中毒时，会引起突发性视力下降并伴有视盘水肿。患者通常在摄入甲醇 18～48h 内发生双侧视物模糊（可能很短暂）。患者通常会出现恶心、呕吐、头痛、腹痛等全身症状，最终可能进入昏迷状态。治疗上应紧急静脉输注乙醇或进行透析，以干扰甲醇的代谢。该病患者视力恢复通常很差。当患者出现这些毒性反应时，如果没有合适的治疗方案，应告知患者控制毒物的摄入。

（七）非紧急鉴别诊断

较不紧急的视力下降原因包括特发性颅内高压、营养性和其他视神经毒性疾病、视神经炎等。上述疾病都需要限期检查，但不需要立即进行干预。

二、视盘水肿

（一）概述

视盘水肿是颅内压升高引起的视盘肿胀。该病患者通常具有颅内压升高的症状，包括头痛、短暂的视物模糊和与脉搏同步的耳鸣等，且可能因第Ⅵ对脑神经麻痹而出现复视。如果是急性的颅内压升高，通常伴有恶心和呕吐。与其他视盘水肿相关的视神经病变（如缺血性视神经病变）不同，颅高压引起的视盘水肿患者通常会出现双侧视盘水肿同时保留中心视力，而缺血性视神经病变通常会损伤中心视力。

继发于急性蛛网膜下腔出血或脑实质出血的突发颅内压升高可引起急性发作性视盘水肿，通常发生在颅内压升高后 1～5 天。视盘水肿可伴有视盘周围网膜出血和神经纤维层缺血引起的棉絮斑。静脉搏动会因视盘水肿压迫视网膜中央静脉而消失，导致视网膜静脉充盈迂曲。严重的视盘肿胀会导致视网膜下液扩散至黄斑，从而导致视力下降和视物变形，患者还可能出现视网膜或脉络膜褶皱。

视盘水肿常引起生理盲点扩大，也可导致视野缺损，其中最常见的是鼻下方视野缺损。如果不及时治疗，严重或持续的视盘水肿会导致明显的视野缺损甚至失明。

急诊科最常见的视盘水肿的病因包括脑积水、静脉窦血栓形成、脑膜炎、颅内出血及特发性颅内高压。病史和神经学查体有助于与恶性高血压加以鉴别，明确病因。

（二）颅内高压

颅内高压既可以是慢性的，如特发性颅内高压（假性脑瘤），也可以是急性的。该病通常继发于脑肿瘤、阻塞性脑积水、脑外伤、颅内出血或静脉窦血栓形成（图 5-4）。头部 CT 扫描可能显示小脑室及脑沟、脑池消失。头 MRI 和 MR 静脉造影能提供更多病变细节，并有助于除外颅内压升高的其他原因。有局灶性神经功能障碍并伴有脑膜炎和（或）发热症状的患者应接受脑膜炎、脑炎和脑脓肿的相关治疗。由于视盘水肿提示颅内压升高，因此应在腰穿前进行影像学检查，以降低医源性脑疝的风险。

如果患者有脑疝的危险，可通过抬高床头，同时静脉输注 20% 甘露醇（1～1.5g/kg），以及过度换气（PCO_2 为 26～30mmHg）降低颅内压治疗。对于严重病例，应考虑进行紧急神经外科减压手术。

（三）高血压性视神经病变和视网膜病变

恶性高血压患者可出现视盘水肿，常伴有视网膜出血、渗出、棉絮斑和小动脉狭窄（图 5-5）[3]。恶性高血压引起的视盘水肿与视盘水肿表现相似，因此双侧视盘水肿的患者应与进行性恶性高血压相鉴别。血压突然或极度升高会导致大脑血管的自主调节中断，从而导致血管通透性增加和血管源性脑水肿。视盘水肿一般不会单独发生，患者通常表现为头痛和（或）意识模糊。如果恶性高血压未得到有效治疗，除了对其他器官造成严重损害外，还可能导致癫痫发作、局灶性神经功能障碍，甚至引起昏迷。

降血压治疗是必不可少的，但应严格避免使血压突然下降，因为这可能导致视神经、大脑、心肌、肾脏和其他器官出现严重的局部缺血。对于存在脑病、心脏局部缺血、肺水肿或肾功能不全的患者，在 ICU 监护下于 1～2 天内稳定降压是最理想的[3]。

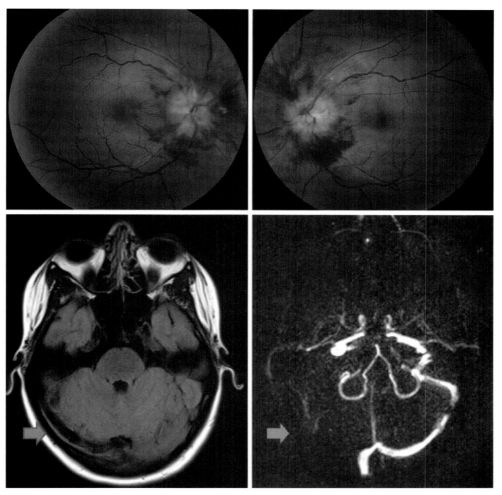

▲ 图 5-4　海绵窦血栓形成引起的严重双侧视盘水肿。**MRI** 显示右侧横窦信号差（蓝箭）。**MRV** 证实右侧横窦血流不足，提示海绵窦血栓形成（红箭）

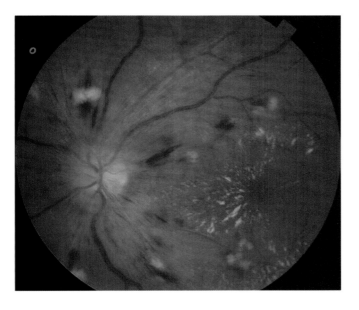

◀ 图 5-5　恶性高血压导致的视盘水肿、视网膜出血、棉絮斑和硬性渗出

（四）非紧急鉴别诊断

1. 慢性视盘水肿

慢性视盘水肿常由特发性颅内高压引起，但需要排除肿块等其他病因。其发病速度和严重程度将指导评估疾病的紧急性。虽然大多数特发性颅内高压病例可在门诊进行诊断，但极少数暴发性特发性颅内高压可导致患者迅速失明，并需要进行急诊手术干预，如视神经鞘膜开窗或脑室腹腔分流术。

2. 假性视盘水肿

假性视盘水肿的症状与视盘水肿相似，其表现为无水肿的隆起性视神经病变。病史和体格检查通常足以鉴别这两种疾病，但有些病例需要辅助眼科检查。假性视盘水肿常由视盘玻璃疣或先天性异常（如视盘倾斜或远视性拥挤视盘）引起，通常需要眼科医师或神经眼科医师来进行诊断。假性视盘水肿的特征包括中央视杯缺失、视网膜血管异常分支及保留有静脉搏动。

诊断要点

- 视盘水肿通常会引起生理盲点扩大，并可能导致视野缺损，其中鼻下部视野缺损最常见。
- 视盘水肿伴有严重急性发作性头痛和局灶性神经功能缺陷的患者，需要立即进行 CT 扫描以除外颅内出血。
- 急诊常见的视盘水肿的病因包括脑积水、静脉血栓形成、脑膜炎、颅内出血和特发性颅内高压。
- 恶性高血压引起的视盘水肿需要与视盘水肿相鉴别，尤其是双侧视盘水肿的患者。

治疗重点

- 对于患有高血压脑病的视盘水肿的患者，应立即开始降压治疗，但应循序渐进，避免诱发缺血。
- 由颅高压引起的急性视盘水肿与颅内病变有关。它是一种急症，需要立即干预，包括短暂的过度通气、使用渗透药。在某些情况下，需要选择手术治疗。

预后概览

- 预后取决于视盘水肿的根本原因。
- 如果不及时治疗，严重或持续的视盘水肿会导致严重的视野缺损甚至失明。

三、瞳孔大小不等

诊断要点与治疗重点

- 瞳孔固定且散大提示脑疝可能，该病属于外科急症。
- 对于清醒患者，固定或对光反应较弱的瞳孔一般不是脑疝引起的，而可能由颅内动脉瘤扩大造成的局部压迫所致。该病属于外科急症。
- 霍纳综合征引起的瞳孔大小不等在昏暗的光线下更加突出。

预后概览

- 霍纳综合征可能由颈动脉夹层或髓质卒中引起，因此与脑缺血风险增加相关。

（一）概述

获得详细的病史是评价瞳孔不等大（即瞳孔不对称）的基础。尤其重要的是视敏度和判断哪个瞳孔异常（瞳孔缩小还是瞳孔散大），瞳孔不等大的致病因素常导致其他体征或症状，这使得该病的诊断并不难。如霍纳综合征（瞳孔小的一侧轻度上睑下垂）或第Ⅲ对脑神经麻痹（瞳孔大的一侧伴有上睑下垂和同侧眼肌麻痹）等。因此，在接诊该病患者时，必须仔细评估眼睑和眼球运动性，因为孤立的瞳孔不等大很少有神经危害。

应该通过评估瞳孔对光反应来确定哪一侧是异常瞳孔。病理上较大的瞳孔对光刺激的反应性降低。通过打开和关闭室内照明灯来评估瞳孔不对称性可以辅助诊断，亮光下瞳孔的不对称性增大提示较大的瞳孔是异常的，这是由于大瞳孔相对于正常瞳孔的收缩性差；而暗光下的不对称性增大则提示较小的瞳孔是异常的，因为小瞳孔相对于正常瞳孔在黑暗中的扩张性差。

（二）霍纳综合征

霍纳综合征引起的眼交感神经系统紊乱会导致同侧瞳孔缩小、上睑下垂，有时甚至出现无汗症（图 5-6）。由于存在较小的瞳孔眼交感神经受损，因此在昏暗的情况下，瞳孔不等大会更加突出。值得注意的是，霍纳综合征导致的小瞳孔通常会在视近和直接光刺激时正常收缩。

急性霍纳综合征属于神经系统急症，特别是与同侧颈部或面部疼痛或其他脑干卒中症状相关时，因为这可能由颈动脉或椎动脉夹层引起。评估伴随的体征和症状能帮助确定霍纳综合征的潜在病因。

1. 颈动脉夹层：节后霍纳综合征

霹雳性头痛的鉴别诊断包括颈动脉夹层，通常始于同侧颈部疼痛或头痛。超过 50% 的患者会出现部分霍纳综合征，表现为上睑下垂和肌肉萎缩症，但不伴有无汗症（神经节后，三

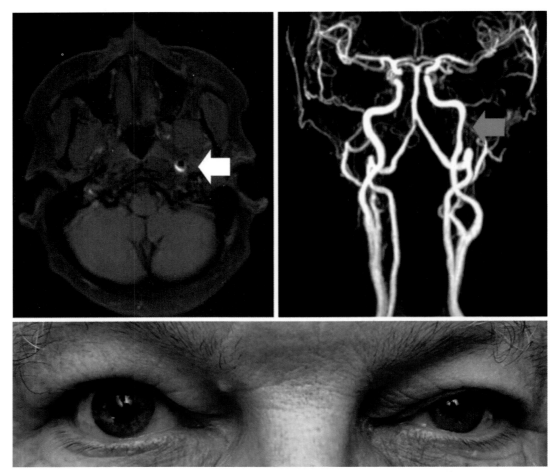

▲ 图 5-6　颈动脉夹层引起左侧霍纳综合征。**MRI** 轴位显示左颈内动脉夹层伴典型新月征（白箭），**MRA** 显示左侧颈内动脉狭窄（红箭）。患者有典型的同侧上睑下垂和霍纳综合征的瞳孔缩小表现

阶神经元病变）。有时疼痛可能是轻微的，所以对任何霍纳综合征都应鉴别颈动脉夹层。患者较少因视网膜中央动脉阻塞或动眼神经麻痹而出现单眼视力下降。颈动脉夹层的神经眼科表现是一个警告信号，即提示在接下来的 1 周中可发生半球性卒中[6]。急性疼痛性霍纳综合征患者需要紧急行神经影像学检查以除外颈动脉夹层，这是年轻患者发生脑卒中的一个重要原因[7]。对 MRI /MRA 或 CTA 的偏好因医疗机构而异[8]。发现有夹层的患者需要立即进行抗凝和（或）抗血小板治疗，以避免发生脑卒中。目前尚无足够的证据支持抗凝治疗优于抗血小板治疗[9]。

2. 延髓髓质梗死：中央霍纳综合征

至少 3/4 的外侧延髓梗死患者有同侧霍纳综合征的表现，这是经典的 Wallenberg 综合征的一部分。伴有延髓髓质梗死的患者还可能出现同侧角膜和面部麻醉、同侧步态共济失调、对侧半身麻痹、眩晕、恶心、呕吐、吞咽困难和构音障碍。此外，还可能具有动眼异常，包括斜视、扭转或水平眼球震颤、眼侧撕脱（眼睛向病变侧偏斜的倾向）。

（三）第 Ⅲ 对脑神经压迫

当临床医师接诊一个瞳孔固定且散大的患者时，首先要考虑小脑幕切迹疝。该类患者常表现有瞳孔散大及严重的神经功能障碍，如昏迷。因此，如果患者的瞳孔较大且不伴有最低限度的对光反应迟钝，不考虑小脑幕切迹疝，而应考虑更常见的孤立性瞳孔散大的相关疾病，如瞳孔强直和药物性瞳孔散大。

然而，扩大的动脉瘤（通常为后交通动脉瘤）对第 Ⅲ 对脑神经的压迫，也可能导致急性瞳孔扩张。这些患者可能保持了警觉性水平，也保持了眼部运动功能，因为压迫可能影响覆盖在第 Ⅲ 对脑神经上的副交感神经（瞳孔收缩）纤维，而不影响运动纤维控制眼球运动的功能。

（四）非紧急鉴别诊断

1. 生理性瞳孔不等大

瞳孔不等大的鉴别诊断应包括生理性的瞳孔大小不等，这是正常的瞳孔不对称现象，约在 20% 的正常人群中看到。当患者有其他视觉症状（如眼痛、眼眶后部痛）时，可能会首先注意到瞳孔不对称。对于这些患者，旧照片可以帮助医师发现长期的、不明显的瞳孔不对称。测试对光反应时，患者通常在明暗情况下具有相同程度的不对称性（在黑暗中更为明显）。此时，可能需要进行进一步的检查以除外霍纳综合征。

2. 药物暴露

这种情况通常是由于不慎接触了散瞳药物，如东莨菪碱贴剂、异丙托品吸入剂或肾上腺素能类药物等引起。

3. 埃迪瞳孔

埃迪瞳孔是由支配瞳孔的副交感神经纤维的节后紊乱引起的。通常无症状，但会引起畏光或调节障碍，使受累眼睛难以阅读。埃迪瞳孔在女性中更常见，且通常是特发性的。当它与反应性贫血同时发生时，被称为 Holmes–Adie 综合征。

四、复视／眼球运动障碍

诊断要点

- 评估复视的第一步是确定它是单眼还是双眼，单眼复视是眼部疾病的一种表现，而双眼复视通常由神经系统功能紊乱引起的眼球运动障碍。
- 眼动障碍患者的危险征兆包括严重疼痛及伴有提示有全身性病因的神经系统症状。
- 对于急性眼肌瘫痪伴有眼球突出和结膜严重充血的患者，应立即评估颈动脉海绵窦瘘。

- 垂直凝视性麻痹定位于中脑背侧。

治疗重点

- 患有眼肌麻痹的脑病患者应立即予以静脉输注硫胺素。
- 患有脑病、垂直凝视性麻痹或斜视的患者，必须立即评估其基底动脉闭塞情况。如果存在血管闭塞，则应进行紧急再通治疗［静脉溶栓和（或）机械血栓拉栓术］。
- 海绵窦血栓形成应进行抗凝治疗。怀疑有化脓性血栓性静脉炎时应加用抗生素。
- 当症状严重时，可能需要闭塞血管内的颈动脉海绵状瘘。

预后概览

- 除非快速再通，否则基底动脉顶部的栓塞通常是致命的。
- 如果诊疗不及时，维生素 B_1 缺乏性脑病会导致严重的永久性残疾。
- 压迫脑神经引起的复视通常会随着压迫解除而得到改善。

（一）概述

病史是确定眼部运动障碍病变位置的基础。当一个患者出现复视时，第一步是确定他是单眼还是双眼复视。如果闭上另一只眼睛复视症状仍存在，那就是单眼复视。单眼复视是由眼部疾病引起的，如干眼或散光，不具有神经危害。

由于存在潜在的神经危害性，双眼复视是本节的重点内容。确定复视加重时的凝视方向，有助于进一步定位诊断。眼球运动障碍患者的危险征兆包括严重疼痛及伴随神经系统症状（提示有全身性病因）。一些双眼复视的病因，如垂体瘤卒中和毛霉菌病在本章中已经进行了介绍。

（二）动脉瘤性第 Ⅲ 对脑神经麻痹

第 Ⅲ 对脑神经麻痹能导致同侧眼位抬高且伴内收障碍，典型表现为受累眼向外下斜视伴上睑下垂和瞳孔散大。需要注意的是，第 Ⅲ 对脑神经麻痹可能是部分性的（仅部分第 Ⅲ 对脑神经功能受损）。由于第 Ⅲ 对脑神经麻痹可能是颅内动脉瘤扩大的最初征兆，因此第 Ⅲ 对脑神经麻痹属于神经眼科急症。尤为重要的是，如果存在 > 1mm 的双侧瞳孔不等大，通常提示存在压迫性病变，而非 / 微血管缺血性第 Ⅲ 对脑神经麻痹（这种情况往往不损伤瞳孔）。但是，也有报道部分压迫性病变引起的第 Ⅲ 对脑神经性麻痹缺乏瞳孔改变，因此所有可疑的第 Ⅲ 对脑神经麻痹患者均应进行神经影像学检查。

压迫第 Ⅲ 对脑神经的动脉瘤多数位于后交通和颈内动脉的交界处（图 5-7），也可能发生在基底动脉的顶部，以及基底动脉和小脑上动脉的交界处。海绵窦动脉瘤导致的第 Ⅲ 对脑神经麻痹常伴有其他体征，如其他脑神经疾病（第 Ⅳ 对脑神经、第 Ⅵ 对脑神经、三叉神经的 V_1 和 V_2

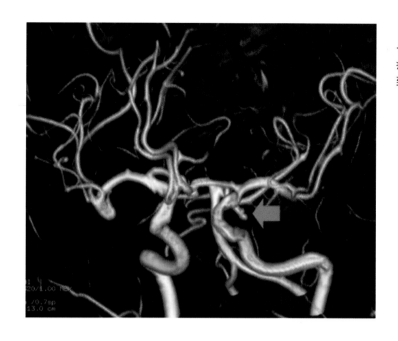

◀ 图 5-7　**MRA 显示左侧后交通动脉瘤（红箭）累及左侧第三脑神经麻痹导致完全瞳孔障碍**

分支）及霍纳综合征（交感神经受损所致）。

急性瞳孔散大患者，尤其是伴有急性头痛或眶后疼痛的患者，应接受脑血管造影检查，以排除颅内动脉瘤。非侵入性血管造影（MRI/MRA 或 CT/CTA）更常被使用[10]。三维飞行时间法 3D 成像（3D TOF）磁共振血管造影，对检测引起第 Ⅲ 对脑神经麻痹的动脉瘤的敏感性约为98%。尽管 MRI/MRA 可以更好地明确第 Ⅲ 对脑神经麻痹的病因，但由于 CT/CTA 检查的快速和实用性，通常作为急诊科排除动脉瘤的首选初始检查方法[11]。如果发现动脉瘤，则必须尽快进行开颅外科手术或血管内干预治疗。如果在 CTA 或 MRA 阴性的情况下仍然怀疑动脉瘤导致孤立性第 Ⅲ 对脑神经麻痹，则需要进行脑血管造影检查。

动脉瘤破裂的高危因素包括年龄、女性、吸烟、高血压、饮酒、相关家族史及遗传易感性（成人多囊肾疾病）、动脉瘤大小≥ 10mm 及动脉瘤位置（后交通和基底动脉尖动脉瘤的破裂风险高）[12]。

（三）海绵窦血栓形成

海绵窦血栓形成常引起海绵窦综合征，可能累及第 Ⅲ、Ⅳ、V₁、V₂、Ⅵ 对脑神经，并伴有霍纳综合征、因静脉引流受损而导致的眼球突出、球结膜水肿和上睑下垂。在多达 50% 的病例中，可观察到继发于缺血性视神经病变或视网膜动脉 / 静脉阻塞的视力下降。海绵窦血栓可能是感染性或无菌性的。早期的神经影像学检查和病因治疗是必要的，因为海绵窦血栓形成的死亡率为 6%～10%。即使进行治疗，海绵窦脓毒性血栓形成的死亡率也高达 20%～30%[3]。

（四）颈动脉海绵窦瘘（CCF）

颈动脉海绵窦瘘（CCF）患者的典型表现为头痛、结膜血管迂曲（螺旋状）充血（图 5-8），

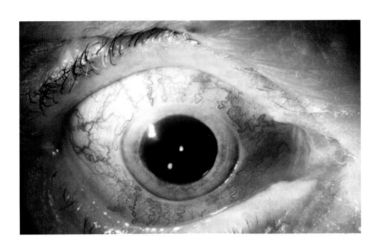

◀ 图 5-8　颈动脉海绵窦瘘的呈螺旋样的结膜血管

常伴有复视和（或）眼内压升高[13]。CCF 被分为直接性和硬膜性 CCF。直接性 CCF 的临床表现更剧烈，其通常发生于外科手术后（医源性），也可能由动脉瘤引起，导致海绵窦内的颈内动脉分支撕裂[14]。患者可诉有脉搏同步性耳鸣，并可听到杂音。硬膜性 CCF 涉及海绵窦与颈内动脉或颈外动脉分支之间的异常沟通。与直接性 CCF 相比，硬膜性 CCF 具有较低的流速，其通常先向后引流，当引流通过眼上静脉和眼下静脉向前转移时出现眼部症状。

CCF 可引起青光眼、浆液性视网膜下出血、视网膜脱离、玻璃体积血和视盘水肿。高达 30% 的 CCF 患者继发于不可控的青光眼或缺血性视神经病变引起的视力下降[14]。直接性 CCF 导致的颅内出血（由于颅内静脉高压急剧增加）或大量鼻出血，可能会危及生命。

尽管通过 CT 血管造影或 MR 血管造影通常可以确诊，但其诊断金标准仍是血管造影。高达一半的 CCF 可以自愈。因此，轻症患者可以接受保守治疗，并定期监测视力和眼压，接受眼科检查。严重的眼内压升高或神经功能缺损需要神经外科会诊进行血管内治疗。

（五）基底动脉尖综合征

基底动脉尖综合征表现为急性脑病，伴有同向视野缺损和垂直方向动眼异常（向上凝视或向下凝视性麻痹或两者兼有、垂直性一个半综合征、帕里诺综合征、斜视）[15]。该综合征是由基底动脉尖供血区损伤引起的，最常见的原因是血管栓塞。急诊应行头 CT 和头颈 CTA 检查。由于该病预后差且血管无法再通，必须进行静脉溶栓及血管内治疗[16]。

（六）帕里诺综合征

中脑背侧病变会引起核上性垂直注视麻痹、瞳孔对光 - 近反射分离，会聚 - 撤回性眼球震颤，眼睑回缩，以及会聚和调节功能不足[17]。一般来说，并非所有帕里诺综合征的症状都会出现，上述症状中的任何一个都应引起对中脑背侧损伤的怀疑。帕里诺综合征常见于松果体腺瘤、中脑卒中、多发性硬化、中脑出血及阻塞性脑积水。脑室 - 腹腔分流术患者出现帕里诺综合征，可能提示分流效果不佳。

（七）斜视

以双眼垂直复视为主诉的患者应检查是否存在斜视。斜视是由于眼睛的垂直错位造成的。当它与共济失调一起发生时，应引起对急性小脑或脑干病变的怀疑，如涉及核前庭神经通路到第Ⅲ / 第Ⅳ对脑神经核的脑卒中。周围前庭病变患者很少有斜视的表现。

（八）肉毒杆菌中毒

肉毒杆菌中毒患者最初会出现眼外肌麻痹和上睑下垂，随后出现对光反应迟钝的瞳孔散大及调节麻痹。之后，很快出现吞咽困难、构音障碍、发音困难和对称性下行性麻痹[18]。恶心和呕吐是其典型症状。肉毒杆菌中毒是一种临床诊断，怀疑患有肉毒杆菌中毒的患者由于可能突发心肺衰竭，必须进行密切观察。当血清毒素结果尚未确定时，应开始使用肉毒杆菌抗毒素治疗。医师应通知卫生部门，以预防食源性疾病的暴发。

（九）维生素 B_1 缺乏性脑病

维生素 B_1 缺乏性脑病可引起三联征典型的脑病、步态共济失调及因硫酸素缺乏导致的眼肌麻痹（尽管并非全部症状都始终存在）。它最常见于慢性酒精中毒、营养不良、胃切除或旁路搭桥手术患者。

患者通常会出现向上的眼球震颤，水平和（或）垂直凝视麻痹、双侧外展障碍及任何形式的眼肌麻痹。头 MRI 通常显示在导管周围区域、中脑被盖区、乳头体和背内侧丘脑的对称性病变，但这些病变的缺失并不能除外维生素 B_1 缺乏性脑病的可能性[19]。

维生素 B_1 缺乏性脑病可通过红细胞转酮酶活性测定来确诊。一旦怀疑该诊断，必须每 8 小时使用 100mg 维生素 B_1 静脉输注进行治疗，因为治疗延迟可能会严重影响患者预后。

（十）非紧急鉴别诊断

1. 重症肌无力
对无瞳孔受累的无痛性眼球运动障碍的鉴别诊断，必须考虑重症肌无力。非眼肌的波动性无力经常存在，但单纯性眼肌无力可能并不存在。

2. 单眼复视
这提示眼睛存在光学问题，包括白内障、角膜瘢痕、不规则散光和异常泪膜（干眼症）。单眼小孔镜检查可以纠正屈光病因。单眼复视还可以继发于黄斑病变，包括黄斑前膜和视网膜或脉络膜褶皱。

要点总结

- 神经眼科疾病引起的疼痛是一个危险信号。

- 任何 50 岁以上视力下降并伴有全身症状的患者均应怀疑有巨细胞动脉炎（GCA）。

- 患有急性中央或分支视网膜动脉阻塞的患者需要行紧急栓塞检查，尤其是颈动脉疾病的影像学检查。

- 确定哪个瞳孔异常是评估瞳孔异常患者的第一步。

- 没有眼睑或眼球运动异常的孤立性瞳孔大小不等几乎没有神经危害。

- 急性第Ⅲ对脑神经麻痹是一种神经眼科急症，尤其是存在重度瞳孔大小不等时，该表现可能是颅内动脉瘤扩大的首要表现。

- 急性眼球突出和球结膜水肿并伴有眼球运动受损时，应高度怀疑海绵窦疾病（如血栓形成或海绵窦瘘）的可能。

- 在急诊科发现警觉性下降和眼肌麻痹的患者，应考虑脑干缺血和维生素 B_1 缺乏性脑病的可能性。

神经肿瘤急症
Neuro–Oncologic Emergencies

Michael W. Ruff　Alyx B. Porter　著

黄金浩　尉辉杰　译

权　伟　校

第 6 章

诊断要点

- 有明确癌症史的患者出现神经系统症状时，应立即进行急诊神经影像学检查。

- 如果癌症患者出现精神状态改变时，应进行行脑部疾病的相关检查，包括影像学检查、脑电图、电解质和血药浓度等，同时还需考虑进行脑脊液相关化验和细胞学分析。

- 如果癌症患者的影像学表现符合可逆性后部脑病综合征（posterior reversible encephalopathy syndrome，PRES），其原因可能与全身治疗有关。

治疗重点

- 地塞米松常用于治疗神经肿瘤相关的血管源性脑水肿和缓解占位效应急症。

- 当怀疑有脊髓硬膜外压迫时，应立即请神经外科和放射科会诊，联合制订相关治疗方案，包括行影像学检查和手术指征的把握。

- 应根据病情程度处理化疗后出现的神经系统症状，一般通过暂缓、减少或停止治疗来减轻该症状。

预后概览

- 在开始地塞米松治疗后，因占位效应出现的神经系统症状，若持续超过 48h 将很难逆转。

- 脊髓硬膜外受压导致患者无法行走是患者将来运动功能恢复不佳的独立危险因素。

- 患者的总生存期与原发肿瘤的类型和临床表现有关。

在本章中，我们将讲述一些神经系统常见急症，同时还会谈到体部肿瘤引起的一些神经相关症状。一些神经肿瘤急症需要神经外科紧急干预，然而其他则需要早期识别和实施适当的医疗管理。在神经肿瘤疾病中，颅内占位相关综合征的鉴别及癫痫持续状态的治疗将在本书其他章节进行更详细地阐述。随着癌症治疗的发展，与放化疗相关的特殊综合征也变得越来越常见。这一章不仅包括与放疗相关的神经急症，还包括对传统化疗和一些新的靶向免疫疗法所引起的神经疾病谱的最新介绍。

一、与肿瘤直接相关的神经急症

（一）占位效应

脑肿瘤除了容易出现瘤周脑水肿外，还会引起与肿瘤大小和位置相关的神经症状。根据肿瘤的占位效应和瘤周脑水肿的程度，患者可能出现局灶性神经功能缺损，甚至出现永久性神经功能障碍。伴随着意识水平变化而出现的持续性头痛提示患者将可能出现脑疝[1]。肿瘤可引起梗阻性脑积水、体位性头痛、眼球运动障碍和瞳孔改变。肿瘤引起的症状还包括新发的局部肌力下降、感觉异常、癫痫发作或潜在癫痫的加重等。

潜在占位效应的直接影像学征象是 CT 平扫上低密度影提示血管源性水肿的存在。MRI T_2/FLAIR 序列显示血管源性水肿为高信号，T_1 加权图像为低信号。脑成像也可以显示占位效应的严重程度和组织移位的程度（大脑镰下疝、小脑幕切迹疝和枕骨大孔疝）。

神经外科进一步诊治的干预措施是切除肿块。当出现梗阻性脑积水时，需行脑室外引流（EVD）或脑室腹腔分流术。急诊医师需要依据血管源性水肿对患者症状的影响程度，制订治疗策略。必要情况下，可通过静脉或口服一次性给予 10mg 地塞米松，随后每隔 6h 通过静脉注射或口服给予 4mg 地塞米松。在紧急情况下也可使用大剂量的地塞米松（50～100mg）。在初次地塞米松治疗后的 24h，若患者出现神经症状逆转常提示预后良好[2]。在重症监护病房，也可以采用过度通气和渗透性利尿药（20% 甘露醇或高渗盐水）来减轻肿瘤引起的潜在占位效应。

尽管类固醇激素在紧急情况下有效，但随着时间推移，类固醇激素的使用可导致严重的并发症。长期使用的不良反应包括精神病、激素性高血糖、肌病、骨质疏松、缺血性髋关节坏死、胃炎和胃肠出血。因此，建议尽早停用地塞米松（图 6-1）。

（二）脊髓硬膜外压迫

脊髓硬膜外压迫（ESCC）是晚期转移癌的典型紧急并发症[3]。肺、乳腺和前列腺癌是导致 ESCC 最常见的实体肿瘤，而非霍奇金淋巴瘤则是血液恶性肿瘤中最常引起 ESCC 的肿瘤。

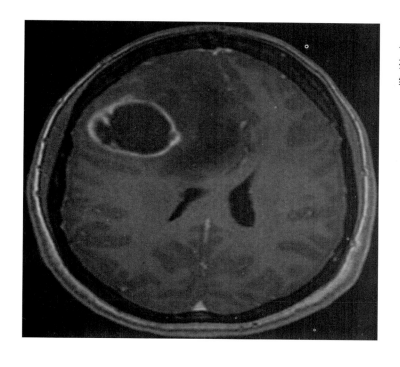

◀ 图 6-1　颅脑 MRI 增强（FLAIR 序列，轴位）显示是坏死的多形性胶质母细胞瘤

ESCC 的发生主要有两种机制：①是肿瘤直接延伸至椎管；②是通过动脉栓子或巴特森丛进行血行播散（巴特森丛是腰骶血管系统，收纳来自腹部和骨盆回血）。

ESCC 的最常见的症状是背部疼痛，最常见部位是胸椎。ESCC 还可出现的其他症状，包括步态改变或行走困难、肠 / 膀胱功能改变、局灶性无力和肢体感觉改变等。对于有癌症和新发神经系统症状的患者，MRI 是其影像诊断的金标准。无论是否有 FLAIR 或 T_2 序列上的髓内信号改变，脊髓内都会出现硬膜外增强肿块并压迫脊髓。在存在 MRI 检查禁忌证的情况下，可进行 CT 造影。在 X 线片、骨扫描和 PET 成像上都可以看到提示性改变。

一旦发现病变，应立即通过使用地塞米松来缓解症状。同时应请神经外科和放射肿瘤科会诊以寻求帮助。根据患者的行走情况和症状持续时间，实施肿瘤切除和保持脊柱稳定性为目标的神经外科急诊治疗可能比放疗更可取。同样，如果在先进行放疗时，患者的神经功能失代偿，依然可以实施神经外科治疗。

影响生存率的因素包括出现症状时的活动状态和肿瘤类型。例如，与乳腺癌或前列腺癌相关的 ESCC 通常比转移性肺癌引起的 ESCC 的总体生存时间长。采取了积极的干预措施后，患者的中位生存期约为 6 个月。如果患者仍能活动，中位生存期则为 8～10 个月，否则中位生存期减少 2～4 个月（图 6-2）。

（三）肿瘤相关癫痫

新发病的患者应尽快行神经影像学检查，最好是行颅脑 MRI 平扫或增强。当没有明确病因时，应通过腰椎穿刺来排除感染、炎症和副肿瘤等病因。抗 N- 甲基 -D- 天冬氨酸（NMDA）

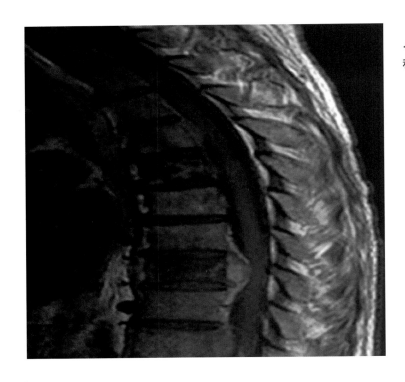

◀ 图 6-2　矢状位脊柱 MRI 显示转移性脑癌硬膜外压迫脊髓

受体抗体脑炎（卵巢畸瘤）和电压门控钾通道（VGCC）相关性边缘脑炎（肺癌和乳腺癌）是可导致这种神经并发症最常见的副肿瘤综合征。癫痫持续状态和癫痫发作的管理可参考本书第二章所述，而肿瘤的基础治疗，可包括手术切除、化疗、放疗或两者的综合治疗。

当发现肿瘤时，应根据肿瘤的外观，考虑其是原发肿瘤还是转移性肿瘤，也可通过 CT 扫描胸部、腹部和骨盆明确诊断。如果怀疑有转移，而原发肿瘤尚不清楚，应考虑行乳房 X 线及睾丸超声检查，同时行体部 PET 扫描也是一个有用的办法。

（四）垂体瘤卒中

脑垂体突发性出血或梗死可引起突发性头部剧痛，也称为垂体瘤卒中。尽管已有报道阐明卒中的危险因素包括腺瘤的大小，是否妊娠和有无头部外伤，但目前对卒中的诊断标准仍存在争议。CT 平扫显示蝶鞍内有高密度影提示有出血，MRI 可显示蝶鞍内的异质性。除头痛外，患者还可能出现脑神经病变，特别是眼肌痉挛。所有疑似垂体瘤卒中患者应进行以下血清学检查，包括全血计数、电解质和垂体激素组测定。视野缺损测试可以在患者稳定后再进行。由于突发皮质醇缺乏会导致危及生命的低血压，因此需要进行包括神经外科内分泌学在内的多学科的共同治疗。若存在泌乳素瘤，患者可通过口服多巴胺受体激动药使肿瘤缩小。为避免肾上腺危象，在治疗过程通常使用氢化可的松。手术干预通常是为了减少该区域的占位效应，从而起到改善脑神经功能的作用。如果患者症状轻微，建议密切随访观察（图6-3）。

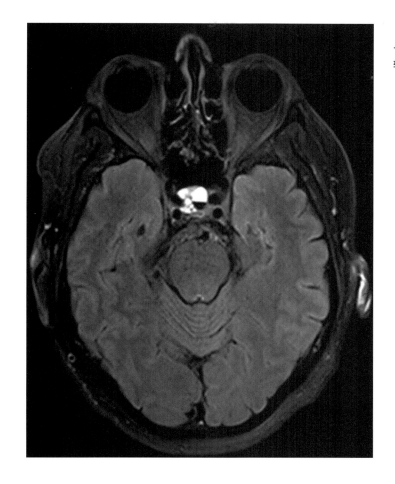

◀ 图 6-3　脑 MRI（FLAIR 序列，轴位）显示典型垂体卒中的改变

二、治疗相关的神经急症

（一）放疗相关的神经急症

放疗对于胶质瘤和中枢神经系统转移瘤患者的总体生存率是非常有利的。尽管放疗有益处，但它也可能造成毁灭性的不良影响，包括放疗后数月至数年的放射性坏死、垂体大部分功能减退、脑萎缩、白质脑病、胶质增生、血管异常和继发性肿瘤。考虑到这些不良反应的发生率，临床医师应在评估有放疗或脊柱照射史的患者时，应该预先想到可能发生的这些不良反应。

在放射治疗后（或在某些病例中），放射诱导的炎症和坏死可导致实质肿胀，伴随亚急性进展的新发神经功能缺损。在放疗开始后 10 天内，患者可出现有症状的脑水肿，最初表现为疲劳、食欲变化和睡眠障碍。在极端情况下，如果不加以控制，辐射引起的脑水肿会导致占位效应，包括颅压增高、脑组织受压和脑疝、昏迷和死亡。放射坏死的发病原因可因放射方式的不同而不同，在立体定向放射治疗中可能出现得更快（如在 2～4 个月内）。增强或常规放疗引起的肿块病变可在 6～18 个月内出现，或者采用常规放疗方式治疗，这些均反映了白质由于放射性坏死的发展。

从病理角度上看，放射性坏死以白质凝固和液化为特征，伴有毛细血管破坏和血管透明样变。放射性坏死的主要原因是血管受损进而引起实质损伤。血管生成和炎性反应可能参与加剧了该恶性循环，促进放射性坏死的发展。

皮质类固醇、抗血小板药、抗凝血药、高压氧、高剂量维生素和外科手术都可用于治疗放射性坏死。由于对放射性坏死的病理生理学缺乏理解，对其有效治疗方法的发展颇受阻碍。多项研究表明，一种名叫贝伐珠单抗抗血管内皮生长因子（VEGF）的单克隆抗体，是一种可以有效治疗脑放射性坏死的方法，对所有的肿瘤类型均有效，相关的临床试验也正在进行中 [5]。

（二）放疗后的血管病变

放疗可诱发迟发性血管病变，其机制可能是于内皮或血管的继发性损伤，其可导致迟发性脑梗死和血管增生性病变，如毛细血管扩张和海绵体化。辐射引起的血管病变会影响中、大血管，导致放疗后数年（0.4～10 年）内发生症状性脑血管疾病 [6]。动物模型表明，辐射可引起急性内皮损伤，然后是慢性炎症和血管损伤。这些改变，反过来可能加速动脉粥样硬化程度，导致局灶性血管腔狭窄。大多数脑放疗后的缺血性脑卒中都与这一过程有关。颅内肿瘤压迫血管后直接发生脑梗死是非常罕见的，其通常与肿瘤快速扩张或出血有关。在接受头颈放射治疗的患者中，目前还没有试验对预防初级或二级脑卒中的医疗措施做充分评估。

根据目前的指南 [7]，在已知或怀疑颅内肿瘤的急性卒中情况下，禁止做静脉溶栓，因为其会增加症状性颅内出血（sICH）的可能。急性缺血性脑卒中和脑瘤患者溶栓的风险尚不清楚。在临床治疗中，已确诊患有脑恶性肿瘤患者往往不做静脉溶栓治疗，因为他们本身就具有较高的颅内出血风险，较短的预期寿命，以及在急性时间窗内诊断的不确定性。然而，已发表对颅内恶性肿瘤患者行溶栓治疗的报道中，仅有预后良好无症状性颅内出血的病例（除了 1 例未被诊断的颞叶多形性胶质母细胞瘤外）。基于这些数据来看，溶栓对于一些颅内肿瘤患者似乎是安全的，尤其是小肿瘤和轴外肿瘤。机械取栓术对于那些能够保持日常功能和预期寿命至少 1～2 年的颅内肿瘤患者是一个可用选项 [8, 9]。临床试验阐明栓塞切除术对大血管闭塞患者的疗效时并没有明确排除颅内恶性肿瘤患者。决定是否采用急性脑卒中治疗应根据患者自身情况，评估出血风险与功能恢复机会之间的平衡。

（三）SMART 综合征

脑组织放疗引起的急性迟发性并发症包括可逆转型局灶神经功能缺损、癫痫发作和影像学异常，其已被报道并分为放疗后脑卒中样偏头痛发作（SMART）、发作期假性进展（PIPG）和放疗后的急性迟发性脑病（ALERT）[10, 11]。放疗后脑卒中样偏头痛发作（SMART）是一种由短暂的脑半球功能障碍引起的临床症状，常常表现为视觉空间障碍、意识混乱、失语症、偏侧感觉或运动障碍，通常伴有严重的头痛和偶尔的癫痫发作，患者有外部放射治疗脑实质的历史（一般是 2～10 年前）。症状为阵发性，一般可缓解，但头痛可持续。MRI 特征性表现为皮质肿胀和弥漫性或斑片状增强，通常与以前的辐射场相对应。

SMART 综合征的病因尚不清楚，但通常认为是一种类似于放射性坏死的血管功能障碍。关于潜在的病理生理学机制，也有许多猜想。一小部分 SMART 患者行周围灌注扫描后，在 MRI 上表现出皮质异常之前出现了局部高灌注，这表明有短暂性脑自身调节受损。然而，另一个病例系列报道了 2 例复发的 SMART 患者半球灌注不足，随后 L- 精氨酸突然消失 [12, 13]。很少有 SMART 患者显示出这具有遗传倾向。也有人推测，辐射可诱发类似偏瘫性偏头痛的皮质超兴奋性，但诱发 SMART 所需要的最低辐射剂量还不确定。

疑似 SMART 综合征的检查，应该包括大脑 MRI、脑脊液分析、脑电图、MRA、血清乳酸水平、血压监测均值等。值得注意的是，传统的血管造影术已经被认为会引起 SMART 征，因此血管成像方式应该选择 MRA。

迄今为止，没有证据可以指导 SMART 征的治疗。皮质类固醇、抗血小板药物、普萘洛尔和维拉帕米都曾被使用，但疗效不确定。癫痫治疗应该被作为按惯例治疗处理。癫痫的控制和预防对于 SMART 患者可能特别重要，因为随着代谢需求的增加，他们潜在的内皮功能障碍可能增加皮质梗死和层状坏死的风险。

（四）与系统治疗相关的急症

化疗药物是现代肿瘤学的支柱。化疗的使用与许多被详细描述和可预测的神经系统后遗症有关，包括表现为急性脑病直接的神经毒性、小脑功能障碍、无菌性脑膜炎和脊髓病。恶性肿瘤患者接受神经急症咨询时，可能会发生直接神经毒性、缺血性梗死或脑出血引起的化疗相关脑病。除了直接的神经毒性作用外，化疗的细胞毒性还可能导致严重的骨髓减压，增加机会性感染的风险，此外还会造成内皮损伤和功能障碍，导致后侧可逆性脑病综合征、脑缺血或出血。

急性脑病可表现为意识状态下降，伴或不伴局灶性神经体征（如失语症），通常是可逆的。脑成像（包括 MRI）通常是正常的，而脑电图通常只显示背景的减慢 [14]。几种化疗药物与脑病有关，包括甲氨蝶呤、环磷酰胺、长春新碱、环孢素、氟达拉滨、阿糖胞苷、5- 氟尿嘧啶、顺铂和干扰素，但急性脑病的发病率以异环磷酰胺最为常见。异环磷酰胺是一种用于治疗生殖细胞睾丸癌和肉瘤等系统性恶性肿瘤的烷基化药物。异环磷酰胺可穿透血脑屏障，在接受 10%～40% 高剂量静脉注射的患者中引起脑病。虽然有报道用亚甲蓝后迅可速改善症状，但该治疗仍需谨慎。环磷酰胺是异环磷酰胺的类似物，但使用环磷酰胺有较少类似发生脑病的报道。

剂量 > 500mg/m² 为高剂量甲氨蝶呤，可引起急性（也可亚急性或慢性）神经毒性和脑白质病，最可能的机制是叶酸代谢紊乱或直接的神经元损伤。急性或亚急性发作的神经毒性可表现为局灶性神经功能缺损、脑病或癫痫。根据给药途径和剂量的不同，急性甲氨蝶呤神经毒性的发生率为3%～10%。神经毒性常见于鞘内甲氨蝶呤给药后10～12天，其治疗包括停药和支持性护理。鞘内或脑室化疗（如甲氨蝶呤或阿糖胞苷）也可能与无菌性脑膜炎有关。这些症状通常是自限性的，可通过支持治疗（如地塞米松）加以预防或缓解。

在评估因化疗而发展为脑病的患者时，应考虑维生素 B_1 缺乏性脑病的可能，因为癌症患者的新陈代谢状态加上化治药物的致癌潜力会大大增加营养不良和严重的硫胺素缺乏症的风险。另外，用于治疗恶性肿瘤（及器官排斥）的细胞毒性药物是后可逆性脑病综合征（PRES）的公认诱因，该综合征表现为脑病、癫痫发作、潜在的癫痫持续状态、头痛、视力障碍和局灶性神经功能缺损。最常与 PRES 发病机制有关的抗肿瘤药，包括对抗血管内皮生长因子作用的抗血管生成药物，如贝伐单抗、舒尼替尼和索拉非尼（表6-1和表6-2）[15]。

表6-1　可逆性后部性脑病综合征（PRES）相关症状

脑　病	50%～80%
癫痫发作	60%～75%
头　痛	50%
视觉障碍	33%
局灶性神经缺陷	10%～15%
癫痫持续状态	5%～15%

表6-2　与化疗药物相关的潜在神经急性并发症

药　物	适应证	相关毒性
异环磷酰胺	生殖细胞睾丸癌、肉瘤	脑病（10%～40%患者）
环磷酰胺	淋巴瘤	脑病
甲氨蝶呤	淋巴瘤、软脑膜骨转移的鞘内治疗	急性脑炎、无菌性脑膜炎、脑白质病、脊髓病
氟尿嘧啶	乳腺癌和胃肠道癌症	急性小脑综合征、白质脑病
阿糖胞苷	白血病、淋巴瘤、软脑膜转移的鞘内治疗	急性脑炎、急性小脑综合征、无菌性脑膜炎、脊髓病
替莫唑胺	神经胶质瘤、黑色素瘤	血小板减少、淋巴细胞减少
洛莫司汀	神经胶质瘤	血小板减少、淋巴细胞减少、中性粒细胞减少
丙卡巴肼	神经胶质瘤	血清素综合征
VEGF 拮抗药（贝伐单抗、舒尼替、索拉非尼）	胶质瘤、RCC、GIST、pNET、HCC、甲状腺癌	PRES

VEGF. 血管内皮生长因子；RCC. 肾细胞癌；GIST. 胃肠道间质瘤；pNET. 原始神经外胚层瘤；HCC. 肝癌；PRES. 后部可逆性脑病综合征

（五）靶向治疗

贝伐单抗是一种常用于治疗复发神经胶质瘤和症状性放射性坏死的药物，其会增加脑卒中和出血在内的动脉血栓形成的风险。贝伐单抗还与自发性肠穿孔和伤口愈合推迟相关。在临床上用贝伐单抗治疗的胶质母细胞瘤患者中，有 1%～2% 发生明显的颅内出血。因此，贝伐单抗对于有颅内出血史的患者是相对禁忌。也就是说，在贝伐单抗被用作治疗胶质母细胞瘤的早期策略研究中，贝伐单抗的给药未增加出血风险的观点受到了质疑。

有颅内出血急性表现症状的患者需要在 ICU 住院，控制血压（无目标数据），连续用影像学监测血肿稳定性，如果有必要的话逆转抗凝。通过血浆置换去除单克隆抗体虽在理论上是可能的，但实际效果并不确定。

随着免疫检查点抑制药用于治疗实体瘤的不断增加，人们对脱靶免疫相关的不良反应有了越来越多的认识。神经免疫相关不良事件的发生率很低，为 0.4%～4.2%[16]。这些疾病的临床表现多种多样，包括头痛、脑病、脑膜炎、脑膜神经根神经炎、多神经根神经病、横贯性脊髓炎、炎性肌病、坏死性肌病、重症肌无力、PRES 和颅或周围神经病（如炎症性肠神经病和双侧神经病）均在与各种检查点抑制药的相关章节中描述。在临床研究中，神经系统症状发作的中位时间约为 6 周，大多数神经系统并发症发生在诱导期。然而，在最后一次给药后数周或数月也有报道神经系统不良事件。在大多数情况下，停止用药和使用皮质类固醇至少可以提供一定程度的神经功能恢复。

（六）嵌合抗原受体 T 细胞

嵌合抗原受体 T 细胞（CAR-T）疗法结合了对抗体的识别和 T 细胞的效应功能。CAR-T疗法已成为恶性血液肿瘤一种有效且有潜在益处的疗法，且 2017 年有 2 种相关产品获得美国FDA 的批准。许多正在进行的临床前和临床试验正在测试 CAR-T 对其他恶性肿瘤的作用，包括恶性胶质瘤[17]。许多患者在输注 CAR-T 后经历一过性神经毒性综合征，通常与细胞因子反应综合征（CRS）的症状同步，但对其病理生理学依然了解甚少，也有罕见的暴发性脑水肿的报道。

目前已批准用于临床的 2 种 CD-19 靶向 CAR-T 药物是 Tisagenlecleucel（Kymriah）和Axicabtagene ciloleucel。在临床试验中，接受 Tisagenlecleucel 治疗的患者中有 15% 观察到了神经毒性，接受 Axicabtagene ciloleucel 的患者中有 28% 观察到了神经毒性。迄今为止，唯一确定的诱因是神经系统疾病史（如癫痫发作）。目前的治疗策略包括利妥珠单抗和地塞米松。如果出现脑水肿和癫痫发作，应按照常规标准进行治疗。

要点总结

- 肿瘤相关血管源性水肿对类固醇治疗非常敏感，因此肿瘤周围肿胀并出现症状的患者应使用类固醇。
- 癌症患者出现新发癫痫或癫痫持续状态时应考虑是否有新的脑转移、中枢神经系统感染或炎症，以及与癌症治疗相关的代谢紊乱等。
- 癌症患者出现急性背痛，特别合并神经功能障碍时，可能与脊髓硬膜外压迫有关，需要紧急行影像学检查，同时请神经外科和放射肿瘤科实施干预，以控制神经疾病的发病率。
- 突发严重头痛后继发脑神经症状（特别是眼肌痉挛）提示有垂体卒中的可能性。
- 放射性坏死可能导致包括脑缺血在内的迟发性神经功能障碍。这些病例应尝试使用类固醇治疗。
- 脑病可能与癌症的许多系统性治疗方案有关。在所有病例中，建议继续治疗并提供支持性护理。
- CAR-T 可能与细胞因子释放综合征的严重急性神经毒性有关。在排除癫痫发作和脑水肿的前提下，需要使用地塞米松，同时考虑使用妥利珠单抗。

中枢神经系统重症感染

Severe Infections of the Central Nervous System

Micah D. Yost　Michel Toledano　著

姜维卫　龚之涛　安　硕　译

江荣才　校

第 7 章

诊断要点

- 脑膜炎患者中只有半数出现发热、颈强直、头痛三联征。
- 使用抗生素会降低脑脊液革兰染色涂片及培养的阳性率。
- 当脑脊液革兰染色涂片和培养结果均为阴性时，肺炎球菌抗原检测可协助诊断肺炎球菌性脑膜炎。
- 单纯疱疹病毒感染者早期脑脊液样本的单纯疱疹病毒（human herpesvirus，HSV）PCR 结果可能为假阴性。
- MRI 检查对于确诊 HSV-1 型脑炎具有高度敏感性。
- 头痛和局灶性神经系统体征有助于确诊脑脓肿，约半数脑脓肿患者会出现发热症状。
- 多灶性脑白质病 - 免疫重建综合征（multifocal leukoencephalopathy–immune reconstitution syndrome，PML–IRS）经常发生于使用抗反转录病毒治疗后几周内的艾滋病患者，MRI 表现为血管源性水肿和点状强化。

治疗重点

- 应用抗生素之前应行血和脑脊液培养，但若无法行腰椎穿刺，则应立即开始抗生素治疗。
- 考虑肺炎球菌性脑膜炎时，应在使用抗生素之前或使用抗生素的同时静脉注射地塞米松。
- 疑似隐球菌性脑膜炎患者应连续腰穿减压。
- HSV 性脑炎患者应经验性使用阿昔洛韦，因为延误治疗会导致患者预后更差。
- PCR 结果阴性但临床高度怀疑 HSV 脑炎的患者也应持续应用阿昔洛韦。
- 脑脓肿的治疗方案应视脓肿数量、大小和位置而定。

- 尽管缺乏数据支持，但应使用皮质类固醇治疗 PML-IRIS。

预后概览

- 若及时应用恰当的抗生素，急性细菌性脑膜炎的预后尚可，而延误治疗可能会危及生命。
- 对于 HSV-1 脑炎患者，昏迷、未及时应用阿昔洛韦和 MRI 显示有局灶扩散等表现可能会导致预后不良。
- 及时应用抗反转录病毒治疗可有效减少 HIV 患者出现中枢神经系统感染的风险并改善预后，但此类患者易发生免疫重建综合征。

一、概述

尽管检查及诊断手段不断精进，但是中枢神经系统感染仍有较高的发病率和致死率。早发现早治疗可有效提高患者生存质量，选择恰当的诊断方法可以尽快确诊，避免不必要的侵入性检查，并降低治疗成本。正确认识和早期发现中枢神经系统感染并发症可以降低其发病率。本章中，我们将综述常见及罕见的严重中枢神经系统感染，并针对症状给出疾病诊疗意见。

二、脑膜炎

（一）细菌性脑膜炎

发生于脑膜的炎症即为脑膜炎。典型的细菌性脑膜炎比其他型脑膜炎发病更急，然而仅不到半数的患者出现颈强直、发热及头痛三联征，大多数患者会出现发热、头痛、颈强直和意识障碍这 4 种症状中的至少 2 种[1]。脑膜炎患者常出现畏光症状，也可能出现意识不清、烦躁、局灶性神经功能障碍和癫痫等症状，但这些症状更常见于脑炎患者。几乎所有的细菌都可以引起脑膜炎，发达国家成人最常见的致病菌是肺炎链球菌或脑膜炎奈瑟菌。免疫功能低下或年龄 > 50 岁的患者应当考虑李斯特菌感染。近期有神经外科手术史或者脑脊液分流置管史的脑膜炎患者可能发生假单胞菌或葡萄球菌感染。

腰穿是诊断急性脑膜炎最重要的检测方法，脑脊液检查的同时也应做血培养，因为相当一部分病例的血培养结果也可为阳性（图 7-1）。当患者出现癫痫、局灶性神经功能障碍、视盘水肿或脑损伤征兆时应优先行影像学检查，同样免疫功能低下的患者也应先行影像学检查。细菌性脑膜炎患者常伴有颅内压增高。脑脊液检查指标应该包括蛋白、葡萄糖、细胞分类计数、革兰染色、细菌培养和乳酸。大多数细菌性脑膜炎患者至少存在一项异常脑脊液指标，如蛋

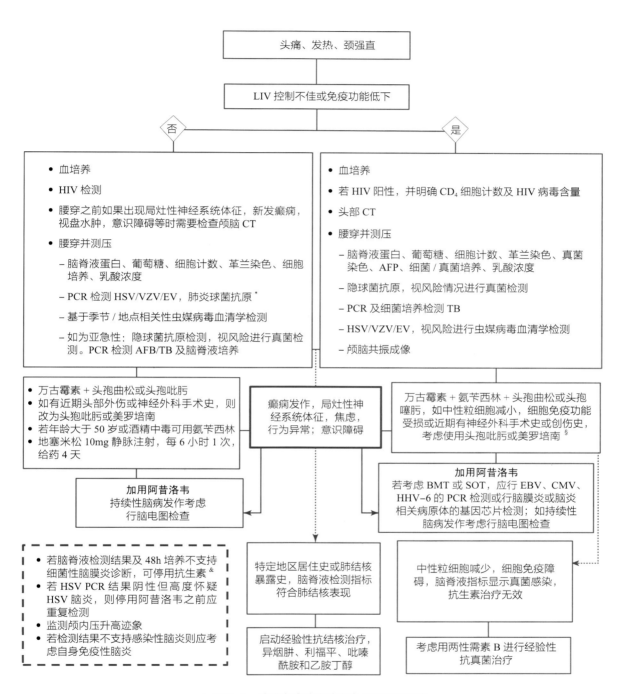

▲ 图 7-1 脑膜炎或脑膜脑炎患者的初步治疗

HIV. 人类免疫缺陷病毒；CT. 计算机断层扫描；HSV. 单纯疱疹病毒；VZV. 水痘 - 带状疱疹病毒；EV. 肠道病毒；PCR. 聚合酶链式反应；EBV. 疱疹病毒；CMV. 巨细胞病毒；HHV. 人类疱疹病毒；AFB. 抗酸细菌；BMT. 骨髓移植；SOT. 实体器官移植；TB. 肺结核

*. 若无法立即腰穿则应考虑

§. 美罗培南降低了癫痫发生阈值。应避免应用于占位性病变患者，只有在确定脑膜脑炎且无替代品时才使用

&. 若高度怀疑细菌性脑膜炎，应用抗生素后腰穿（尤其在脑膜炎的治疗过程中），或患者严重的免疫功能障碍

白＞ 200mg/dl、葡萄糖＜ 40mg/dl、脑脊液 / 血清葡萄糖比例≤ 0.4、白细胞计数＞ 2000（范围 100～10 000）/mm³，并且中性粒细胞百分比＞ 80%。脑脊液乳酸浓度＞ 3.5mmol/L 时，更倾向于诊断细菌性脑膜炎而非病毒性脑膜炎 [2, 3]。虽然在腰穿之前使用抗生素治疗并不会对脑脊液化验造成太大影响，但却会显著降低脑脊液革兰染色及细菌培养的阳性率。所以应尽可能在抗生素治疗之前或者给药同时获取脑脊液。然而，若预期诊断结果可能出现延迟，则不应该为等待检验结果而迟迟不使用抗生素。

经验性治疗首选三代头孢（如头孢曲松）和万古霉素（表 7-1）。氨苄西林用于免疫系统损伤或 50 岁以上患者以覆盖单核细胞增多性李斯特菌感染。在发达国家，在开始使用抗生素之前或同时也给予地塞米松静脉注射，在肺炎球菌性脑膜炎患者的临床试验中表明此种方式可以降低脑膜炎发病率 [4]。只有在微生物检查提示肺炎球菌感染的情况下，才需要继续使用地塞米松。头部外伤、近期神经外科手术和免疫缺陷的患者并发脑膜炎时应考虑覆盖革兰阴性菌 [5]。在这类患者的治疗中应该用头孢吡肟或美罗培南代替头孢曲松，尽管美罗培南可诱发癫痫。一旦得到脑脊液培养和药敏结果，应尽可能缩窄抗生素覆盖范围。

细菌性脑膜炎的神经系统并发症包括脑静脉窦血栓形成、脑积水、听力丧失、动脉瘤形

表 7-1 细菌性脑膜炎

患者年龄和其他因素	可能感染源	经验性治疗
＜ 30 天	大肠杆菌、单核细胞增生性李斯特菌	氨苄西林 + 氨基糖苷 + 头孢噻肟或头孢他啶
1 月龄—2 岁	肺炎球菌、脑膜炎球菌、流感嗜血杆菌、大肠杆菌	万古霉素 60mg/kg, q6h（最大剂量为 4g/d）+ 头孢曲松 100mg/kg, q12h（最大剂量 4g/d）或头孢噻肟 300mg/kg, q8h（最大剂量 12g/d）
2—50 岁	肺炎球菌、脑膜炎球菌	静脉注射万古霉素 15～20mg/kg, q12h, + 头孢曲松 ªq12h, iv 或头孢噻肟 2g, q6h, iv
＞ 50 岁	肺炎球菌、脑膜炎球菌、需氧革兰阴性杆菌、单核细胞增生性李斯特菌	静脉注射万古霉素 15～20mg/kg, q12h, + 头孢曲松 q12h, iv 或头孢噻肟 2g, q6h, iv+ 氨苄西林 ᵇ 2g, iv, q4h
免疫功能低下患者	肺炎球菌、铜绿假单胞菌、脑膜炎球菌、单核细胞增生性李斯特菌、需氧革兰阴性杆菌	静脉注射万古霉素 15～20mg/kg, q12h+ 氨苄西林 2g, iv, q4h+ 头孢吡肟 ᶜ2g, iv, q12h, 或美罗培南 ᵈ 2g, iv, q8h
近期神经外科手术史或患者体内有引流管	金黄色葡萄球菌、需氧革兰阴性杆菌、凝固酶阴性葡萄球菌、痤疮丙酸杆菌	万古霉素 15～20mg/kg q12h+ 头孢噻肟 2 g, iv, q12h 头孢他啶 2g, iv, q8h 或美罗培南 2 g, iv, q8h

iv. 静脉注射；q4h. 每 4 小时 1 次；q6h. 每 6 小时 1 次；q8h. 每 8 小时 1 次；q12h. 每 12 小时 1 次

a. 对于免疫能力正常的 β 内酰胺类严重过敏的患者可采用莫西沙星 400mg 静脉注射

b. 复方磺胺甲噁唑 5mg/kg 静脉注射，q6h～q12h 可作为氨苄西林替代药物

c. β 内酰胺类过敏的免疫能力低下患者禁用美罗培南，可用氨曲南 2g, iv, q8h, 或环丙沙星 400mg, iv, q12h 替代

d. 由于美罗培南会降低癫痫发作阈值。对于出现癫痫发作或癫痫发作风险较高的患者，如颅内占位性病变或脑膜脑炎患者，应尽可能避免使用

成、脑室炎、脓肿形成和癫痫。这些症状可以出现于感染发生发展的全过程，甚至可能会出现在治疗结束后的近期。导致预后不良独立危险因素包括低血压、诊断及治疗延迟、癫痫、脑积水、脑脊液细胞反应性差（＜ 500/mm³）和精神状态改变[1, 6]。细菌性脑膜炎还可导致继发性血管炎，引发缺血性卒中。肺炎球菌性脑膜炎患者在恢复后数天至数周内可发生累及脑干和深部灰质的严重迟发性脑缺血（图 7-2）。目前机制尚不清楚，但病理显示为炎性血管炎[7]。类固醇可用于治疗这种类型的血管炎，但缺乏有效证据。若在治疗数天后出现新的局灶性改变、意识水平改变或头痛加剧，则提示需进行影像学检查。头颅 CT 足以评估脑积水或脑出血，但是需要行 MRI 检查排除脑缺血或脓肿。必要时需行 CT 或 MR 静脉造影排除静脉血栓。

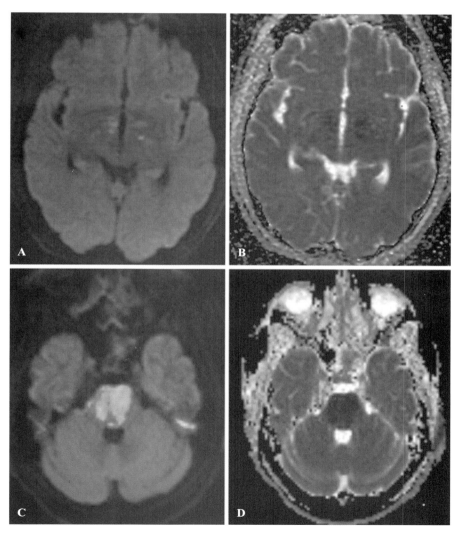

▲ 图 7-2　一名 58 岁女性，因肺炎球菌性脑膜炎接受治疗，表现为新发脑病。颅脑 MRI 显示深部灰质结构弥散受限（A 和 B），与缺血性梗死表现一致。CTV 未提示静脉血栓（图中未提供）。3 天后，患者的精神状况进一步恶化，复查 MRI 显示，脑桥内有大面积的弥散受限（C 和 D）

与其他细菌性脑膜炎一样，梅毒性脑膜炎可引起感染性血管炎，导致脑或脊髓缺血（脑膜血管性梅毒）。梅毒性脑膜炎最常见于梅毒螺旋体感染后的第 1 年，但也可以在感染后期出现（表 7-2）。脑脊液蛋白一般为 100～400mg/dl，脑脊液淋巴细胞计数为 200～400/mm³。虽然脑脊液梅毒试验一般为阳性，但仍需同时做血清螺旋体和非螺旋体检查[8]。

表 7-2 神经梅毒

神经梅毒	临床表现	诊 断	治 疗	预后及检测
早期	脑膜炎（有症状或无症状）、脑膜血管疾病（卒中）、视觉听觉障碍（葡萄膜炎、角膜炎、视网膜炎、视神经炎）	血清螺旋体及非螺旋体检测，CSF、VDRL	首选：盘尼西林 G240 万单位，肌内注射，每日 1 次 + 口服丙磺舒 500mg，每日 4 次，上述方案治疗 10～14 天 替代方案：青霉素过敏可脱敏治疗或头孢曲松 2g/d，静脉注射，治疗 10～14 天	治疗后 3～6 个月进行神经检查及腰穿，之后每 6 个月复查，直到多细胞增生及 VDRL 转阴
晚期	脊髓痨（脊髓背侧束）、全身麻痹（痴呆）			

CSF. 脑脊液；VDRL. 性病研究室

（二）结核性脑膜炎

高风险地区及免疫缺陷患者应考虑结核性脑膜炎可能。除发热、头痛、畏光等典型表现外，患者常发生脑积水、脑卒中及脑神经病变，原因是结核杆菌常引起基底部脑膜炎。结核性脑膜炎起病通常比细菌性脑膜炎慢，患者表现为持续几周的不适、低热、疲乏和头痛，随后出现明显的脑膜炎体征。继而病情进展迅速，患者可在几天内迅速出现意识障碍甚至昏迷。

结核菌素皮肤试验或干扰素 -γ 释放试验（interferon-gamma release assay，IGRA）阳性表明过去曾接触过结核分枝杆菌，但不能确诊结核性脑膜炎；同样地，阴性结果也不能排除诊断。脑脊液一般表现为蛋白含量增加（100～500mg/dl）和淋巴细胞增多（50～1000n/mm³），尽管在病程早期中性粒细胞占主导地位。低血糖是结核性脑膜炎的典型表现。尽管抗酸杆菌染色和细菌培养灵敏度低，但连续腰椎穿刺（3 次以上）可大大提高诊断率。核酸扩增试验可缩短诊断时间，特异性强，但敏感性不高。对于疑似感染耐药菌株的患者，应行 4 联疗法（异烟肼、利福平、吡嗪酰胺和乙胺丁醇）2 个月，然后利福平和异烟肼治疗至少 7 个月。所有未感染 HIV 的患者都应该接受辅助皮质类固醇治疗。对于来自结核性脑膜炎流行地区的临床疑似患者，在确诊前应行经验性治疗。

（三）真菌性脑膜炎

真菌性脑膜炎也呈亚急性，主要累及基底部。CSF 通常表现为葡萄糖含量降低而蛋白质含量升高。常见脑脊液淋巴细胞增多，但中性粒细胞甚至嗜酸性细胞也可增多。分析特定真菌感染时应考虑地区暴露史和患者免疫状况（表 7-3）。

表 7–3　真菌性脑膜炎

中枢神经系统真菌感染	神经系统表现	危险因素	影像表现	诊　断	治　疗
隐球菌（新型隐球菌）	• 脑膜脑炎、占位性病变（脑内肉芽肿）	• HIV、生物因素、免疫抑制药	• 脑膜强化，尽管脑脊液成高密度，但无脑积水表现	• 脑脊液抗原、墨汁染色	• 两性霉素 B+ 氟胞嘧啶，氟康唑巩固维持
曲霉菌	• 脑脓肿、血管病变	• 血液系统恶性肿瘤、中性粒细胞减少、骨髓移植、器官移植、神经外科手术、脊髓注射	• 脓肿病灶、出血性或缺血性卒中	• 半乳甘露聚糖（曲霉菌抗原）、PCR、脑脊液培养不敏感	• 伏立康唑，皮质类固醇可能有效，可能需要手术
非曲霉菌属（如毛霉菌、镰刀霉菌）	• 脑脓肿、脑膜炎、鼻 - 眶 - 脑病（毛霉菌感染），可合并海绵窦综合征、颈内动脉血栓形成	• HIV、静脉注射药物、糖尿病、皮质醇、去铁胺、铁过载、恶性血液系统疾病、骨髓移植、器官移植、营养不良	• 局灶病变、血肿、眶周水肿、海绵窦血栓形成	• 毛霉菌：组织病理学检测、PCR、脑脊液培养、BDG[a] 不敏感 • 其他类型：脑脊液培养、BDG[a]、PCR	• 毛霉菌：两性霉素 B 联合康唑类
念珠菌	• 脑膜脑炎	• 静脉注射药物、近期神经外科手术、脊髓注射、器官移植、早产、血管内介入操作	• MRI 显示脑膜强化或微点	• 脑脊液培养、BDG[a]	• 两性霉素 B 联合氟胞嘧啶，降级为氟康唑
双态性真菌（芽生菌病、组织胞浆菌病、球孢子菌病、副孢子菌病）	• 脑膜炎、脑膜脑炎、脊髓炎、脑脓肿	• 芽生菌 / 组织胞浆菌：与密西西比河和俄亥俄河流域接壤的州 • 球孢子菌：美国西南部的沙漠 • 副球孢子菌：美国中部及南部 • HIV，类固醇类，移植患者，高龄	• 脑膜强化、脓肿、脑积水	• 脑脊液、血清及尿液中芽生菌、组织胞浆菌抗体检测、脑脊液检测、脑脊液 PCR、脑脊液培养	• 芽生菌 / 组织胞浆菌：两性霉素联合康唑类 • 球孢子菌：氟康唑或伊曲康唑，可考虑使用类固醇 • 副孢子菌：两性霉素 B 联合复方磺胺甲噁唑

a. 1–3–β–D 葡聚糖对隐球菌、毛霉菌、皮炎芽孢杆菌不敏感，在使用哌拉西林 – 他唑巴坦和氨苄西林等抗生素时会产生假阳性结果

HIV. 人类免疫缺陷病毒；PCR. 聚合酶链式反应；BDG.（1–3）–β–D 葡聚糖

　　隐球菌是真菌性脑膜炎最常见的原因，尤其是对于免疫功能低下的患者。脑脊液隐球菌抗原阳性即可诊断。颅内压过高的患者应该连续行腰椎穿刺，最终可能需要进行脑脊液引流或分流干预。隐球菌性脑膜炎的标准治疗包括两性霉素 B 和氟胞嘧啶起始治疗 2 周，如果脑脊液培养仍呈阳性或临床症状无明显改善，则延长治疗，然后大剂量氟康唑巩固治疗至少 8 周，最后低剂量氟康唑维持至少 1 年 [9]。

（四）病毒性脑膜炎

病毒性脑膜炎虽然比细菌性脑膜炎更常见，但通常临床表现不那么严重，而且具有自限性。引起脑膜炎的最常见的病毒是肠道病毒、水痘带状疱疹病毒（VZV）、单纯疱疹病毒 –2（HSV–2）和虫媒病毒（表 7–4）。因为病史和体格检查无法可靠区分病毒性脑膜炎和细菌性脑膜炎，所以需行腰椎穿刺以明确诊断。脑脊液通常表现为蛋白质含量轻至中度升高，尽管中性粒细胞在早期占主导地位，淋巴细胞仍有轻至中度升高。脑脊液葡萄糖含量通常正常，而某些情况下也可能降低。尽管阿昔洛韦在 HSV–2 型脑膜炎中的疗效尚不确定，但在予以支持治疗的同时可静脉注射阿昔洛韦治疗 VZV 脑膜炎。

表 7–4　病毒性脑膜炎

病毒性脑膜炎	诊　断	特　征
肠道病毒	脑脊液 PCR	• 病毒性脑膜炎最常见原因
人类免疫缺陷病毒（HIV）	血清学检测、血清及脑脊液病毒载荷	• 常见于 HIV 感染初期
单纯疱疹病毒（HSV）	脑脊液 PCR	• HSV–2 可引起单次或复发性 Mollaret 脑膜炎 • 大多数 HSV–2 型脑膜炎患者不具有生殖器疱疹病史 • 尽管可能为自限性疾病，但仍可用阿昔洛韦治疗，尤其是免疫缺陷患者 • 暂无明确证据表明伐昔洛伟可用于治疗复发性脑膜炎
淋巴细胞脉络丛脑膜炎病毒（LCMV）	血清学检测、脑脊液细胞培养	• 经啮齿动物的尿液和粪便排泄，可经直接接触及气溶胶传播，20%～30% 可出现低血糖，白细胞数可 > 1000/μl
水痘 - 带状疱疹病毒（VZV）	脑脊液 PCR、脑脊液及血清中 IgG 指数	• 可用阿昔洛韦治疗

PCR. 聚合酶链反应

三、脑炎

脑实质的炎症称为脑炎。患者可出现发热、头痛、局灶性神经系统症状、癫痫和脑损伤征兆。许多病原体都能导致脑炎，其中大多数感染病例是由病毒引起的。过去认为脑炎是感染引起，但人们逐渐认识到自身免疫因素也参与其中，这一部分，我们将综述常见的感染源。

（一）单纯疱疹病毒

散发性传染性脑炎最常见的病因是单纯疱疹病毒[10]（表 7-5），大多数病例由 HSV-1 引起，约 10% 由 HSV-2 引起[11]。最典型的表现是发热、脑损伤症状、失语和其他局灶性神经系统体征，高达 2/3 的患者在疾病过程中可出现癫痫。非强直阵挛性癫痫持续状态可出现于 HSV 感染和其他类型脑炎。对于脑炎后出现精神意识状态改变的患者，临床医师应放宽脑电图检查的条件并及早实施脑电图检查。

表 7-5　疱疹病毒相关脑炎

病毒类型	临床表现	诱　因	诊　断	治　疗
单纯疱疹病毒 -1（HSV-1）	脑膜脑炎		PCR、MRI（不对称的两颞叶、岛叶、额下部 T_2 高信号可变增强）	阿昔洛韦
单纯疱疹病毒 -2（HSV-2）	脑膜脑炎，也可单独致脑膜炎（表 7-3）	免疫缺陷	PCR	阿昔洛韦
水痘 - 带状疱疹病毒（VZV）	脑膜脑炎、血管病变导致的缺血性和出血性梗死	免疫缺陷	PCR、血清及脑脊液 IgG 指数	阿昔洛韦
巨细胞病毒（CMV）	脑炎、神经根炎、视网膜炎	免疫缺陷	PCR，定量血清 PCR 追踪治疗效果，帮助确定病情严重程度	更昔洛韦、膦甲酸联合缬更昔洛韦
人疱疹病毒 -6（HHV-6）	边缘系脑炎	免疫缺陷，尤其是骨髓移植及器官移植患者	PCR	更昔洛韦、膦甲酸
EB 病毒（EBV）	脑炎	免疫缺陷	PCR	支持治疗

PCR. 聚合酶链反应

脑脊液 HSV 聚合酶链反应（PCR）检测灵敏度高，特异性强，通常可以确定诊断，但在超急性期获取的样本检测结果可能为阴性。

MRI 表现为明显的不对称，T_2 相通常表现为双侧颞中回、岛叶皮质和额叶下外侧病变，伴有或不伴有钆增强（图 7-3）。虽然 MRI 表现不具有特异性，但超过 90% 的患者在症状出现后 48h 出现 MRI 异常，在第 3～10 天这个比例接近 100%[12]。MRI 检查除了具有非常高的敏感性外，还能提示预后，MRI 显示为弥散限制者，预后更差[13]。脑电图通常表现为偏侧周期性放电。阿昔洛韦的治疗剂量为 10 mg/kg，持续 14～21 天。若未能及时抗病毒治疗则可能导致病情恶化。在接受治疗后，少数患者可发展为感染后脑炎，产生抗 N - 甲基 -D- 天冬氨酸（NMDA）受体的抗体[14]。

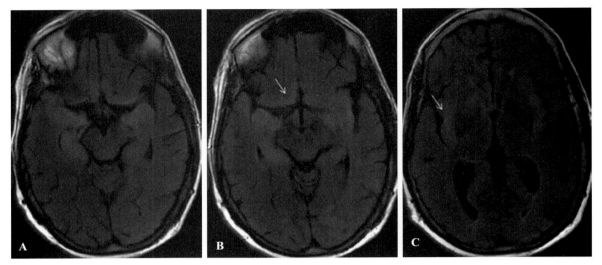

▲ 图 7-3　63 岁老年女性感染 HSV 型脑炎，出现症状 48h 后行颅脑 MRI 检查，显示右侧 T$_2$ FLAIR 信号异常，高于左侧中颞叶结构（A，B）、右侧眶额区（箭）（B）及右侧岛叶皮质（白箭）（C）

（二）其他疱疹病毒

水痘 - 带状疱疹病毒（VZV）是脑炎的另一个原因，尤其在免疫缺陷患者中，可能会引起脑膜炎、血管病变和脊髓炎而且常并发皮肤病变。影像学可表现为软脑膜增强，以及出血性或缺血性病变。VZV 脑膜脑炎可引起小血管炎，在病毒感染后数天到数月可发生延迟性血管病变导致缺血性脑卒中并累及大血管。脑脊液 VZV 病毒 PCR 是疾病早期的首选检测方法，但 VZV IgG 血清脑脊液指数可用于慢性感染诊断，特别是迟发性血管病变患者。尽管很少有研究证实其疗效，静脉注射阿昔洛韦仍可用于治疗 VZV 脑膜脑炎和迟发性血管病变。

巨细胞病毒（CMV）可引起免疫缺陷患者发生脑炎，但更常见的是引起多发神经根炎或视网膜炎。

Epstein-Barr 病毒（EBV）可在免疫功能低下和免疫功能正常的患者中引起脑炎。然而，在解读脑脊液 EBV 病毒 PCR 阳性结果时需要谨慎，因为阳性也可见于其他病原体引起的中枢神经系统炎症或感染，可能是由于潜在感染的白细胞进入鞘内间隙所致[15]。脑脊液 EBV 病毒 PCR 阳性也可见于 CNS 淋巴增生性疾病。只有在排除了其他可能的原因之后，才能确诊为 EBV 病毒感染。

人类疱疹病毒（HHV）-6 可导致边缘系脑炎，主要发生在实体器官移植和造血细胞移植的患者中。然而，与 EBV 感染的情况一样，HHV-6 会引起周围单核细胞浸润，PCR 结果阳性不一定反映活动性感染。此外，约 1% 的人群中发现遗传整合的染色体 HHV-6，这些患者可以在没有活动性感染的情况下在血液和脑脊液中检测到高水平的病毒 DNA 表达。一般来说，HHV-6 脑炎的诊断要特别谨慎，只有临床症状相符并排除了其他可能的病因后才能诊断。

（三）肠病毒

肠病毒感染最常见的表现是脑膜炎，但有些患者表现为脑炎[17]。脑干脑炎伴自主神经功能障碍和肌阵挛可发生于肠病毒 71 型，尤其是在儿童中发病率更高。虽然在用 CD_{20} 单抗（如利妥昔单抗）治疗的患者和患有原发性免疫缺陷病的患者，也有死亡病例的报道，但肠病毒脑膜脑炎在成人中往往不那么严重。这类病例可考虑静脉注射免疫球蛋白（IVIG）。

（四）虫媒病毒

虫媒病毒（布尼亚病毒、披膜病毒、呼肠病毒和黄病毒）的传播途径是节肢动物，主要是蚊子和蜱，各种感染的发病率随地理区域和季节性暴露而有很大差异（表 7-6）。

表 7-6　经节肢动物传播的中枢神经系统感染

病　毒	临床表现	诊　断	载　体	地理分布
虫媒病毒				
西尼罗病毒	脑膜脑炎、脑干脑炎、脑膜炎、脊髓炎	脑脊液血清学	蚊子	北美洲、亚洲、非洲
登革病毒	脑膜脑炎、出血热、休克、血小板减少症、白细胞减少症	PCR 和血清学	蚊子	亚洲、非洲、拉丁美洲
玻瓦桑病毒	脑膜脑炎	脑脊液血清学	蜱	美国北部、加拿大、欧洲
森林脑炎	脑膜脑炎	脑脊液血清学	蜱	欧洲，亚洲
穆雷谷病毒	脑膜脑炎	脑脊液血清学	蚊子	澳大利亚
圣路易斯病毒	脑膜脑炎、脑干脑炎	脑脊液血清学	蚊子	北美洲
日本病毒	脑膜脑炎	脑脊液血清学	蚊子	亚洲
多加病毒				
基孔肯雅病毒	脑膜脑炎	PCR 和血清学	蚊子	非洲、亚洲、欧洲
委内瑞拉，东、西方马脑炎	脑膜脑炎、低钠血症	脑脊液血清学	蚊子	美洲
呼肠病毒				
科罗拉多蜱热	脑膜脑炎、白细胞减少症	脑脊液血清学	蜱	美国西部
布尼亚病毒				
拉克罗斯脑炎	脑膜脑炎、低钠血症	脑脊液血清学	蚊子	美国中部及东部
托斯卡纳病毒	脑膜脑炎	脑脊液血清学	白蛉	欧洲

（续表）

病　毒	临床表现	诊　断	载　体	地理分布
弹状病毒				
金迪普拉病毒	脑膜脑炎	脑脊液血清学	白蛉、蚊子	印度、非洲

PCR. 聚合酶链反应

　　西尼罗河病毒感染是整个美国大陆的地方病，是最常见的虫媒病毒感染。免疫抑制或年龄在 65 岁以上的感染患者发生侵袭性神经疾病的风险最高，但人群感染这种病毒的机会＜ 1%[18]。除脑炎外，该病毒还可引起脑膜炎或脊髓炎，并且常伴有急性弛缓性麻痹。脑炎在老年患者中较为常见，而脑膜炎在年轻患者中更为常见。MRI 显示间脑、基底节、脑干、软脑膜和脊髓前角存在异常。对节肢动物传播的病毒性脑炎的检测应包括脑脊液中的 IgM 和 IgG，因为虽然脑脊液 PCR 特异性高，但并不敏感。血清学检测可能在感染早期呈阴性，如果高度怀疑病毒感染且没有发现其他脑炎原因，应重复检查。神经侵袭性西尼罗河病毒感染重症患者的早期预后较差，但随着时间的推移可能缓慢恢复[19]。

　　值得注意的是，在北美包括圣路易斯病毒、长曲棍球病毒和波瓦桑病毒等在内的虫媒病毒，都可能出现类似的表现（图 7-4）。感染与暴露风险密切相关，因此在进行测试之前应考虑这一点，因为可能会出现假阳性结果。

（五）狂犬病

　　狂犬病是由溶血病毒属——横纹肌病毒科中许多不同种类的嗜神经病毒引起，这类病毒通过动物噬咬传播给人类。该病有两种临床形式，包括脑炎性狂犬病（占病例的 80%）和麻痹性

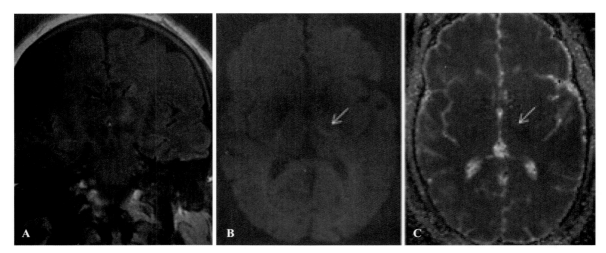

▲ 图 7-4　一名患有波瓦桑病毒脑炎的 56 岁女性，表现为发热，偏瘫和帕金森综合征。磁共振显示左侧深灰色核 T₂ FLAIR 信号异常（A）和左丘脑弥散受限（白箭）（B 和 C）

狂犬病。症状发作时间为暴露后的 20～90 天，但已有文献报道潜伏期超过 1 年的病例。最早的神经系统症状通常是暴露部位附近的感觉异常、疼痛和瘙痒。在脑炎性狂犬病中，会出现继发性兴奋过度、幻觉、精神错乱和肌肉紧张等症状。恐水症的最初表现为病理性的吞咽困难，继而由于在试图饮水时咽部肌肉不自主痉挛而引起对水的极度恐惧。在麻痹性狂犬病中，早期的肢体无力可能只影响被咬伤的部位，但最终发展到累及其他肢体和延髓肌肉时，会出现类似吉兰-巴雷综合征的症状。在这两种类型中，进行性神经系统恶化都会导致瘫痪、昏迷和死亡。

磁共振成像显示海马、下丘脑和脑干的 T_2 信号增加。狂犬病的确诊基于多种诊断方法。可以对血清和脑脊液行血清学检测，也可以对唾液进行反转录（RT）PCR。颈部皮肤活检适用于检测存在于毛囊基部皮肤神经中的狂犬病抗原。尽管接触狂犬病毒后，可通过预防措施来阻止疾病进展，但目前尚无有效的治疗方法。

（六）细菌和寄生虫

尽管细菌性脑炎可以单独发生，但还是以伴发细菌性脑膜炎最常见（表 7-7）。肺炎支原体性脑炎常见于年轻人和儿童，可能是由感染后的免疫炎症反应引起的，目前机制仍不清楚。脑脊液中肺炎支原体的 IgM 和 PCR 阳性可支持诊断。已知李斯特菌可引起菱形脑炎，患者可能出现脑干或小脑体征，如眩晕、脑神经病、共济失调或延髓麻痹。

落基山斑疹热是与脑炎相关的潜在致死性蜱传疾病，主要发生于儿童。磁共振可以显示脑室周围和皮质下白质多发性小梗死，称为"星空状"外观[20]。因其是少数几种有特异治疗方法的传染性脑炎，故该病需明确诊断。PCR 检测的灵敏度较低，故血清学是首选检测方法。多西环素是一线治疗药物。

虽然严格来说疟疾不是引起脑炎的原因，但它是患者出现发热和神经系统症状时要考虑的另一种重要病原。相比于生活在疟疾流行地区的发病，成年人脑型疟疾更常见于免疫缺陷病例。该病的诊断与接触史密切相关。脑型疟疾几乎总是与恶性疟原虫感染有关，其危险因素包括年龄、免疫抑制、妊娠和脾切除。大约在出现不规则热、全身乏力、腹痛、头痛、厌食和呕吐等前驱症状 7 天后出现中枢神经系统症状和癫痫，最终昏迷。患者往往会出现视网膜出血。脑脊液清亮，但压力通常会升高，并且脑水肿程度与此病的发病率和死亡率密切相关。诊断该病应基于血液涂片结果并结合病史。治疗方法较为复杂，包括抗疟疾治疗、控制癫痫发作和颅内压管理。

四、脊髓炎

感染性脊髓炎的临床表现取决于感染的脊髓节段。大多数病例是由病毒引起的，既可能是原发感染，也可能由潜伏的感染病毒被激活而导致。潜伏病毒沿感觉神经从背根神经节向脊髓逆行扩散而引起脊髓炎。该病的症状和体征包括疼痛、无力、感觉改变和尿潴留等。VZV 通常

表 7-7 脑膜炎的细菌性及寄生虫性病因

细菌性和寄生虫引起的脑膜炎	暴露源	临床症状	诊 断	疗 法
落基山斑疹热	接触蜱虫，在儿童中最常见	脑炎	血清学，由于多发性白质梗死磁共振可显示"星空样"外观	多西环素
福纳格里阿米巴原虫	通常在游泳时吸入或直接与水接触，最常见于儿童	原发性阿米巴性脑膜炎，病程与急性细菌性脑膜炎相似，属于快速进行性脑膜脑炎	脑脊液可表现为出血性多细胞血症，并伴有压力升高、高蛋白和低糖。湿法预处理可能显示出生物游动的生物脑脊液 PCR	最常用的是两性霉素加利福平，也可加用唑类或大环内酯类药物，预后通常很差，最佳疗法仍不明确
棘阿米巴	通常在环境中发现，通过吸入或直接与皮肤接触传播，最常见于免疫抑制患者与隐形眼镜的使用有关	亚急性-慢性脑膜脑炎伴占位性病变	脑脊液中蛋白质升高，葡萄糖低或正常，脑膜 PCR，组织病理学	两性霉素 B 或氟康唑，可能需要脑脊液分流或手术，最佳方案或较差，预后通常较差
阿米巴	疾病常与各种户外活动导致的灰尘和土壤接触有关，最常见于免疫抑制患者，但疾病也可生在免疫能力强的患者	亚急性-慢性肉芽肿性脑膜炎，可能有单灶或多灶性占位性肿块病变，通常累及同脑和脑干，可能有慢性肉芽肿性皮肤病变	组织病理学，PCR	喷他脒，克拉霉素，磺胺嘧啶和氟康唑，可能需要脑脊液分流或手术，最佳治疗方案仍不明确，预后通常较差
柯氏杆菌（Q 热）	接触了猫，绵羊和山羊的胎盘组织，分娩液或新生动物，在成人中比儿童更常见	脑炎	血清学和 PCR	多西环素氟诺酮类原料药，也可选择复方新诺明
弓形虫病	免疫抑制制剂的环境暴露	脑炎，局灶性神经功能障碍，癫痫	血清学，磁共振（通常表现为多发、环形强化、水肿），脑组织活检	多种方案包括磺胺嘧啶，乙胺嘧啶和亮氨酸
巴尔通体属	氛子	脑炎	PCR 和血清学，血清学不能单独用于诊断，培养异性高且灵敏感	多西环素＋庆大霉素
钩端螺旋体	动物接触，污染的土壤	脑炎，脑膜炎	血清学，PCR，显微镜凝集试验	静脉注射青霉素，静脉注射多西环素，头孢曲松钠或头孢噻肟
支原体	呼吸道，可能的感染后自身免疫现象	脑炎、脑膜炎、脊髓炎，最常见于儿童和青少年	血清及脑脊液血清学，PCR	大环内酯类，喹诺酮类或多西环素，类固醇，也可使用头孢噻肟

PCR. 聚合酶链反应

在脊髓炎时引起皮疹。HSV-2 可在肛门 - 生殖器感染数天至数周后引起骶骨脊髓神经根炎，并伴有严重疼痛、尿潴留、直肠张力下降和排便费力等症状。虽无足够证据支持但临床上通常使用阿昔洛韦和皮质类固醇治疗[21]。

五、检测方法

应基于免疫状况和接触史选择脑膜脑脊髓炎患者的诊断检查方法。但是，由于鉴别诊断的范围很广，接近 50% 的病例不能确定具体的病因。临床医师有越来越多针对各种病原体进行测试的选择，而不仅仅只是针对特定的病原体（表 7-8）。例如脑膜炎 / 脑炎的基因芯片试剂盒，利用核酸扩增可以同时检测 14 种病原体。其他手段如 16s rRNA，则用于检测样品中存在的任何细菌。脑脊液和脑组织样本的宏基因组二代测序，可以检测所有潜在的已经编目和测序的病原体 DNA 或 RNA 序列。这些测试的功能、成本和适用对象各不相同，但有理由相信在不久的将来会成为一种常规的诊断方法。

表 7-8　不针对特定病原体的测试

测试试验	功　能	效　用
FilmArray 脑膜炎 / 脑炎（ME）试剂盒	实时 PCR 可同时检测 14 种病原体：大肠杆菌 K1、流感嗜血杆菌、单核细胞增生性李斯特菌、脑膜炎奈瑟球菌、肺炎链球菌、无乳链球菌、CMV、VZV、HSV 1、HSV 2、HHV-6、肠病毒、人双埃柯病毒和新型隐球菌 / 加蒂隐球菌	• 周转时间短，减少不必要的暴露 • 敏感性和特异性因特异病原体而异，但大多数＞ 90%，而隐球菌的敏感性和特异性较低 • 假阳性和假阴性结果都会出现 • 没有必要对免疫能力强的成年人进行广泛的抗生素敏感性测试，但对于免疫缺陷的患者和之前接受过抗生素治疗的人，可能是必要的
16S rRNA PCR 测序	检测细菌（包括分枝杆菌）中高度保守的 16S rRNA 基因聚合酶，然后对扩增产物进行测序，从而进行诊断	• 90% 敏感性和特异性，可用于鉴定经过治疗的脑膜炎或细菌培养阴性的脑膜脑炎中 • 无抗生素敏感性
（1-3）-β-D- 葡聚糖	（1-3）-β-D- 葡聚糖是大多数真菌（隐球菌、接合菌和皮肤芽孢杆菌）中存在的一种细胞壁多糖	• 血清的敏感性和特异性因人群而异（免疫缺陷人群的最高）。很少有研究评估脑脊液检测作为真菌感染早期诊断的辅助手段的效果 • 阴性结果不能排除 CNS 真菌感染 • 如果提前使用了哌拉西林 - 他唑巴坦和氨苄西林等抗生素会导致假阳性结果
基因组测序	对脑脊液或脑组织样本中的所有 DNA 和 RNA 进行测序。结果可以与所有已知微生物的数据库进行比较	• 可以检测临床样品中的任何病原体（细菌、病毒、真菌和寄生虫） • 有助于诊断隐源性脑膜脑炎 • 尚未广泛使用，且价格昂贵 • 可能过于敏感

CMV. 巨细胞病毒；VZV. 水痘 - 带状疱疹病毒；HSV. 带状疱疹病毒；HHV. 人类疱疹病毒；CNS. 中枢神经系统；PCR. 聚合酶链反应；RNA. 核糖核酸；DNA. 脱氧核糖核酸

六、占位性病变

（一）细菌

细菌性脑脓肿可表现为不伴发热或其他症状的颅内肿块。常见病因包括邻近部位感染灶的扩散（脑膜炎、牙源性感染、耳源性感染）、创伤、外科手术和血行播散（表 7–9）。患者表现为持续性头痛、局灶性神经功能障碍和癫痫发作。就诊时仅 50% 的患者出现发热。MRI 通常显示为位于灰白质交界处的一个或多个环形强化病灶，伴有或不伴水肿。中央扩散受限有助于区分脓肿与其他影像学呈现环形强化的脑病变（表 7–10）。颅内感染通常由厌氧菌、链球菌和葡萄球菌引起[22]，免疫缺陷患者的脑脓肿可由诺卡菌感染引起（图 7–5）。治疗方法取决于脓肿的数量和位置，包括抗生素和神经外科干预（立体定向或开放引流）以控制病情（图 7–6）。细菌感染可形成硬膜下积脓和硬膜外脓肿等，除抗生素治疗外，还需要手术引流。尽管 CT 也可以分辨出硬膜下积脓和硬膜外脓肿，但 MRI 更为敏感（图 7–7）。

除非伴有脑膜炎，否则脑脊液检查通常为阴性，并且可能因占位效应导致颅压增高而存在腰椎穿刺禁忌。可以行血液细菌培养，但确诊此病需要对手术样本进行细菌学检测。经验性使用抗生素应覆盖厌氧菌，即除了联合万古霉素和第三代头孢菌素外需增加甲硝唑。

表 7–9　细菌性脓肿

细菌源 / 免疫状态	特异微生物
牙源性	链球菌属、嗜血杆菌、拟杆菌、普氏菌属、梭菌属
耳源性	链球菌属、绿脓杆菌、拟杆菌、肠杆菌科
鼻窦	链球菌属、嗜血杆菌、拟杆菌、梭菌属
肺	溶血性链球菌、梭菌属、放线菌
泌尿道	绿脓杆菌、肠杆菌
先天性心脏畸形	链球菌种
心内膜炎	草绿色链球菌、金黄色葡萄球菌
穿透性头外伤	金黄色葡萄球菌、梭菌、肠杆菌
外科手术	葡萄球菌、链球菌、绿脓杆菌、肠杆菌
免疫缺陷	刚地弓形虫、李斯特菌（脑干脓肿） 星形诺卡菌、曲霉属真菌、新型隐球菌、假丝酵母

表 7-10 细菌性脓肿的影像学特征及与孤立性肿块的鉴别

	脓 肿	MS 肿瘤样脱髓鞘病变	胶质瘤	转移瘤	淋巴瘤
水肿	+/+++	+/++	高级别：+++ 低级别：+	+/++	+/+++
T₁W	等信号	低信号	混杂信号	混杂信号	低信号
T₂W	高信号	高信号	高级别：混杂信号 低级别：高信号	混杂信号	高信号
环形强化	环形	环形或对灰质开放的 C 形弧状	高级别：环形 低级别：稀薄的	环形 / 不完整的弧形	环形 / 不完整的弧形
DWI	中央	外围（边缘）	混杂信号	混杂信号	中央 / 外围

MS. 多发性硬化；DWI. 磁共振弥散加权成像

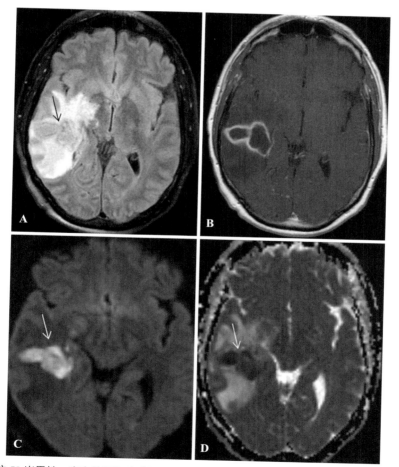

▲ 图 7-5 一位 50 岁男性，有自体干细胞移植史和移植物抗宿主病的慢性免疫抑制病史，严重头痛 5 天伴神志不清。颅脑磁共振显示在右颞叶有一个 T₂ 等强度结节状肿块病变，伴有广泛的血管性水肿（黑箭）（A），环状增强（B）和中央扩散受限（C 和 D）（白箭）。脑组织活检培养出诺卡菌

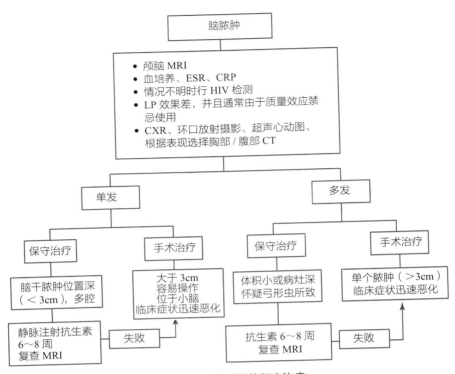

▲ 图 7-6　脑脓肿的初步治疗

MRI. 磁共振成像；ESR. 血沉速度；CRP. C 反应蛋白；HIV. 人类免疫缺陷病毒；LP. 腰椎穿刺；CT. 计算机断层扫描；CXR. 胸部 X 线（经授权改编自 Figure in "Chapter 32 Brain Abscess." *The Practice of Emergency and Critical Care Neurology*. Wijdicks, E FM. Oxford University Press，2010，pg.465）

（二）真菌

在免疫抑制情况下，可发生真菌性脑脓肿，通常见于免疫抑制的情况下（表 7-3）。曲霉菌可通过血液，从附近结构（如鼻旁窦、外科手术或真菌性心内膜炎）传播而引起 CNS 感染。中枢神经系统曲霉病最常见的表现是肿块样病变（曲霉瘤），还可引起脑梗死、侵及脊髓和罕见的孤立性脑膜炎。脑脊液曲霉抗原（半乳甘露聚糖）如果呈阳性可进行诊断，但最好行脑组织活检。

在出现脑脊液化验指标异常、存在身体其他部位真菌感染或在免疫抑制的情况下对抗生素治疗无反应时，应怀疑为真菌性脓肿，并立即考虑开始经验性抗真菌治疗。

（三）寄生虫

导致中枢神经系统占位性病变的寄生虫病包括弓形虫病、囊虫病和巴氏阿米巴原虫。弓形虫是一种细胞内寄生虫，经由卵母细胞而感染。虫体可以保持在休眠状态，在免疫抑制的患者中可发现深灰质或灰白质交界处出现多个环形强化病灶，并伴有明显的水肿（图 7-8），常伴有癫痫发作、头痛、局灶性神经功能障碍和运动亢进等。对于有流行病学史的患者通常可以通过神经影像学和血清学进行诊断，但有时需要进行活检。治疗包括纠正免疫抑制状态以及抗寄生虫治疗。初始治疗通常为 6 周疗程的磺胺嘧啶、乙胺嘧啶和亚叶酸[23]。

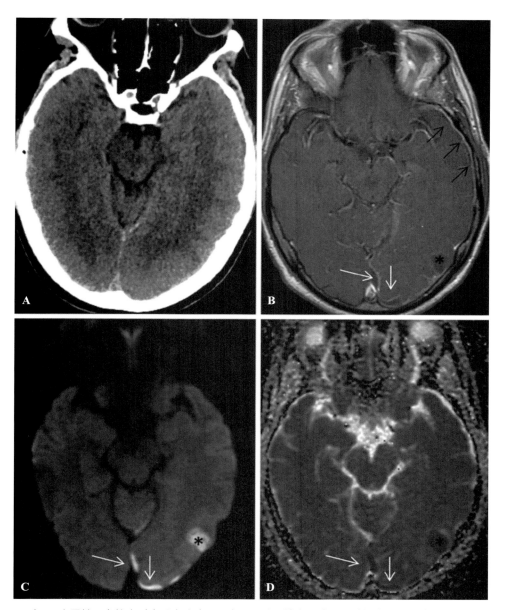

▲ 图 7-7 一名 55 岁男性，在检查时表现为头痛、恶心、呕吐、神志不清及局灶性表现。入院时 CT 检查无显著性异常（A）。T₁ 钆图像（B）显示左半球软脑膜强化（黑色箭头），环状强化病变（∗）和相关的硬膜下积脓（白箭）。硬膜下积脓显示出弥散受限（白箭，C 和 D），环形强化病变（∗），与硬膜下积脓及相关脓肿的诊断一致。患者接受了开颅手术以清除脓肿。血培养和脑脊液培养阴性，但手术组织培养有咽峡炎链球菌生长（未显示）

七、人类免疫缺陷病毒

在急性感染期，人类免疫缺陷病毒（HIV）患者可表现为自限性脑膜脑炎，虽然并不常见，但在此阶段可发展为脊髓炎。HIV 感染还可伴有多种免疫介导的神经系统并发症，包括脑神经病、脱髓鞘或轴突性多神经根神经病。

随着 CD_4^+ T 细胞数量的下降，患者存在机会性感染及发生中枢神经系统淋巴瘤等恶性肿瘤的风险。进行性多灶性白质脑病（progressive multifocal leukoencephalopathy，PML）是一种严重的中枢神经系统脱髓鞘疾病，主要由免疫缺陷患者体内的约翰·坎宁安（John Cunningham，JC）病毒再活化引起，在 CD_4^+ T 细胞计数 < 200mm³ 的 HIV 患者中常见。其特点为隐匿性起病，并伴有局灶性神经功能障碍、认知改变、偏盲和进行性加重的共济失调。MRI 通常显示白质不对称多发 T_2 信号改变，而 T_1 则为低信号且无占位效应（图 7-9），也可表现为单个病灶。免疫功能减退和免疫重建炎症综合征（immune reconstitution inflammatory syndrome，IRIS）的患者可出现钆强化和脑水肿。脑脊液 JC PCR 具有很高的敏感性和特异性。但若 PCR 结果 2 次均呈阴性，仍然高度怀疑 HIV 感染可能，则应行脑组织活检。主要治疗方法是恢复免疫功能。在 HIV 患者

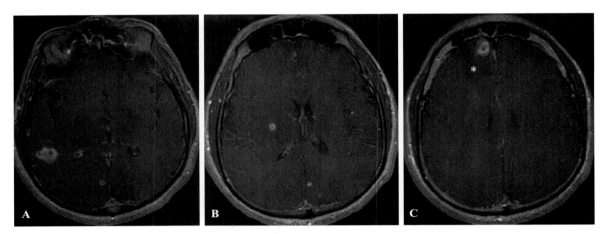

▲ 图 7-8　一名 48 岁伴有中枢神经系统弓形虫病的新近 HIV 感染男性患者。颅脑磁共振显示在大脑皮质、近皮质白质和深部灰质存在多个环形强化病变。右额叶病变伴有明显的血管源性水肿（*）

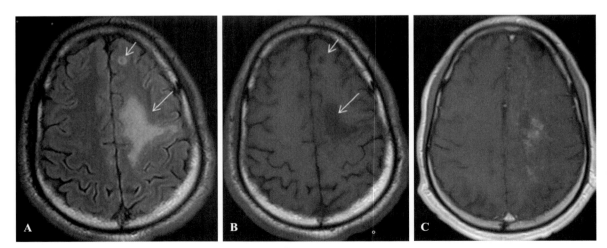

▲ 图 7-9　一名 25 岁男性表现为进行性右侧偏瘫和失语

颅脑磁共振显示左额叶皮质下白质中有两个离散的 T_2 高信号病变（A）与相应的 T_1 低信号（B）（白箭）。脑脊液研究确诊为进行性多灶性白质脑病，且患者 HIV 阳性。在开始抗反转录病毒治疗 4 周后，患者出现了失语和偏瘫的恶化。重复颅脑磁共振检查发现与先前确定的左额叶病变（C）相关的斑点状钆增强，与免疫重建炎症综合征一致

中，早期抗反转录病毒治疗对于半数患者有效，但 IRIS 患者通常治疗无效，并且常见神经系统后遗症。

　　无中枢神经系统的 IRIS 被定义为既存的或治疗引起的机会性致病菌感染导致的病理性炎症反应。IRIS 是由于机体对病原体特异性抗原免疫应答失调所致。在艾滋病患者中，IRIS 的特征表现是在开始抗反转录病毒治疗后出现临床症状恶化。IRIS 通常是机体对诸如结核分枝杆菌、新型隐球菌或 JC 病毒等机会性感染源产生免疫反应所致[24]。临床症状恶化表现为意识改变、局灶性神经功能障碍、脑神经病变和癫痫发作，常在开始抗反转录病毒治疗的 3～5 周后发生，但也可能在治疗数月后发生。影像学表现取决于病原体种类，常见钆对比剂增强和脑水肿很常见。此类患者通常应给予糖皮质激素治疗，但仍缺乏证明其疗效的数据。建议在抗反转录病毒治疗前几周开始预防机会性感染，这样可以减少 IRIS 发生的概率，但并不能完全消除其风险。

要点总结

- 中枢神经系统感染有很高的发病率和死亡率，及时识别后开始治疗可改善预后。
- 仅不到一半的脑膜炎患者会出现头痛、颈强直和发热的三联征。
- 抗生素的使用会降低脑脊液革兰染色和培养的检出率。然而，不应因诊断测试的延误而延迟使用抗生素。
- 脑膜炎患者可能出现意识模糊、躁动、局灶性神经功能障碍和癫痫发作，提示脑实质受累，应迅速启动覆盖 HSV 的经验性治疗方案。
- 脑炎的鉴别诊断范围很广，包括感染性和自身免疫性脑炎。
- 头痛和局灶性神经体征是脑脓肿最常见的表现。大约一半的患者会出现发热。
- 早期开始抗反转录病毒治疗可以降低与 HIV 相关 PML 的死亡率，但常伴发 IRIS 和神经系统后遗症。

急性神经肌肉性呼吸衰竭

Acute Neuromuscular Respiratory Failure

Katherine Schwartz　Christopher L. Kramer　著

耿　畅　魏俊吉　译

魏俊吉　校

诊断要点

- 潮气量下降是神经肌肉性呼吸衰竭的首发病理生理学表现，起初患者使用辅助呼吸肌帮助呼吸和增加呼吸频率可实现功能代偿，但代偿机制耗竭时，患者会发展为低氧性高碳酸性呼吸衰竭。

- 正常动脉血气分析结果并不意味着患者可排除神经肌肉性呼吸衰竭诊断，尤其是对于呼吸急促的患者来说，更是异常的表现。

- 延髓肌无力可导致患者发生误吸，从而使呼吸功能进一步恶化。

- 言语中断、"氧饥饿感"，尤其是胸腹矛盾呼吸是神经肌肉性呼吸衰竭的终末期表现，应考虑进行气管插管。

- 吉兰 - 巴雷综合征（Guillain–Barré syndrome, GBS）与重症肌无力（myasthenia gravis, MG）是最常见的引起原发性急性神经肌肉性呼吸衰竭的病因。而危重病性神经肌肉病（critical illness neuromyopathy, CINM）是最常见的引起继发性急性神经肌肉性呼吸衰竭的病因。

治疗重点

- 患者出现以下情况应送往 ICU 接受密切监护：严重或快速发展的四肢无力、严重延髓肌无力、胸部 X 线片异常、自主神经功能障碍、呼吸功能不全。

- 延髓肌无力的患者需要加强肺部清洁，包括吸痰、胸部理疗、空气加湿及使用化痰药物。

- 依据患者呼吸衰竭的严重程度给予通气支持；预防性插管可以减少相关并发症。

- 无创通气支持可应用于非急性呼吸性酸中毒（病情较稳定）患者与预期通过治疗可迅速

好转（如 MG）的患者。

- 针对 GBS 与 MG 患者，应尽早开始疾病修正治疗（免疫治疗）。

预后概览

- 神经肌肉性呼吸衰竭患者的预后取决于具体病因。
- 病因未明的神经肌肉性呼吸衰竭患者的预后往往较差。
- 严重 GBS 患者往往需要长期住院，但鉴于多数患者最终可达到良好的生活质量且 GBS 的死亡率通常很低，因此给予患者足够的鼓励和希望是十分必要且合理的。
- 尽管有些患者需要有创通气及较长的 ICU 监护时间，多数患者在应用免疫治疗后可迅速好转，预后一般较好。
- 尽管 CINM 患者可实现完全康复，但留下躯体残疾后遗症也并不少见。

一、概述

神经科医师或神经重症监护室医师会在急诊科、其他科室 ICU（作为会诊医师）或普通病房（患者病情恶化导致呼吸功能不全或无法排出分泌物）遇到急性进行性神经肌肉无力的患者。此时首要步骤是确认患者急性呼吸衰竭的严重程度，并根据病情严重程度及时进行干预。然而，对于需要无创或有创通气支持的患者，应在其出现明显的呼吸衰竭迹象之前就给予通气。评估患者神经肌肉性呼吸衰竭的严重程度需要了解本病的病理生理学机制、相关症状和体征，以及帮助判断患者是否需要转入重症监护室或进行通气支持的相关辅助检查。采取适当干预手段维持患者心肺功能稳定，并密切监测患者情况只是第一步，后续诊疗应集中于呼吸衰竭的病因诊断。本章将回顾可导致呼吸衰竭的急性神经肌肉性疾病，包括吉兰 - 巴雷综合征（GBS）、重症肌无力（MG）与危重病性神经肌肉病（CINM），并提供诊疗相关知识。

二、神经肌肉性呼吸衰竭的病理生理学基础

（一）正常呼吸生理机制

了解基本的呼吸生理机制及其与神经系统的关系是理解神经肌肉性呼吸衰竭的基础。吸气动作主要靠膈肌收缩完成。膈肌不易疲劳，其主要由膈神经支配，膈肌收缩时向腹腔下降以增加胸腔垂直距离。膈神经由 $C_3 \sim C_5$ 神经根发出的神经纤维组成。除膈肌之外，肋间外肌、斜角肌、胸肌、背阔肌、胸锁乳突肌合称辅助呼吸肌，可在用力呼吸或膈肌收缩无力时辅助呼吸。辅助呼吸肌主要通过向外上方扩张肋弓以增加胸腔 – 腹背轴直径，继而增加胸腔容积。吸

气时由于肌肉收缩产生了能够克服呼吸阻力（包括吸气时气流阻力、肺与胸壁的弹性力、吸气峰正压）的负压，使得空气能被吸入体内[1]。呼气主要依赖胸腔的被动回缩和部分肋间内肌的收缩完成。然而，用力呼气在咳嗽或发生误吸时对气道的保护是非常重要的，主要靠腹肌收缩实现。同时，口咽肌可以控制上气道开放和气道内的分泌活动，对于保护气道同样非常重要[1-3]。

（二）神经肌肉性呼吸衰竭病理机制

因为呼吸肌有较强的储备能力，膈肌力量下降到正常值的 30% 以下时，患者才会表现出神经肌肉性呼吸衰竭的症状（发生误吸的患者会更早表现出症状）[3-4]。首先，当膈肌开始出现收缩力不足时，辅助呼吸肌会增加收缩力以维持正常潮气量。随着肌肉无力逐渐进展，潮气量仍会逐渐下降，早期患者尚可通过增加呼吸频率来维持每分通气量。然而，潮气量的下降会逐渐导致肺泡塌陷，造成肺血分流和低氧血症，但早期只能通过监测肺泡 – 动脉氧梯度（alveolar-arterial gradient，A-a gradient）发现异常[3]。在不进行医疗干预的情况下，患者潮气量进一步下降且体力逐渐耗竭，无法再通过增加呼吸频率实现功能代偿，最终发展为低氧性高碳酸性呼吸衰竭（图 8-1）。

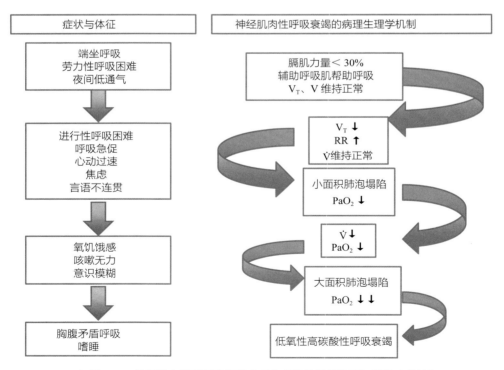

▲ 图 8-1　神经肌肉性呼吸衰竭的病理生理学发展螺旋图与相关症状体征

不同患者病情发展速度不一，并非所有患者都会出现图中列出的所有症状和体征。处于疾病不同阶段的患者临床表现不尽相同。适当且及时的医疗干预可能会逆转病情发展。V_T. 潮气量；$\dot{V}$. 每分通气量；RR. 呼吸频率；PaO_2. 氧分压；$PaCO_2$. 二氧化碳分压

口咽肌无力是神经肌肉性呼吸衰竭患者病情逐渐进展的重要原因，尤其是合并呼吸肌无力时，口咽肌无力会增加患者误吸的风险。腹肌无力容易造成患者吸气时呛咳，阻碍气道内容物的排出，并进一步增加误吸的风险 [1-4]。

三、神经肌肉性呼吸衰竭的初始评估

（一）临床表现

神经肌肉性呼吸衰竭患者的早期症状不明显，主要包括劳力性呼吸困难、端坐呼吸、声调及音量变化。夜间低通气也可能发生，尤其是在伴有咽部肌肉无力或气道解剖学异常的患者中更常出现。患者可有夜间频繁憋醒、白天嗜睡、认知损害、晨起头痛等主诉 [5]。结合病史判断患者病情进展速度是非常重要的。病情短期内快速进展的患者住院期间病情恶化的风险较高，住院期间需要密切监护。

当患者病情进一步恶化并造成潮气量下降时，患者可表现出焦虑、躁动、心动过速、呼吸急促、大汗。为了代偿膈肌收缩无力，可观察到患者呼吸过程中存在明显的辅助呼吸肌收缩。言语不连贯、氧饥饿感（意味着高碳酸血症激活化学受体）、胸腹矛盾呼吸代表患者已进展到晚期，可能需要插管治疗 [1-3]。只有当患者发生严重的膈肌无力或瘫痪时才能观察到明显的胸腹矛盾呼吸。可嘱患者取仰卧位，分别将两只手掌放在患者胸部、腹部，以感受到明显的吸气相腹部凹陷（图 8-2）。最终，患者无法间隔 1s 完成 20 以内计数，代表患者肺活量显著下降。低血压、心律失常、意识障碍（严重程度可从嗜睡到昏迷不同）等表现代表患者已进展为呼吸衰竭晚期。

口咽肌无力可表现为呼吸道分泌物排出困难、构音障碍、流涎、不能微笑或皱眉、咳嗽无力或无法咳嗽，代表气道保护功能受损，误吸风险增加。

（二）诊断评估

尽管动脉血气分析（arterial blood gas，ABG）、胸部 X 线、血氧饱和度、床旁肺功能等检查亦存在局限性，这些检查在急性神经肌肉性无力患者的初治诊疗过程中仍然是十分重要的，即可通过检查结果确定患者呼吸功能损害的严重程度，以及是否存在无创或有创通气支持的指征。在评估神经肌肉性呼吸衰竭发展阶段时，ABG 检查可补充体格检查结果。病情初期，小面积肺泡塌陷可导致动脉氧分压（arterial partial pressure of oxygen，PaO_2）下降或肺泡－动脉氧梯度升高，但此时血氧饱和度可无明显变化。连续脉搏血氧饱和测定正常甚至可能导致临床医师将早期患者误诊为呼吸功能正常。当患者血氧饱和度明显下降时，意味着病情已进展为晚期，常被视为插管指征。解读动脉二氧化碳分压结果（arterial partial pressure of carbon dioxide，$PaCO_2$）需考

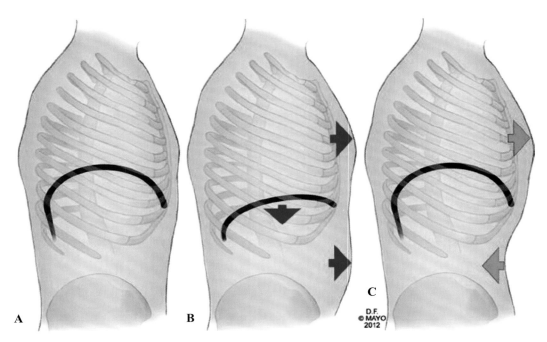

▲ 图 8-2 胸腹矛盾呼吸示意图

A. 静息时膈肌位置；B. 正常膈肌在吸气时下降，使得胸腔与腹腔扩张；C. 由于膈肌无力造成胸腹矛盾呼吸（吸气时腹部凹陷）（引自 Mayo Foundation for Medical Education and Research，版权所有）

虑呼吸频率的影响。呼吸急促患者 $PaCO_2$ 检查结果看似"正常"，原因为患者通过增加呼吸频率来代偿因呼吸肌无力造成的潮气量下降，维持每分通气量不变[3]。当患者出现呼吸性酸中毒时预示着疾病已发展至晚期，无法再通过有效的代偿机制维持每分通气量[1, 2]。当急性神经肌肉性呼吸衰竭患者合并慢性呼吸性酸中毒表现时（pH 正常或偏低，$PaCO_2$ 偏高，血碳酸氢盐偏高），预示着患者预后较差和较高的院内死亡率[6]。

胸部 X 线检查有时可发现肺不张（代表潮气量下降）和误吸（代表气道保护功能下降）。若患者同时患有急性肺部疾病或有肺部疾病既往史，其储备肺功能会大大受限。

床旁肺功能检查可测定用力肺活量（forced vital capacity，FVC），最大吸气压（maximal inspiratory pressure，MIP）和最大呼气压（maximal expiratory pressure，MEP）。这些指标可用于评估神经肌肉性呼吸无力患者的病情。在 GBS 患者中，FVC < 20ml/kg，MIP > −30mmH2O，MEP < 40mmH2O（"20-30-40 规则"）或任一指标下降 30% 以上，是行气管插管和有创通气的指征[7]。在其他神经肌肉疾病中，FVC 下降幅度 > 20% 预示着膈肌收缩无力，但各指标的确切临界值仍缺少相关研究证据[1, 2]。MEP 是评估患者有效咳嗽及气道清除分泌物能力的关键指标。然而，床旁肺功能检查的局限性也十分明显（表 8-1）[8, 9]，检查过程中应注意消毒卫生以防止患者发生误吸[1, 2]。

通过床旁超声测量膈肌厚度和收缩力可动态评估膈肌功能，但这一检查结果能否作为通气干预的预测指标仍需更多的研究结果[10]。

表 8-1　引起肺功能测量结果误差的常见原因和解决办法

原　　因	解决办法
患者由于口咽肌无力无法完全密闭口唇	测定经鼻吸气压（sniff nasal inspiratory pressures，SNIP）或采用面罩式肺量计
患者体位影响结果	确保连续测定过程中患者均保持仰卧位
患者未完全尽力或操作方式有误	经验丰富的呼吸科医师予以指导；取 3 次结果中最满意的结果
患者既往肺部病史	对比床旁肺功能结果与既往检查结果（如果既往结果可得）；确保已充分治疗肺部原发病
疾病本身具有波动性（如重症肌无力）	多次测量评估病情变化趋势；测量间歇嘱患者充分休息；注意溴吡斯的明的末次用药时间

（三）初始治疗

伴有呼吸肌无力、需气道保护和（或）伴有自主神经功能障碍（GBS 患者多见）的神经肌肉性呼吸衰竭患者常需进行机械通气。理想情况下，应选择性进行气管插管，以避免紧急插管相关并发症，如加重 GBS 患者的自主神经功能障碍。插管指征需结合考虑体格检查与辅助检查结果，关于部分因素的总结可见表 8-2 [3]。插管过程中应避免使用琥珀胆碱类药物，以防患

表 8-2　神经肌肉性呼吸衰竭患者行气管插管术的相关指征

	决定性因素	非决定性因素
临床表现	• 临床症状的快速恶化 [a] • 胸腹矛盾呼吸 • 严重延髓功能障碍 • 无法咳嗽 • 意识水平下降 • 严重自主神经功能障碍	• 夜间通气不足 • 呼吸困难（用力 / 不用力呼吸时） • 呼吸浅快 • 言语不连贯 • 端坐呼吸 • 辅助呼吸肌参与呼吸 • 无法一口气完成 20 内计数 • 吞咽后咳嗽 • 轻至中度延髓功能障碍 • 咳嗽无力 • 颈部弯曲无力 • 发汗 • 呼吸急促 • 心动过速
辅助检查	• 高碳酸血症 • 血氧饱和度下降 • 胸部 X 线示吸入性肺炎 • 超声示完全性膈肌瘫痪 • 肺活量＜ 1L 或 20ml/kg，或一天之内下降＞ 30% [a] • 最大吸气压＞ $30cmH_2O$ [a] • 最大呼气压＜ $40cmH_2O$ [a]	• 患者呼吸急促，$PaCO_2$ 正常 • PaO_2 下降，血氧饱和度正常 • 胸部 X 线示肺不张 • 持续进展性肺功能下降

a. 与吉兰 - 巴雷综合征强相关

者发生高血钾。针对自主神经功能障碍的患者使用血管活性药物和强心药物时，应予以密切监测。在未发生急性呼吸性酸中毒、病情稳定、预计治疗后可快速好转（如 MG）患者中使用无创性双水平正压通气（bi-level positive airway pressure，BiPAP）被证实有一定疗效[11]。针对伴有口咽肌无力和（或）咳嗽无力的插管患者，采取包括吸痰、胸部理疗、空气加湿、使用化痰药物等方式维持肺部清洁是十分必要的。另外，鉴于抗胆碱能药物可引起快速心律失常，应避免对 GBS 和自主神经功能障碍患者使用这类药物。此外，抗胆碱能药物也可使 MG 患者病情恶化。

急性神经肌肉性无力患者就诊时一般尚不需要通气支持。伴有急性进行性四肢无力、急性延髓功能障碍、胸部 X 线片结果异常、自主神经功能障碍或呼吸功能不全的患者应被收入 ICU 密切监护（图 8-3 和图 8-4）。

患者所需的插管治疗时间由病因决定。大部分 MG 患者需插管治疗数天，GBS 患者需插管治疗数周，ALS 患者可能需一直保持插管状态。表 8-3 总结了患者可以成功拔管的相关指征。无法将上肢抬离床面，或者插管 1 周后监测到轴突变性的电生理学证据，或者插管 2 周后患者肺功能仍无明显改善的 GBS 患者，极有可能需要行气管切开术[12, 13]。

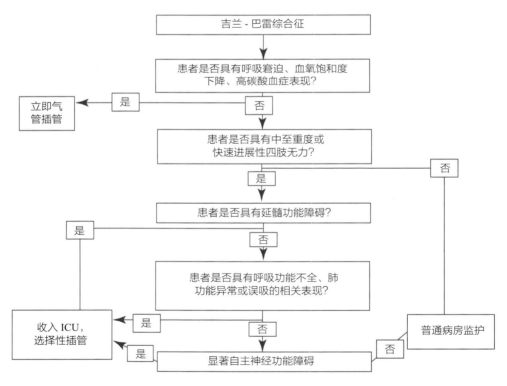

▲ 图 8-3 吉兰 - 巴雷综合征患者诊治流程图

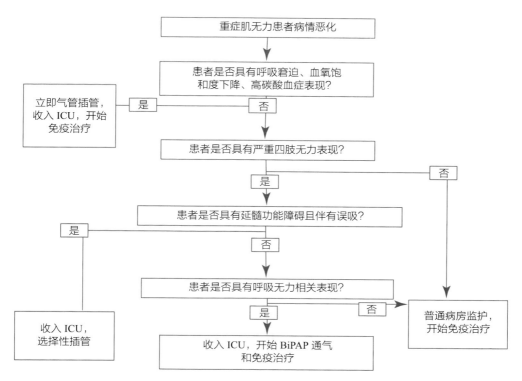

▲ 图 8-4　病情恶化重症肌无力患者诊治流程图
BiPAP. 双水平正压通气

表 8-3　神经肌肉性呼吸衰竭患者可成功拔管的相关指征 [a]

- 采用疾病修正治疗后，患者四肢肌力改善 [b]
- 采用疾病修正治疗后，患者肺功能结果改善
- 呼吸道分泌物较少
- 胸部 X 线结果正常
- 可耐受 T 管试验
- MIP ＞ –50cmH$_2$O 且拔管前 VC 相较于插管前结果至少增加 4ml/kg
- MEP 维持在较高水平，患者可咳痰
- 不需高浓度吸氧（FiO$_2$ ＜ 40%）
- 采用低压力（如 5mmHg）自主通气模式时，患者无易疲劳、低氧血症、高碳酸血症表现

a. 任一指征均不能确保拔管成功
b. 有些患者（特别是 GBS 患者），呼吸无力可先于四肢肌力得到改善，因此不应将四肢肌力恢复作为拔管的唯一指征
MIP. 最大吸气压；Vc. 肺活量；MEP. 最大口平气压

四、引起神经肌肉性呼吸无力的常见病因

维持患者通气功能和保护气道始终是针对神经肌肉性呼吸无力患者治疗的首要目标，但在患者病情稳定后可尝试寻找病因以开展后续治疗。详尽的病史可从以下几个方面为临床医师提供信息：①提供诊断思路，如发现患者为既往已确诊的神经肌肉疾病的急性发作或短期进展；

②预测病情转归，如病情短期快速进展预示患者可能发展至极严重情况；③判断肌肉无力类型，如判断患者为近端无力或是远端无力、由下至上发展或是由上至下发展[1-3]。确认患者是否因其他疾病就诊时发现神经肌肉性呼吸无力相关症状，可帮助临床医师缩小诊断范围至继发性神经肌肉性呼吸衰竭，病因包括 CINM 及长时间神经肌肉阻滞。与此相反，原发性神经肌肉性呼吸衰竭患者常表现为新发症状或慢性神经肌肉疾病短期恶化，常见的原发病因为 GBS、MG 和 ALS。

　　体格检查可帮助进行病因的定位诊断，进而缩小鉴别诊断范围。临床医师应注意观察患者肌肉无力分布范围及严重程度、肌肉疲劳试验、肌张力、反射、感觉异常、肌萎缩及肌束颤动、生命体征异常（可能与自主神经功能障碍有关）等与神经系统疾病相关的体征。表 8-4 按照定位总结了引起急性神经肌肉无力的常见病因[14]。总的来说，仔细的全身体格检查可发现

表 8-4　神经肌肉性呼吸衰竭的定位诊断

前角细胞	• ALS • 西尼罗河病毒 • 脊髓灰质炎或脊髓灰质炎后遗症 • 脊髓延髓性肌萎缩
周围神经	• 吉兰 - 巴雷综合征 • 急性发作的 CIDP • 血管炎性神经病 • 副肿瘤性神经病 • 肿瘤浸润 • 危重病性多发神经病 • 卟啉病 • 淀粉样变性 • 膈神经损伤 • 中毒（如河豚毒素）
神经肌肉接头	• 重症肌无力 • 长时间神经肌肉接头阻滞 • 肉毒中毒 • 有机磷中毒 • Lambert-Eaton 肌无力综合征 • 蜱瘫痪 • 蛇 / 蜘蛛咬伤
肌肉	• 危重病性肌肉病 • 横纹肌溶解症 • 酸性麦芽糖酶缺乏症 • 炎症性肌病 • 代谢性肌病 a • 毒性坏死性肌病 b • 肌萎缩

ALS. 肌萎缩侧索硬化；CIDP. 慢性炎性脱髓鞘性多发性神经病
a. 甲状腺功能亢进、低磷血症、高钾血症、低钾血症、高钠血症
b. 他汀类药物、秋水仙碱

病因诊断相关的线索。表 8-5 总结了不同病因所对应的特征性临床表现。常用的辅助检查包括神经传导检查（nerve conduction studies，NCS）、包含或不包含膈神经与膈肌评估在内的肌电图（electromyography，EMG）、基本代谢检查、肌酶、腰穿、脑和（或）脊髓影像学检查、神经和（或）肌肉活检，部分患者可检测 MG 与 GBS 相关抗体。鉴于无法明确病因的急性神经肌肉性呼吸衰竭患者的预后通常不佳，因此当初始评估无法找到病因时，对患者进行全面彻底的检查以期找到病因也是合理的 [15]。本章剩余部分总结了引发神经肌肉性呼吸衰竭的最常见病因包括 GBS、MG 与 CINM。

表 8-5　神经肌肉性呼吸衰竭病因的特征性病史与体征

吉兰 - 巴雷综合征	• 由下至上发展的肌无力 • 自主神经功能异常 • 腱反射消失 • 近期感染、腹泻、疫苗接种、寨卡病毒疫区旅行史 • 肢端感觉异常、神经痛 • 共济失调（Miller–Fisher 综合征）
重症肌无力	• 波动性症状 / 体征，疲劳后加重
血管炎	• 皮肤表现（可触性紫癜、瘀点、荨麻疹、溃疡、网状青斑、结节） • 发热、关节炎、咯血
肿瘤浸润 / 副肿瘤综合征	• 全身性症状（B 症状）（发热、盗汗、突然性非计划性体重下降） • 已知的肿瘤疾病史 • 淋巴结肿大
肌萎缩侧索硬化	• 上下运动神经元综合征 • 萎缩、束状
肉毒中毒	• 由上至下发展的肌无力 • 自主神经功能障碍 • 食用受污染的食品
西尼罗河病毒	• 疫区暴露史 • 脑膜脑炎 • 无感觉神经受累
卟啉病	• 消化道症状 • 自主神经功能障碍 • 红色尿液 • 周期性急性发作
危重病性神经肌肉病	• 多器官衰竭 • 脓毒症 • 高血糖 • 长期通气支持或使用升压药物
长时间神经肌肉阻滞	• 在肾和（或）肝损害中使用麻痹药 • 4 例测试无响应

（续表）

有机磷中毒	• 暴露史 • 分泌物增多 • 腹泻、呕吐 • 支气管痉挛 • 心动过缓 • 瞳孔缩小
蜱瘫痪	• 由下至上发展的肌无力 • 蜱虫暴露史
酸性麦芽糖酶缺乏症	• 进行性肢带肌无力 • 肌酸激酶升高 • 家族史（常染色体隐性遗传）
炎症性/毒性坏死性肌病	• 肌酸激酶显著升高 • 皮肤表现（皮肌炎） • 致病药物应用史

（一）吉兰 - 巴雷综合征

GBS 是一类急性单相性多发性神经病，常表现为由下至上进展的肢体无力和腱反射消失。目前认为体液免疫机制介导的自身免疫反应导致了 GBS 的发生。针对髓鞘和施旺细胞的免疫反应可导致急性炎性脱髓鞘性多发性神经病（acute inflammatory demyelinating polyneuropathy, AIDP）和 Miller-Fisher 综合征。针对轴突表面抗原的免疫反应可导致急性运动轴突性神经病（acute motor axonal neuropathy, AMAN）与急性运动感觉轴突性神经病（acute motor and sensory axonal neuropathy, AMSAN）。2/3 的患者发病前有前驱感染史，因此分子模拟假说可能参与了自身抗体的形成。寨卡病毒感染最近被报道与 GBS 的发病有关（表 8-6）[16]，而消化道空肠弯曲菌（Campylobacter jejuni）前驱感染已被明确证实与 AMAN 的发生有关。

表 8-6　吉兰 - 巴雷综合征的常见诱发因素

感染	疫苗接种
• 流感 • 空肠弯曲菌（Campylobacter jejuni） • 巨细胞病毒 • EB 病毒 • 肺炎支原体（Mycoplasma pneumoniae） • 寨卡病毒 • 戊肝病毒 • 人类免疫缺陷病毒	手术 • 胸腺切除术 • 移植术后 肿瘤 • 淋巴瘤

a. 除去表中所列因素，仍有约 1/3 GBS 患者无法找到明确病因

GBS 患者的首发症状常为非特异性对称性下肢远端感觉障碍或背痛，随后继发下肢无力，并最终进展至上肢。此种由下至上进展的肌无力是 GBS 的典型表现，但不足以做出诊断。50%

患者可出现口咽肌无力 [1, 2]。病情初期，患者腱反射可正常或增强，但随后腱反射将减弱或消失。眼肌麻痹、共济失调常见于 Miller-Fisher 综合征。多数患者可有较为剧烈的神经痛。

20%～30% 的患者在 1 周内出现呼吸衰竭，然而呼吸衰竭在 Miller-Fisher 综合征患者中较为少见 [1]。2/3 的患者伴有自主神经功能障碍，并可能留下多种后遗症。表 8-7 总结了 GBS 的全身并发症及对应干预手段。虽然诊断 GBS 主要靠典型临床表现，但电生理学检查、脑脊液检查也可提供诊断依据。表 8-8 总结了提示 GBS 诊断的辅助检查结果。

表 8-7　GBS 全身性并发症及相关预防、治疗措施

系　　统	并发症	预防 / 治疗措施
神经精神系统	• 抑郁 • 焦虑 • 谵妄 • 创伤后应激障碍 • 失眠症 • 神经痛 / 感觉迟钝	• 鼓励患者 • 抗抑郁药（若同时伴有神经痛，考虑用 SNRI） • 药物或非药物助眠（避免使用苯二氮䓬类药物） • 加巴喷丁、普瑞巴林
呼吸系统	• 通气功能衰竭 • 肺炎 • 误吸 • 肺不张 • 黏液栓塞 • 气管炎 • 需气管切开及相关并发症 • 肺栓塞	• 监测及治疗神经肌肉性呼吸衰竭 • 伴有自主神经功能障碍的患者插管时应采取预防措施 • 选择性插管，避免紧急插管 • 设定合适潮气量及 PEEP • 抗生素 • 肺部清洁措施 • 监测呼吸道分泌物 • 预防深静脉血栓 / 及时抗凝
心血管系统	• 高血压 • 低血压 • 血压波动 • 心动过速 • 快速心律失常 • 心动过缓 • 房室传导阻滞 • 停搏	• 遥测心电监护 • 动脉导管监测血压 • 短效药物或保守治疗谨慎调控血压 • 谨慎应用小剂量血管升压药 • 避免可引起传导阻滞的药物 • 床旁使用阿托品 • 识别并避免迷走神经刺激症状 • 安装起搏器
消化系统	• 胃瘫 • 麻痹性肠梗阻 • 腹泻 • 需放置鼻胃管 /PEG 管及相关并发症 • 胃溃疡	• 监测胃潴留量、肠蠕动次数及有无腹胀 • 积极恢复肠道功能 • 伴有自主神经功能障碍患者避免使用甲氧氯普胺和新斯的明 • 尽量减少使用阿片类药物（可加重肠梗阻） • 肠梗阻患者行胃管 / 直肠管减压 • 长期不能接受肠内营养患者行肠外营养 • 识别并治疗腹泻病因 • 可用洛哌丁胺治疗腹泻 • 预防应激性溃疡
泌尿生殖系统	• 尿潴留 • 失禁	• 间断或持续膀胱导尿

（续表）

系　统	并发症	预防 / 治疗措施
内分泌系统	• 低钠血症 /SIADH	• 限液 • 高渗盐水
体表	• 深静脉血栓 • 压疮	• 预防深静脉血栓 • 活动 / 翻身

SIADH. 抗利尿激素分泌失调综合征；SNRI. 五羟色胺及去甲肾上腺素再摄取抑制药

表 8-8　神经肌肉性疾病与辅助诊断的重要检查结果

GBS	• CSF： 　– 早期 CSF 可正常，后出现蛋白升高而白细胞计数正常（蛋白 - 细胞分离现象）。当细胞计数 > 50/μl 时，GBS 可能性小 • 电生理： 　– AIDP：CMAP/SNAP 传导速度减慢，远端运动潜伏期延长，传导阻滞，时间离散，F 波潜伏期延长及腓肠神经测试正常 　– AMAN/AMSAN：CMAP 波幅下降（AMSAN 为 SNAP 波幅下降）且无脱髓鞘相关表现，F 波消失及可逆性传导阻滞 　– 疾病早期检查结果可正常，发病 2 周后电生理学异常逐渐明显
MG	• 血清抗体检测： 　– 85% 患者 AChR 抗体阳性 　– 部分 AChR 血清抗体阴性患者可检出 MuSK、LRP-4 及 agrin 抗体 • 电生理： 　– 重复神经电刺激后 CMAP 波幅下降超过 10% 　– 单纤维肌电图"颤抖现象"（jitter）或阻滞
CINM	• 电生理： 　–CIP：CMAP 及 SNAP 波幅下降，无脱髓鞘相关表现；EMG 示神经源性损害 　–CIM：CMAP 波幅下降，潜伏期延长；EMG 示及源性损害 　– 腓肠神经测试：CMAP 波幅下降超过 2 个标准差。敏感性为 100%，但诊断特异性较低 • 直接肌肉刺激： 　– 可帮助鉴别 CIP 与 CIM（CIP 刺激后可引起肌肉收缩而 CIM 肌肉无反应） • 肌肉超声 　– 肌萎缩，正常肌肉结构消失 • 活检 　– 肌肉：肌球蛋白消失，ATP 酶无活性 　– 神经：轴索损害

GBS. 吉兰 - 巴雷综合征；MG. 重症肌无力；CINM. 危重病性神经肌肉病；CSF. 脑脊液；CMAP. 复合肌肉动作电位；SNAP. 感觉神经动作电位；AIDP. 急性炎性脱髓鞘性多发神经病；AMAN. 急性运动轴突性神经病；AMSAN. 急性运动感觉轴突性神经病；AChR . 乙酰胆碱受体；MuSK. 肌肉特异性酪氨酸激酶；LRP-4. 低密度脂蛋白受体相关蛋白 4；EMG . 肌电图；CIP. 危重病性多发神经病；CIM. 危重病性肌病

针对出现呼吸衰竭特别是伴有自主神经功能障碍的 GBS 患者，应积极考虑插管治疗。但是对伴有自主神经功能障碍的患者紧急插管是非常危险的。对 GBS 患者来说，无创通气支持不是一个安全的备选方案。

免疫治疗是 GBS 的标准治疗方案，主要包括静脉注射免疫球蛋白（intravenous immunoglobulin，IVIG）与血浆置换（plasma exchange，PLEX）[3]。尽管在起病后 2 周内进行 IVIG 或 PLEX 治疗都被证实有效，但尽早开始治疗以减少神经损伤仍然是至关重要的。临床医师应根据医院实际情况、临床经验及可能的不良反应合理选择治疗方案，表 8-9 分别列出了 IVIG 与 PLEX 的推荐方案和不良反应。然而，约 10% 的患者在接受 IVIG 或 PLEX 后，病情在初步改善或稳定后会再次恶化，这种情况称为治疗相关波动（treatment-related fluctuations，TRF），可能与长期的自身免疫反应有关。有观察性研究发现这类患者可能会受益于额外的 IVIG 治疗。约一半经历 TRF 的患者最终会发展为慢性炎性脱髓鞘性多发性神经病（CIDP），这类患者对激素治疗有反应。初始治疗 8 周内出现 2 次 TRF，或疾病进程＞ 8 周提示患者可能进展为 CIDP。

表 8-9　**IVIG 与血浆置换的不良反应对比**

• IVIG 　– 剂量：给药 5 次，每次 0.4g/kg；或给药 2 次，每次 1g/kg；总剂量 2g/kg	• 血浆置换 　– 剂量：隔天置换 1 次，共 5 次
• 输注反应 　– 头痛 　– 寒战 　– 肌痛	• 中心静脉置管相关并发症 　– 局部血肿 　– 气胸 　– 导管相关感染
胸痛	低血压，患者伴自主神经功能障碍时可导致血流动力学不稳定
高凝状态，可发生动静脉血栓	容量消耗，可造成血液浓缩
无菌性脑膜炎	轻度凝血功能障碍
急性肾损伤	低钙血症
过敏反应（若 IgA 不足）	去除与蛋白高度亲和的药物
输血反应（包括输血相关急性肺损伤）	输血反应（包括输血相关急性肺损伤）

IVIG. 静脉注射免疫球蛋白；IgA. 免疫球蛋白 A

多数转入 ICU 治疗的 GBS 患者会出现全身性并发症，其原因可能为患者长期无法活动、处于机械通气状态、伴有自主神经功能障碍、神经痛及抑郁情绪。肺部并发症最为常见，但大部分并发症可通过以下措施缓解（表 8-7），主要包括加强肺部清洁、营养支持治疗、翻身、活动、预防消化道及深静脉血栓、神经痛控制（如加巴喷丁、普瑞巴林、度洛西汀）及抑郁治疗。

20% 患严重 GBS 的患者会留下长期残疾，而 5% 患者将最终死亡。年龄较大、肌电图示轴索损害、发病时伴腹泻（与轴索性 GBS 综合征有关）、病程 2 周时功能恢复较差均与不良预后有关。但是，考虑到部分患者在发病 3 年后才逐渐实现临床症状改善，甚至病情极为严重的患者也可完全康复，患者及家属不应轻易放弃希望。

（二）重症肌无力

重症肌无力（myasthenia gravis，MG）是一类以疲劳性肌无力为主要表现的自身免疫疾病，发病机制为自身抗体攻击神经肌肉接头处的乙酰胆碱受体（acetylcholine receptors，AChR）或肌肉特异性酪氨酸激酶（muscle-specific tyrosine kinase，MuSK）。MG 更常见于年轻人和老年人[3]。MG 病程较长，常伴急性或亚急性发作。

MG 患者的典型临床表现为疲劳性肌无力，症状在下午时更明显，亦可通过疲劳试验发现。MG 患者可出现近端肌群无力（相较于远端肌群更常出现）、口咽肌无力和（或）呼吸无力症状。处于病情恶化期的 MG 患者可由于医师增加或自行增加溴吡斯的明剂量，叠加出现胆碱能药物中毒的相关体征，包括口腔和呼吸道分泌物增多、流泪、腹泻及呕吐[1, 2]。应用电生理学检查及血清抗体检测可帮助确诊 MG（表 8-8）。同时，所有新确诊 MG 的患者应行胸部 CT 检查以排除胸腺相关疾病。胸腺切除术可改善相关患者预后[17]。

MG 患者出现神经肌肉性呼吸衰竭时即为"肌无力危象"。在患者出现高碳酸血症前，及早进行辅有 BiPAP 的无创通气支持可避免对患者插管治疗，进而避免插管相关并发症，减少 ICU 监护及住院时间[18]。当患者已出现高碳酸血症，或 BiPAP 通气无法改善患者呼吸功能，及时行插管治疗是十分必要的。

应尽早对 MG 患者开始包括 IVIG、PLEX 在内的免疫治疗。标准治疗方案还包括同时应用糖皮质激素（如泼尼松，1mg/kg 理想体重，但最适剂量仍未确定）治疗。但开始使用糖皮质激素或增加糖皮质激素剂量时，可能会诱发短暂性症状恶化[19, 20]，因此对非插管患者应用糖皮质激素时应十分小心。表 8-10 列出了可能导致 MG 加重的其他药物。难治性 MG 患者，尤其是伴有 MuSK 抗体阳性的患者，给予利妥昔单抗治疗可能获益[21]。插管患者脱机拔管后可考虑停用乙酰胆碱酯酶抑制药，但采用无创通气的患者需长期应用此类药物。为预防复发，一般在患者出院前给予包括吗替麦考酚酯、硫唑嘌呤在内的糖皮质激素助减药（steroid sparing agents）。

多数 MG 患者治疗后病情可迅速改善，但仍有部分患者（尤其是老年患者）可能需要较长的插管时间。幸运的是，过去几十年间，得益于重症监护手段的不断进步，肌无力危象死亡率已从 30% 降至不足 5%。

（三）危重病性神经肌肉病

近 10 年来，尽管脓毒症患者及重症患者的死亡率已显著下降，但高达 70% 患者留有后遗症，其中大部分后遗症因 ICU 获得性肌无力（ICU acquired weakness，ICUAW）而留下。因卧床失用造成的肌萎缩可导致 ICUAW，但导致 ICUAW 更为常见的原因为危重病性肌病（critical illness myopathy，CIM）、危重病性多发神经病（critical illness polyneuropathy，CIP）或两者兼有，

表 8–10　可能导致重症肌无力病情加重的药物

• 麻醉药 　– 异氟烷 　– 氟烷 　– 丁哌卡因 　– 利多卡因 　– 普鲁卡因 • 干扰素 • D– 青霉胺 • 四环素类抗生素 　– 多西环素 　– 四环素 • 大环内酯类抗生素 　– 阿奇霉素 　– 克拉霉素 • 酮内酯类抗生素 　– 泰利霉素 • 氟喹诺酮类抗生素 　– 环丙沙星 　– 左氧氟沙星	• 红霉素 • 氨基糖苷类抗生素 　– 庆大霉素 　– 妥布霉素 　– 阿米卡星 • 呋喃妥因 • 抗惊厥药 　– 卡马西平 　– 乙琥胺 　– 加巴喷丁 　– 苯巴比妥 　– 苯妥英 • 精神类药物 　– 氟哌啶醇 　– 氯丙嗪 　– 丙氯拉嗪 　– 锂盐 • 镁盐 • 阿托伐他汀	• 1a 类抗心律失常药 　– 奎尼丁 　– 普鲁卡因胺 　– 丙吡胺 • 糖皮质激素 • 神经肌肉接头阻断药 　– 去极化类：琥珀胆碱 　– 非去极化类：维库溴铵、罗库溴铵 • 检查点阻断药 　– 派姆单抗（Pembrolizumab） 　– 纳武单抗（Nivolumab） 　– 伊匹单抗（Ipilimumab）

又被称为危重病性神经肌肉病（critical illness neuromyopathy，CINM）。CINM 可能继发于系统性炎症反应，最常见的原发病为脓毒症和多器官衰竭。

　　CIP 是一类累及运动感觉神经元远端轴突的多发性神经病。CIM 的主要病理学表现为肌球蛋白的选择性减少，ATP 酶活性降低，以及钠离子通道失活引发的肌肉兴奋性下降。CINM 常表现为四肢无力，依赖机械通气，但其运动、反射及感觉异常的具体表现因不同患者发病时 CIP、CIM 所占比例及严重程度而不同[22]。ICUAW 属于临床诊断，相关辅助检查结果可帮助确诊（表 8-8）。

　　目前，针对 CINM 尚无确切有效的治疗方案，但尽量减少使用镇静药物、开展自主呼吸试验、早期康复（尽早在 ICU 中启动）等干预手段可增加患者功能独立性、缩短住院时间及降低死亡率[23]。针对无法活动的患者，主动或被动的手摇车练习及肌肉刺激或许可以改善患者的残疾状态，但干预有效性仍需更多研究证实。胰岛素强化治疗（目标血糖为 80～110mg/dl，即 4.4～6.1mmol/L）可降低 CINM 发生率，但却可能增加恶性低血糖事件的发生率[22]。

　　CINM 是患者短期及长期死亡、肢体残疾、较差生活质量的独立预测因素。年轻患者和轻症患者可完全康复，但老龄患者或以 CIP 为主的患者总体预后较差。

要点总结
• 正常通气需膈肌及辅助呼吸肌维持正常潮气量和呼吸频率、口咽肌控制分泌物分泌、腹肌及肋间肌帮助清理分泌物。

- 神经肌肉性呼吸衰竭可由任何一种导致口咽肌及呼吸肌无力的疾病引起。

- 神经肌肉性呼吸衰竭的患者通常出现进行性肺不张和潮气量下降；当代偿机制（辅助呼吸肌呼吸、增加呼吸频率）失效时，患者会出现低氧性高碳酸性呼吸衰竭。

- 针对神经肌肉性呼吸衰竭的诊断通常为临床诊断，但动脉血气分析、胸部 X 线检查、床旁肺功能检查、膈肌超声等辅助检查可帮助早期评估患者病情。

- 加强肺部清洁以防止误吸，并依据患者肌肉无力程度和处理分泌物的能力，判断是否需要无创或有创通气支持，对于神经肌肉性呼吸衰竭患者的早期管理至关重要。

- 对于伴有严重延髓肌无力、急性进展的四肢无力、自主神经功能障碍、呼吸功能不全、胸部 X 线结果异常的患者，应考虑收入或转入 ICU 密切监护。

- 理想情况下，针对神经肌肉性呼吸衰竭患者（尤其是伴有自主神经功能障碍的患者）应选择性插管，以避免紧急插管相关并发症。

- GBS 与 MG 是最常见的导致原发性神经肌肉性呼吸衰竭的病因，针对这两种疾病，尽早开展疾病修正治疗（免疫治疗）是至关重要的。

- CINM 是最常见的导致继发性神经肌肉性呼吸衰竭的病因。尽管目前尚无疗效确定的治疗方案，减少镇静药物使用、自主呼吸功能试验及早期物理康复可改善预后。

- 神经肌肉性呼吸衰竭患者的最终预后与病因有关，那些病因明确且可治的患者在接受合适的治疗方案及细致的 ICU 监护后，往往可恢复功能独立性。

急性缺血性卒中

Acute Ischemic Stroke

Maximiliano A. Hawkes　Alejandro A. Rabinstein　**著**

徐　琳　张璘洁　**译**

阎　涛　**校**

第 9 章

诊断要点

- 评估症状起病时间和卒中严重程度。

- 行急诊 CT 排除脑出血和评估不可逆脑损伤。

- 在早期时间窗（6h）内行 CT 血管造影以明确能否血管内治疗。

- 在延长时间窗（6～24h）内行 CT 灌注（或 MRI 弥散 / 灌注）检查明确能否行血管内治疗。

治疗重点

- 缺血脑组织实现快速再灌注。

- 预防继发性脑损伤和尽早确诊潜在的并发症。

- 尽早开始适当的二级预防治疗。

预后概览

- 卒中是全世界致死和致残的首要原因。

- 预后主要取决于缺血脑组织的再灌注时间。

- 在专业的卒中单元预防卒中后继发性脑损伤和早期复发也能改善预后。

一、概述

自 1995 年批准静脉溶栓（IVT）治疗后，急性缺血性脑卒中的治疗发生了巨大的变化。近年来，血管内再灌注器械的发展，使得颅内近心端血管闭塞的患者得到有效治疗。先进的成像技术（CT 灌注和 MR 弥散 / 灌注），可以明确哪些患者在卒中起病 24h 内能从再灌注治疗中获益。患者接受再灌注治疗后，应在专业的卒中单元对患者进行严密的监控，以便预防、早期发现和治疗潜在的并发症。在超急性期后，应积极明确卒中的机制，从而指导制定适合的卒中二级预防方案。现在，对卒中患者的评估和管理是一项非常复杂的任务，需要一支经过不断培训的多学科团队完成。在本章中，我们基于循证医学，为急性卒中患者的初步评估和治疗提出一些实用的建议。

二、急性卒中的病理生理

为了优化评估和治疗急性缺血性脑卒中患者，明确 3 个基本的病理生理学概念是至关重要的。

（一）缺血核心区和半暗带

脑动脉闭塞后引起该动脉供应区脑组织的直接后果并不完全相同。不可逆的脑缺血区域（核心区）被低灌注、无功能但可被修复的脑组织（半暗带）包围。先进的脑成像（CTP 灌注或 MRI 弥散 / 灌注）可以区分核心区和半暗带。半暗带的结局因人而异；是否向不可逆脑损伤过渡主要取决于缺血的严重程度和持续时间，以及侧支循环的血流量[1]。因此，早期的血管再通和侧支循环血流增加是急性脑卒中治疗的重点。

（二）侧支循环

侧支循环是血管主干分支所形成的血管网，当主干血管受累时，可提供足够的血流到受累组织，以防止严重缺血的发生[2]。换言之，缺血发生时侧支循环可以给缺血半暗带组织供应血流。不同患者的侧支循环状态因人而异，它通常很脆弱是纤细的，只能在有限的时间内维持大脑存活。我们可以通过避免血压下降或静脉输液来促进侧支循环。血管升压素增加导致的血流动力学增强可能对于某些特定的病例是有作用的（如颈内动脉闭塞但下游颅内脑动脉未闭塞的患者），但这种治疗手段的安全性和有效性在很大程度上仍不明确[3]。在一项关于患者头位的 Stroke Trial（HeadPoST）临床研究中，保持床头持平以改善患者侧支循环和预后，患者并未获益，这种干预一定程度上可能会增加意识水平下降和吞咽困难患者误吸的风险[4]。因此，降低床头只可能作为严重脑缺血患者的改善血供的一种桥接选择。

（三）继发性脑损伤

多种神经保护疗法都未能改善急性脑卒中患者的预后。然而，一些继发性脑损伤的因素，如低血糖、低氧血症和发热，可加速缺血脑组织的生化紊乱，进而恶化卒中患者的预后。因此，避免这些因素就具有神经保护作用。其中，低血糖可加快能量衰竭，高血糖也会恶化卒中患者的预后，均应该避免。目前指南建议，血糖应该维持在 140～180mg/dl（7.8～10mmol/L）[5]。Stroke Hyperglycemia Insulin Network Effort（SHINE）研究表明，严格的血糖控制（4.4～7.2mmol/L）对改善脑卒中患者的预后无明显效果[6]。发热也与卒中不良结局有关，潜在的机制包括增加脑代谢需求、兴奋性毒性、产生自由基产物、破坏血脑屏障和蛋白质水解。Paracetamol（Acetaminophen）Stroke（PAIS）研究显示，对急性脑卒中患者常规使用对乙酰氨基酚并不会改善病情，但治疗发热对卒中预后有一定益处[7]。目前，一项更高剂量的对乙酰氨基酚试验正在进行中。半暗带区氧的摄取率增加，因此，推荐提供充足的氧气以避免低氧血症。

三、急诊评估

在未确诊卒中之前，突发性局灶性神经症状应被视为缺血性卒中的继发症状。这种情况应该被视为"大脑编码"的过程，急诊科对此类患者必须最优先进行评估。应用神经影像排除出血后，确定症状出现的时间可以决定患者选择再灌注治疗方式，IVT、机械血栓切除术（通常使用可回收支架）或两者都采用。

随着卒中症状出现时间的延长，再灌注治疗的有效性逐渐降低，严重不良反应的风险相应增加。因此，卒中接诊小组医师的快速反应是至关重要的。其主要指标是 IVT 的静脉溶栓的门 – 针时间和血管内治疗的门 – 腹股沟时间。卒中发生 60min 内行 IVT 治疗可以降低患者住院死亡率和症状性颅内出血的发生率。门 – 针时间每减少 15min，住院死亡率就会降低 5%[8]。

（一）初步评估的实施步骤

1. 保护气道通畅、呼吸和循环（ABC）
- 建立 2 条外周静脉通路。建议至少其中一条为 16G 的可用于注射对比剂的静脉通路。
- 吸氧，以确保氧饱和度＞ 94%。
- 监测心脏和血压。血压应稳定在 185/110mmHg 以下才能开始静脉溶栓。同时避免低血压。

2. 调查问卷内容
- 症状出现的时间。如果不知道确切的时间，则应记录所知的最后正常时间。
- 既往可能会导致类卒中症状的病史，如癫痫、先兆偏头痛、使用胰岛素或口服降糖药物、精神疾病、脑肿瘤等。
- 血管危险因素：这些症状的存在增加了卒中的可能性。
- 目前的药物治疗着重关注抗凝血药。如果患者正在服用抗凝血药，则应记录其剂量、适应证和最后一次服药的时间。

- 静脉溶栓的禁忌证（表 9-1）。随着时间的推移，最初的 NINDS 试验中的排除标准逐渐改变，卒中登记的安全性数据表明阿替普酶（重组组织纤溶酶原激活药或 rtPA）对于那些原本被排除了的患者而言是安全的。目前，只有少数患者存在绝对禁忌证，是否给予阿替普酶应取决于患者个体的风险/获益平衡。

表 9-1　静脉溶栓的禁忌证 [5]

3 个月内发生急性颅脑损伤或严重颅脑损伤	头颅 CT 广泛低密度或出血
3 个月内发生缺血性卒中（严重）	SBP > 185mmHg 或 DBP > 110mmHg，且不能安全降压
既往的 ICH	已知的出血体质
疑似 SAH	INR > 1.7
颅内肿瘤	48h 内应用肝素且部分凝血活酶时间异常或 24h 内应用过治疗剂量的低分子肝素
3 个月内有过颅内或脊柱外科手术	血小板 < 100 000/mm³
活动性内出血	目前使用直接凝血酶抑制药或 Xa 因子抑制药（超过 48h 未服用或适当的凝血试验已排除正在进行的抗凝治疗除外）
3 个月内出现消化道恶性肿瘤或严重消化道出血	
主动脉夹层	
感染性心内膜炎	

SBP. 收缩压；DBP. 舒张压；INR. 国际标准化比值；ICH. 颅内出血；SAH. 蛛网膜下腔出血

3. 体格检查

查体应当迅速且有针对性。美国国立卫生研究院卒中量表（NIHSS）是一个为此开发的验证过的量表（http://www.nihstrokescale.org）。除了得出一个分数之外，神经科医师还应该根据每个患者的症状判定是否会致残。快速全面的查体有助于发现头部外伤、感染性心内膜炎和凝血障碍的迹象，特别是在那些无法获得可靠病史的病例中。

4. 额外检查

排除既往凝血病、低血糖、出血性脑卒中的可能后，在等待其他化验结果同时，不应延迟开始静脉注射阿替普酶。

- 头颅 CT：平扫 CT 是鉴别缺血性和出血性脑卒中的必要手段。一旦排除了出血，平扫 CT 还可以识别出不良预后和 IVT 出血并发症高风险（如超过 1/3 的 MCA 供血区显示低密度），并辅助做出鉴别诊断（如脑肿瘤）。对于 NIHSS ≥ 6（或高度怀疑近端动脉闭塞）的患者，应使用 CT 血管造影（CTA）、MR 血管造影（MRA）或导管血管造影明确颅内动脉的情况，筛选机械血栓切除术方案。

- 早期的缺血性改变可通过 Alberta 卒中项目早期 CT 评分（ASPECTS）来量化[9]。ASPECTS 评分中 10 分代表正常的头颅 CT。在急性脑卒中患者中，CT 可分为 10 个特定区域，当存在早期缺血性改变时，每个区域的梗死都应减去 1 分（图 9-1）。ASPECTS 评分越低，缺血性损伤面积越大。

- 血糖：低血糖可造成类卒中症状，在决定进行任何再灌注治疗之前应该纠正。

- 凝血功能和血小板：在既往无出血病史的患者中，实验室检查值异常的概率极低。因此，如果既往无凝血障碍病史，在等待实验室结果时，可以同时静脉注射阿替普酶。然而，对于那些不能准确了解病史的患者，需慎重地等待实验室检查结果。如果国际标准化比值（INR）≤ 1.7，接受华法林治疗的患者可在卒中症状出现后 3h 内接受静脉阿替普酶治疗。根据目前的指南，接受华法林治疗的患者应在 3～4.5h 时间窗内静脉注射阿替普酶。血小板计数 < 100 000/mm^3 的患者不应予以阿替普酶治疗。对于直接口服抗凝血药物（达比加群、利伐沙班、阿哌沙班和依多沙班）的患者，既没有足够的安全数据，也没有可靠的实验室研究来指导量化抗凝的使用。因此，这些患者，最好不要溶栓。然而，抗凝治疗的颅内近端动脉闭塞的患者，无论是否使用华法林或 DOAC，均可从机械血栓切除术中获益。

基于这些数据，临床医师应该能够选择最合适的再灌注治疗方式。图 9-2 提供了卒中患者的治疗流程图。

（二）静脉溶栓

1995 年，NINDS 研究表明，在卒中症状出现 3h 内静脉注射阿替普酶可使卒中患者 3 个月

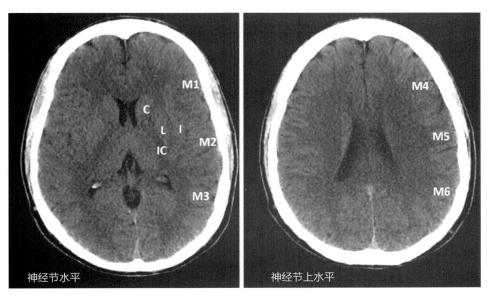

▲ 图 9-1　Alberta 卒中项目早期 CT 评分（ASPECTS）

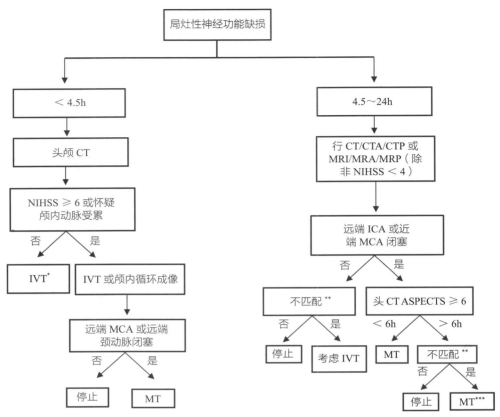

▲ 图 9-2　急性缺血性卒中再灌注治疗方案的选择

IVT. 静脉溶栓；MT. 机械血栓切除术

*. 限制于 3～4.5h 时间窗

**. 应根据以下标准选择延长 IVT 患者的时间窗

WAKE-UP 试验标准（4.5～24h 时间窗）：DWI. 梗死，FLAIR. 无改变。

EXTEND 试验标准（4.5～9h 时间窗）：缺血核心不匹配的定义为半暗带 / 核心体积比值＞ 1.2，半暗带至少大于核心区 10ml 且缺血核心体积＜ 70ml。

***. 延长 MT 的时间窗应根据以下 2 个标准。

DAWN 试验标准：当患者＞ 80 岁，则 NIHSS ≥ 10 且核心区＜ 20ml；当患者＜ 80 岁，则 NIHSS ≥ 10 且核心区＜ 30ml，或者 NIHSS ≥ 20 且核心区 31～50ml；

DEFUSE 3：核心区＜ 70ml，核心 / 半暗带＞ 1.8，不匹配体积＞ 15ml

内恢复功能独立的可能性增加 1/3 [10]。2009 年发布的 ECASS 3 试验是溶栓治疗的第二个里程碑 [11]。其结果显示，静脉注射阿替普酶的时间窗延长至 4.5h。最初的 90min 内，平均治疗 3.6 个人中有 1 位患者实现功能独立；91～180min，平均治疗 4.3 个人，181～270min，平均治疗 5.9 个人中才有 1 位患者实现功能独立，突出了脑再灌注的获益是时间依赖性的（"时间就是大脑"）[12]。此后，卒中登记患者的大量数据提升了我们对于静脉输注阿替普酶的疗效和安全性认识。

1. 轻型或好转患者和相对禁忌证：需要判断

是否对症状轻微或好转的患者和有相对禁忌证的患者使用静脉溶栓是一个具有挑战性的问题。资料显示，有 1/3 轻微或快速改善症状的溶栓患者最终在 3 个月后致残 [13]。最近，在阿替普酶与阿司匹林对急性缺血性脑卒中和轻度非致残性神经功能缺损患者的功能预后的影响

（PRISMS）研究中，313 例非致残性急性缺血性脑卒中患者随机接受了阿替普酶与阿司匹林的治疗。在静脉溶栓治疗 90 天后，功能恢复良好的概率没有增加。然而，由于招募患者过程缓慢，该研究提前终止，因而未得到任何明确的结论[14]。在获得更有说服力更确切的数据之前，面对以上这种情况时，应当个体化决定是否静脉溶栓。然而，在急诊科评估时如果症状致残，即使症状相对较轻或似乎正在好转，我们倾向于静脉阿替普酶治疗。

2. 阿替普酶溶栓治疗

静脉注射阿替普酶的总剂量为 0.9mg/kg（＜ 90mg）；前 1min 静脉团注 10%，后 60min 输注剩余的 90%。随后，患者应在卒中单元或神经科学重症监护室接受至少 24h 的监护。在患者转移到这样的环境中之前，不应延迟 IVT。此外，没有卒中救治能力的医院可以在将患者转移到具有卒中救治能力的初级或综合卒中中心的同时开始治疗（治疗 - 转运模式）。如果没有卒中中心，脑卒中神经科医师可以通过远程医疗协助做出治疗决定。

在 ENCHANTED 试验中，在卒中发生 4.5h 内给予较低剂量的阿替普酶（0.6mg/kg），与标准剂量阿替普酶相比，没有达到非劣效性终点[15]。替萘普酶比阿替普酶具有更长的半衰期，这允许前者可以单次推注。尽管这两种药物的安全性相似，在轻型卒中患者中，0.4mg/kg 剂量的替萘普酶与 0.9mg/kg 剂量的阿替普酶相比并无优效性，尽管这两种药物的安全性相似[16]。然而，替萘普酶的疗效和安全性仍需在轻度卒中患者中得到证实，并且在重度脑卒中患者中有待更多的研究。

3. 静脉注射阿替普酶溶栓并发症

静脉溶栓（IVT）最严重的并发症是颅内出血。最初支持静脉溶栓治疗的研究显示，颅内出血的总发生率为 6%，症状性脑出血（NIHSS 评分至少恶化 4 分）约为 4%[10]。来自脑卒中登记和最新的临床试验数据显示该比例可能更低（一些研究中由于症状性脑出血的定义不同该比例，低至 1.9%）[17]。

在阿替普酶输注过程中突然出现神经功能下降、严重血压升高或呕吐时，应立即停止输注，并立刻行头 CT 扫描。IVT 后出现症状性颅内脑出血的治疗包括控制血压（收缩压目标 140～160mmHg）和逆转纤溶作用（图 9-3）。接受阿替普酶治疗的患者中，1.3%～5% 发生口舌部血管性水肿。通常表现为卒中病灶对侧口唇和舌部的一过性和自限性肿胀。这种现象，在岛叶受累的卒中患者和服用血管紧张素转换酶抑制药的患者中更为常见。严重的舌部血管性水肿可影响气道通畅，所以密切监测不可或缺。其治疗包括联合使用苯海拉明（50mg，IV）、雷尼替丁（50mg，IV）和地塞米松（10mg，IV）。严重重症病例需紧急气管插管及应用肾上腺素。

（三）机械血栓切除术

静脉溶栓在开通大血栓造成的颅内大动脉近端和颈动脉分叉处闭塞效果较差。这些病例占前循环卒中的 1/3 且大多预后不良。多个随机对照试验的详细 Meta 分析表明，除了静脉溶栓

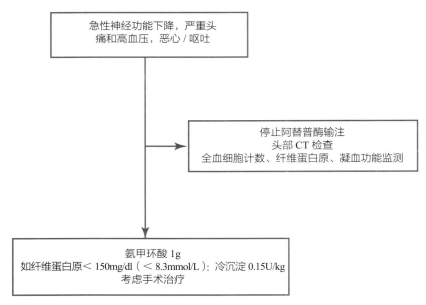

▲ 图 9-3 阿替普酶致颅内出血处理流程

外，通过可回收支架进行闭塞血管的机械开通，可使 46% 的接受治疗的患者恢复功能独立性 [相对获益 19%；OR 2.35（95% CI 1.85～2.98）；NNT 2.8～3][18]。证实机械血栓切除术有效性的临床试验采用了不同的纳入标准，并被广泛回顾分析，但在最初的试验中，大多数接受卒中血管内治疗的患者在症状出现后 6h 内就得到了治疗[3]。由美国心脏协会指南提出的选择标准见表 9-2 [5]。

表 9-2　机械血栓切除术标准

急性血管内卒中治疗的纳入者

- 年龄≥ 18 岁
- NIHSS 评分≥ 6
- 良好的卒中前功能状态（mRS 0～1）
- ASPECTS 评分≥ 6 基于基线 CT 扫描
- 存在颅内动脉近端闭塞（近端 MCA 或远端 ICA）
- 从症状出现到腹股沟穿刺时间< 6h（如果神经影像学证实卒中核心与半暗区之间存在较大不匹配，最长可达 24h）

ASPECTS. Alberta 卒中项目早期 CT 评分系统；CT. 计算机断层扫描术；NIHSS. 美国国立卫生研究院卒中量表；mRS. 改良 RANKIN 量表；MCA. 大脑中动脉；ICA. 颈内动脉

准备接受血管内治疗的患者在没有禁忌证时不应延迟输注阿替普酶。在一项由近端动脉闭塞引起的脑卒中患者的试验显示替奈普酶（0.25mg/kg）在闭塞血管的再通方面优于阿替普酶，并且在 3 个月时功能预后更好[19]。还需要进一步的研究来支持在这些病例中使用替奈普酶优于阿替普酶的结果，然后才能在实践中广泛推广。

静脉溶栓或机械血栓切除术的随机对照试验将基底动脉闭塞的患者排除在外。然而，由于这种类型脑卒中在没有再灌注时预后非常差，静脉溶栓和机械血栓切除术应被强烈推荐。

（四）发病时间不明及扩展时间窗超过 6h 的患者

两项临床试验表明，一组发病时间不明或症状超过 6h 的颅内近端动脉近端闭塞患者，在通过先进的影像学仔细选择，可能从机械血栓切除术中获益（表 9-2 具体筛选标准）。图 9-4 展示 1 例患者的 CT 灌注。

DAWN 试验纳入了颈动脉末端或近端 MCA 闭塞且临床功能缺损与脑梗死灶影像学不匹配（DWI 或 CT 灌注评估）的患者，这些患者最后完全正常的时间是在发病前 6～24h。在随机进行机械血栓切除术的患者中，90 天实现功能独立比例为 49%，而单独进行标准药物治疗的患者为 13%[20]。

与此类似，DEFUSE3 试验随机将在症状出现后 6～16h（或已知最后正常时间）近端颅内动脉闭塞的患者，经过 CT 灌注或 MRI DWI/ 灌注评估可挽救的脑组织，分别接受机械血栓切除术和单独标准治疗。接受机械血栓切除术组的患者在 90 天内更有可能在功能上独立（45% vs. 17%），而且死亡率也有下降趋势（14% vs. 26%）[21]。

静脉注射阿替普酶也可能在发病时间不明的患者中起作用。MRI 指导下的溶栓治疗卒中发病时间未知（WAKE UP）的试验随机选取卒中发病时间未知、DWI 上可见缺血性病变、但 FLAIR 上未见实质高信号病变的患者分别接受阿替普酶或安慰剂治疗。与未接受阿替普酶治疗的患者相比，接受阿替普酶治疗的患者更有可能在 90 天后无残疾（53.3% vs. 41.8%）。症状性脑出血或死亡的发生率则无统计学差异[22]。

最近，EXTEND 试验将出现卒中症状 4.5～9h 或醒后卒中（如果从睡眠中点开始 9h 内）有可挽救脑组织的患者随机接受阿替普酶或安慰剂。可用 DWI 加权 MRI-MR 灌注或 CT 灌注评

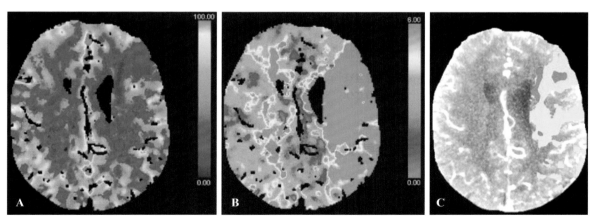

▲ 图 9-4　患者醒来时伴有失语和右侧偏瘫

CT 灌注显示不匹配区（A）脑血流减少（与缺血核心对侧区域相比减少 30%）和（B）对比剂延迟到达 [Tmax（团注对比剂后自近端血管最大程度显影至脑组织最大程度显影的延迟时间）] ＞ 6s 代表低灌注区域，如合并图所示（C）显示红色为缺血核心，黄色为低灌注区域

估可挽救脑组织（图 9-2）。附加的纳入标准包括既往残疾轻（mRS＜2），以及 NIHSS 评分 4～26 分。但在 WAKE-UP 试验发表后，在招募原计划 72% 的患者的时候由于结果失衡，试验终止。主要结果［90 天内无残障或无残留症状（mRS 0～1）］分别出现在阿替普酶组和安慰剂组 35.4% 和 29.5% 的患者中。症状性颅内出血在接受阿替普酶组中更多（6.2% vs. 0.9%）[23]。以上结果，以及 ECASS4 和 EPITHET 试验的结果，均被纳入了个体患者数据的 Meta 分析。同样，结果表明接受阿替普酶治疗的患者更有可能在 90 天内无残疾（mRS 0～1）（36% vs. 29%），但有过多的症状性脑出血（5% vs. 1% 以下）。然而，这种过多的症状性脑出血却也并不能抵消静脉溶栓的获益[24]。

四、再灌注治疗后护理

- 在不增加住院时间的情况下，进入卒中单元可减少 13% 的死亡率，降低 22% 的死亡率或住院治疗，降低 21% 的死亡率或依赖性[25]。
- 持续的心脏监测可以诊断阵发性房颤和其他心律失常并发症。房颤是卒中的主要原因，尤其是老年患者。
- 前文中提到的适宜患者中，保持床头水平可能会改善侧支血流。吞咽困难、意识水平下降或早期脑水肿的患者可床头抬高 30°，以防止误吸和颅内高压。
- 如果患者接受了阿替普酶静脉治疗，应至少在开始的几个小时内避免不必要的导尿和下胃管。
- 在阿替普酶注射过程中及输注后 2h 内每 15min 连续神经系统查体和血压测量。之后可按照指导方案间隔测量。为避免血压过低，谨慎维持患者既往降压药物治疗。然而，为了避免反弹性心动过速，日常的 β 受体阻断药应减半而非全停。如果血压升高超过安全界限，应静脉药物降压治疗。对不能耐受口服的患者可静脉输注生理盐水，以严格避免血容量过低。
- 避免高热。1/3 的急性卒中患者在发病后第 1 个小时内体温＞37.5℃，并与不良预后相关。治疗发热可能是有益的[7]。
- 纠正电解质紊乱，特别是有脑水肿危险的大面积卒中患者的低钠血症。
- 预防深静脉血栓形成。因为有可能发生卒中出血转化，应在再灌注后的 24h 后使用肝素或低分子肝素进行预防。该时间段内使用持续压缩泵。
- 吞咽评估以预防吸入性肺炎。这对构音障碍、失语症和面部麻痹的患者是必要的。
- 再灌注治疗 24～36h 对比神经影像学，评估卒中的位置、范围并排除出血转化，用以指导 DVT 预防的时机和启动预防继发性卒中策略。虽然在大多数情况下 CT 扫描就足够了，但头 MRI 可有助于阐明卒中的机制，并评估抗血栓药物的长期出血风险，因抗血栓药物在脑微出血患者中出血风险更高。

五、短暂性脑缺血发作、有一过性症状的卒中及无再灌注治疗的卒中

有一过性症状，特别是持续＞60min 的患者，许多在 MRI 评估时证实为脑梗死。这些患者和那些短暂性脑缺血发作（症状持续＜24h，DWI 未见梗死）[26] 的患者可能从医院的快速检查获益，以便明确高复发风险的卒中病因（如颈动脉狭窄＞70%）[27]。

因非致残性症状不致残、已发生有卒中且已超过再灌注治疗时间窗或有其他再灌注治疗禁忌证而不适合再灌注治疗的患者，应住院治疗并接受上述护理。这将有助于维持缺血半暗带、预防并发症、诊断潜在的卒中机制，并开始康复训练。所有卒中患者如无禁忌应在发病 48h 内均应接受抗血小板和他汀类药物治疗。持续 3 周的双抗血小板药物有助于预防轻型卒中或短暂性脑缺血发作患者的早期复发[28]。对于已证实有心脏栓塞源的病例，在安全情况下应立即开始抗凝治疗。卒中病灶的大小是决定启动抗凝时间的主要考虑的因素。

六、分类及二级预防

超急性期后，所有脑卒中患者均应评估以发现缺血的潜在原因。这将有助于制定最恰当的二级预防方案。对卒中机制进行分类也对预后具有指导意义。卒中有许多分类系统，但我们仍然常用经典的 TOAST 分型，该分型实用且得到了广泛的验证[29]。

（一）大血管疾病

大血管疾病卒中是由动脉粥样硬化性阻塞引起梗死区域超过 50% 的颈动脉或颅内动脉灌注区域。出现症状一般会引起皮质功能障碍（如失语、忽视、偏盲等），但也可引起脑干和小脑功能障碍。详细问诊可能会发现在受累血管区域有多次短暂性脑缺血发作。间歇性跛行、周围脉搏减弱和颈动脉杂音是全身动脉粥样硬化的其他表现。头部影像通常显示皮质或小脑梗死。当产生皮质下梗死时，梗死面积＞1.5cm（大腔隙灶）；更大的面积以区分于小血管疾病引起的卒中。同侧颈动脉狭窄＞70% 的患者缺血性卒中复发率最高，且大多数复发发生在起病后 2 周内。在这种情况下，治疗选择是颈动脉血管重建：动脉内膜切除术或支架植入术。当狭窄范围为 50%~70% 时，血供重建的获益并不显著。功能状态良好且预期寿命超过 5 年的患者可从手术干预中获益。SAMMPRIS 试验纳入颅内血管狭窄的患者，该试验比较了药物治疗（阿司匹林和氯吡格雷联合抗血小板治疗 3 个月、高剂量他汀类药物、严格控制血压）和手术方法（支架植入术）。药物治疗组的患者卒中复发率较低[30]。

（二）小血管疾病

小血管疾病也被称为腔隙性梗死或腔隙灶。这些患者表现为腔隙综合征（单纯运动、单纯感觉、运动－感觉、构音障碍手笨拙和共济失调轻偏瘫）。头部影像显示梗死灶位于深白色或灰质（包括脑干）< 1.5cm。但在这种情况下，仍需谨慎排除大动脉疾病和心源性栓塞。这些患者将获益于控制血管危险因素、抗血小板和他汀治疗。

（三）心源性栓塞

临床和影像学表现可能与大血管病变卒中相似，因为它们具有相同的栓塞机制。卒中累及多个区域高度提示心脏栓塞机制。此外，这些患者可能有系统性栓塞的病史。若要将其归类为心源性栓塞，应最终确定心脏来源的栓子，并排除大血管狭窄。心源性卒中最常见的原因是房颤。治疗选择抗凝治疗。其他少见的心脏来源的栓子（如心脏黏液瘤）可能需要特殊治疗。

（四）其他原因

颈动脉夹层在年轻患者中尤为常见，这一年龄组中约 20% 的缺血性卒中由该原因造成。其机制是血管内膜撕裂，造成假腔，随后狭窄形成血栓，并伴有远端栓塞的高风险。在有外伤病史的患者中应高度怀疑，可能是轻微的（如颈部按摩或脊椎指压治疗），表现为头痛和颈部疼痛。卵圆孔未闭（PFO）是胚胎卵圆孔在成年期的持续存在，使左右心房相通，可使静脉血栓进入动脉循环或由于血流紊乱产生局部血栓。PFO 存在于 25% 的普通人群和 40% 的隐源性卒中患者中。ROPE 评分是一种可以帮助区分 PFO 的发现是致病性的还是偶然发现的工具[31]。近期试验表明，封堵 PFO 可以降低卒中的复发率[32]。这一类还包括非常见的病因，如高凝状态和血管炎。考虑到这一组是异质的，临床表现和影像学表现各不相同。年轻患者，无典型血管危险因素、体征，并伴有全身性症状和全身性炎症表现（如血沉或 C 反应蛋白）的应高度怀疑。

（五）不明原因

当符合以下条件，患者分为此组。

- 有两种或以上可能原因。
- 阴性结果。
- 检查未能完善。

当患者由于阴性检查而定义为未不明原因卒中时，抗血小板是二级预防的主要手段。如果梗死灶呈栓塞样，且临床高度怀疑，应通过连续动态心电图或植入记录装置排除隐源性房颤。颈动脉斑块（有炎症、壁内出血、溃疡的迹象）可能是这些患者的致病原因，即使他们没有产生主要的管腔狭窄。在这种情况下，应积极控制血管危险因素，给予他汀类药物和抗血小板药物治疗。

要点总结

- 缺血半暗带是一个有可能在治疗中最大限度获益的区域。
- 动脉再通、侧支循环的优化和避免继发性脑损伤决定了缺血半暗带的预后。
- 动脉再通可以通过静脉溶栓和（或）机械血栓切除术来实现。
- 初始损伤的严重程度和及时的再灌注是急性卒中结局的主要决定因素。
- 少数伴有近端动脉闭塞、梗死核心小而半暗带大的患者在症状出现 24h 内可获益于机械血栓切除术。
- 卒中单元中规范的住院管理改善死亡率和功能恢复。
- 继发性脑卒中的预防治疗应根据缺血机制进行个体化调整。

急性脑静脉卒中

Acute Cerebral Venous Stroke

Catherine Arnold Fiebelkorn   Sherri A. Braksick   著

刘芃昊   魏俊吉   译

魏俊吉   校

诊断要点

- 脑静脉栓塞患者经常表现出非特异性症状，最常见的是头痛。

- 脑静脉栓塞的临床表现可以分为 4 大类：① 颅内压升高；② 局灶性神经功能障碍；③ 癫痫；④ 脑病。

- 磁共振成像（magnetic resonance imaging，MRI）和磁共振静脉造影（magnetic resonance venogram，MRV）是可供选择的影像诊断方式。

治疗重点

- 脑静脉栓塞的处理包括抗凝治疗及对继发并发症的监测。

- 普通肝素或低分子量肝素是初始治疗的一线药物。

- 长期治疗倾向选用口服抗凝血药 [如维生素 K 拮抗药（Vitamin K antagonist，VKA）]，维持治疗的选择根据患者潜在的具体病因而异。

预后概览

- 由于临床认知提高、神经影像的进展，以及治疗手段的提升，一般预后良好。

- 在接受及时的诊断和治疗后，大多数患者症状都可缓解。

- 死亡率及中重度残疾率约为 10%。

一、概述

脑静脉或静脉窦的急性栓塞（如脑静脉血栓，cerebral venous thrombosis，CVT）是一种并不常见，但可能被低估的脑血管疾病，在所有卒中疾病中占 0.5%。CVT 可以在各个年龄段发病，但主要影响青年，尤其是女性[1]。以往一直认为 CVT 预后较差，但如今它已经成为一种可治疗的并且普遍结局较好的疾病。这个改变主要是基于临床认知的提升及影像诊断的进步，使得更早期的诊断和治疗成为可能。本章主要从基础病理生理学、临床表现、诊断评估及治疗等方面入手，介绍这类不常见但举足轻重的脑血管疾病。

二、病理生理学

脑的静脉网络由两个相互联系的系统组成，包括皮质浅静脉系统和脑深静脉系统。皮质浅静脉系统在静脉网络中交联相通，进一步形成侧支循环引流入硬脑膜窦中，结构上具有很大的解剖变异性。脑深静脉系统则引流更深的皮质下结构，并且具有相对固定的解剖结构[2,3]。

CVT 继发大脑静脉栓塞的内在病理生理学机制尚不清楚。研究表明静脉阻塞性疾病能够使颅内压升高，以及脑血流增加，而最终的结果是造成脑血流下降，尤其是当阻塞造成静脉压升高时，毛细血管灌注压降低，产生"反向压力"并且导致血脑屏障的破坏，进而造成血管源性水肿。另外由于脑动脉血流下降及伴随的营养递送减少，Na^+–K^+–ATP 酶泵功能紊乱，使水进入细胞内而造成细胞毒性水肿。在 50% 的 CVT 病例中存在组织损伤或者坏死的情况，这明显低于动脉阻塞性疾病中相应的比例，因为静脉系统的侧支循环使反向静脉血流能够从旁路引流，降低静脉压并使脑组织能获得足够的动脉血流灌注。但是如果侧支血流受阻则脑梗死就会发生，因此 CVT 的结局主要取决于侧支网络的形成及足够维持静脉血流的能力[2]。

当 CVT 发生时，深静脉和浅静脉系统压力进一步升高，血流就会深入脑实质和蛛网膜下腔分别造成脑实质内出血及蛛网膜下腔出血。除此之外，脑积水也可能继发于静脉压的升高，以及蛛网膜颗粒吸收脑脊液（cerebral spinal fluid，CSF）能力的下降。在脑深静脉阻塞时，组织损伤造成的脑实质水肿可能会阻塞 CSF 的流出道[4]（图 10-1）。

三、临床表现

继发于静脉血栓的脑梗死大约占所有卒中事件的 5%，并且每年 100 万人中有 5 人会受此影响[1,5]。大多数病例脑卒中的风险因素是能够被识别的（表 10-1），经典的风险因素与 Virchow 三联征相关：血流动力学改变（血流停滞）、内皮损伤或失调，以及高凝状态[1]。受影响的个体一般比患有动脉阻塞或梗死疾病的个体更年轻，平均在 39 岁左右[6]，罕见 CVT 发生在 65 岁及

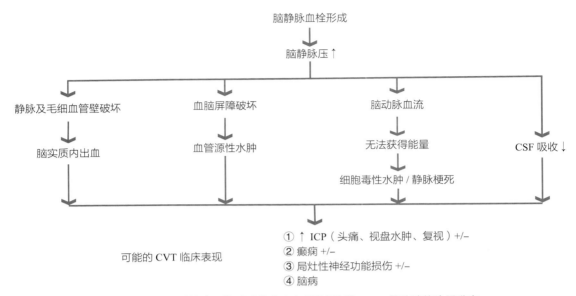

▲ 图 10-1　脑静脉血栓形成的病理生理学机制为 CVT 导致脑静脉压升高

进一步导致各种病理生理学过程而产生血管源性水肿、伴或不伴静脉梗死的细胞毒性水肿和（或）脑实质内出血。CVT 的临床表现就是由于这些对大脑的破坏而产生的

↓.降低；↑.升高；+/–.伴或不伴

以上的患者中 [3]。相比较于男性，CVT 更常见于女性患者中，可能是与性别相关因素有关，如产褥期、服用口服避孕药或者激素替代治疗 [7]。育龄期女性生育后 6 周内出现 CVT 风险最高 [8]。遗传性疾病（如遗传性易栓症或自身免疫性疾病）和获得性疾病（如头部创伤、感染、恶性肿瘤）都可以作为 CVT 的风险因素，因此 CVT 经常发生于此类具有先天风险因素或获得性因素的背景之下 [3]。

　　CVT 的临床表现多变，也可能类似其他疾病的表现，因此诊断比较困难。个体的表现与很多因素相关，包括患者性别、年龄、阻塞的位置和成分，以及从血栓形成到就诊的时间 [9]。尽管有如此多的潜在特征和症状，表现基本上可以分为 4 大类别：①孤立的颅高压；②局灶性神经功能障碍；③癫痫；④脑病 [5, 9]（表 10–2）。

　　这些表现很明显是非特异性的，有很多病因可以导致这些表现，因此在这些临床情境下对 CVT 以及静脉梗死的鉴别诊断很重要。

　　头痛是最常见的症状，在超过 90% 的 CVT 患者中会出现 [6]。头痛经常被描述为一种长达数天的弥漫性和进展性的状态，少数病例（25%）可以表现为不伴神经系统体征或症状的孤立性头痛 [10]。头痛更经常合并其他体征和症状，如视盘水肿或复视（主要由于第Ⅵ脑神经麻痹）等颅内压升高表现。在 CVT 患者中，水肿、静脉缺血或者出血而产生神经损伤时会出现局灶性的体征和症状 [9]。尽管有这些潜在的非特异临床表现，一些临床特征还是能够帮助鉴别 CVT 与其他中枢神经系统疾病：① CVT 患者经常表现为进展性症状，从症状出现到引起医学关注的平均时长为 4 天 [6]；②相比较于其他脑血管疾病来说，癫痫（局灶性或全面性）在 CVT 患者中更

表 10-1　脑静脉血栓形成的风险因素 [1, 3, 5, 6, 7, 10]

分　类	状　态
易栓症	• V因子莱顿突变（Leiden mutation） • 蛋白C、蛋白S 或抗凝血酶Ⅲ缺乏 • 凝血酶原基因突变 • 抗磷脂抗体 • 高同型半胱氨酸血症
生殖状态	• 妊娠 • 产褥期
炎性疾病	• 系统性炎症疾病 • 中枢神经系统血管炎 • 系统性血管炎 • 炎性肠病
创伤 / 有创操作	• 头部创伤 • 静脉 / 静脉窦局部创伤 • 腰椎穿刺 • 神经外科手术操作
感染	• 局灶性感染（如耳炎，乳突炎） • 脑膜炎 • 鼻窦炎 • 系统性感染
恶性肿瘤	• 局部压迫 / 占位效应 • 继发高凝状态
血液系统疾病	• 红细胞增多症 • 血小板减少症 • 阵发性睡眠性血红蛋白尿症
药物	• 静脉免疫球蛋白（IVIG） • 口服避孕药 • 激素替代治疗 • 锂剂 • 维生素 A • 抗肿瘤药物（如他莫昔芬）
其他	• 严重脱水 • 心力衰竭

常见；③累及双侧脑并不罕见，比如矢状窦血栓形成可以导致双下肢局部瘫痪，而深静脉血栓累及双侧丘脑则可以表现为脑病 [1]。

四、诊断评估

一旦临床可疑则需进行神经影像进一步确诊。计算机断层扫描术（computed tomography,

表 10-2 脑静脉血栓形成的临床表现 [5, 8, 10]

表现分类	体征 / 症状
颅内高压	• 头痛 • 恶心 • 视盘水肿 • 视物模糊 • 第Ⅵ脑神经麻痹
局灶性神经功能障碍	• 偏瘫 • 失语症 • 感觉障碍 • 视野缺损或复视
癫痫	• 具血栓形成 / 组织损伤部位相关特征的局灶性癫痫 • 全面性癫痫发作
脑病	• 意识模糊 • 淡漠 • 昏睡 • 昏迷 • 精神疾病

CT)、CT 静脉造影成像（CT venogram，CTV）、MRI、MRV，以及经典血管造影术都是用于评估 CVT 可行的影像方式。MRI 和 MRV 在相关研究中具有很高的联合诊断敏感度而已经作为推荐使用的影像方式 [1, 11]。

（一）影像：静脉和静脉窦异常

由于头部 CT 的广泛应用和可快速获得的特性，它已经被用于常规评估具有急性神经症状的患者。在 CVT 患者中进行平扫 CT 检查发现疾病的敏感性不高，但是 30% 的扫描能够呈现异常 [7]。当存在 CVT 时，栓塞的皮质静脉及静脉窦经常表现为延长的均质性的高密度区 [12]。在后上矢状窦或横窦栓塞中或许可见"满三角征"或"致密三角征" [1]（图 10-2）。在对比增强 CT 中由于静脉窦和周围硬脑膜窦增强区血流的变缓或消失，主要表现为经典的"空三角征" [1]。值得注意的是，相比较于平扫 CT，增强 CT 将诊断敏感性提升将近 3 倍 [7]。CVT 的间接征象如脑水肿或颅内出血可以在 CT 扫描中检出 [6]，而 CTV 可以用于检查静脉窦和颈静脉的血栓（图 10-3 和图 10-4），但是在检测皮质血栓时的能力受限，主要是由于颅骨的伪影所造成的干扰 [9]。

如前文所述，MRI 和 MRV 是临床推荐的影像检查方式，并且被认为是评估 CVT 的金标准。提示 CVT 的 MRI 主要表现为静脉窦流空信号，以及静脉或静脉窦的异常血流信号。当血栓进一步发展，MRI 表现则会随血红蛋白的状态改变而发生变化 [9, 11]（表 10-3）。急性期血栓表现为 T_1 加权相上的等信号和 T_2 加权相上的低信号影（图 10-5 A 至 C）。这些血栓经常在初形成

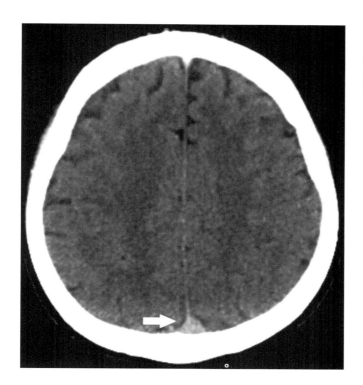

◀ 图 10-2　头部 CT，后上矢状窦有高衰减和轻微的延伸提示脑静脉窦血栓形成（白箭指向满三角征或致密三角征）

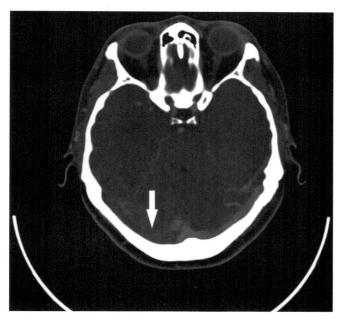

◀ 图 10-3　CT 静脉造影成像（CTV）表示右侧横窦的血流缺失，是与右侧横窦血栓一致的表现（白箭）

的数天后在 T_1 加权相和 T_2 加权相中变成高信号区而更易被识别[1, 9, 13]。MRI 梯度回波(gradient-echo，GRE ）和磁敏感加权成像（susceptibility-weighted imaging，SWI）序列具有增强血栓处信号缺失的能力，对 CVT 具有重要的诊断价值，而不像在 T_1 和 T_2 相中那样难以发现（图 10-5D 和图 10-6），很多情况下晕状伪影也便于更精确地识别血栓位置[13]。MRV 可以通过钆对比剂，或使用无对比剂飞行时间（time of flight，TOF）技术进行检测（图 10-5 E 和 F、图 10-7、图

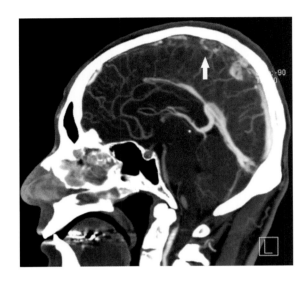

◀ 图 10-4　CT 静脉造影成像（CTV）
显示一个上矢状窦内扩张的血栓，横
跨在额叶和顶叶之间（白箭）

表 10-3　MRI 信号随时间改变 [9, 12, 13]

血栓形成的时间	T_1 加权相信号	T_2 加权相信号
急性（1～5 天）	↔	↓
亚急性（6～15 天）	↑	↑
慢性（16 天及以上）	↔	↔ 至 ↑

↔. 等密度信号；　↑. 高密度信号；　↓. 低密度信号

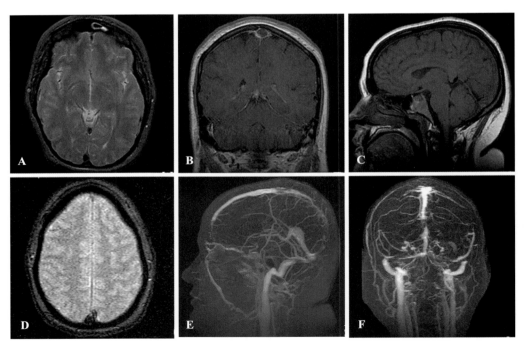

▲ 图 10-5　多种 MRI 序列提示后上矢状窦以及双侧近端横窦急性血栓形成
A. 轴位 T_2 序列提示后上矢状窦的低信号区；B. 冠状位对比增强 T_1 相和 C. 矢状位 T_1 序列表现后上矢状窦的等密度信号；D. 轴位 GRE 序列表现后上矢状窦内一个含铁血黄素沉积的区域；E. 对比增强 MRV 表现后上矢状窦内的血栓。而双侧横窦内的血栓在冠状位中更容易分辨（F）

10-8）。相比于 TOF 影像，钆增强 MRV 能够提升 CVT 的诊断范围，也包括检测一些小皮质静脉血栓[9]。

　　常规血管造影最常用于诊断不明确的情况下，尤其是神经成像很难鉴别时，或者当没有其他成像方式可用时。

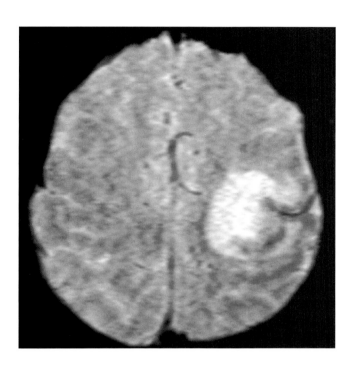

◀ 图 10-6　GRE 序列表现左后额叶一处低信号线性区域，与 MRV 上呈现的不完整强化模糊影（没有展现）一致，提示一处小的栓塞静脉。栓塞的静脉是继发于其上的脑膜瘤（在本层面不易观察）压迫

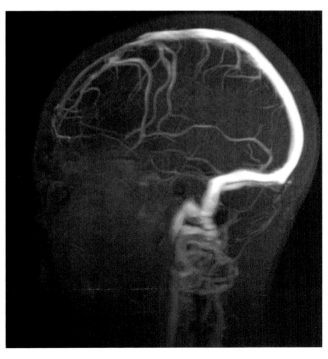

◀ 图 10-7　对比增强 MRV 展现的血栓在深静脉系统，其包括在大脑内静脉及 Galen 静脉（大脑大静脉），直窦及下矢状窦

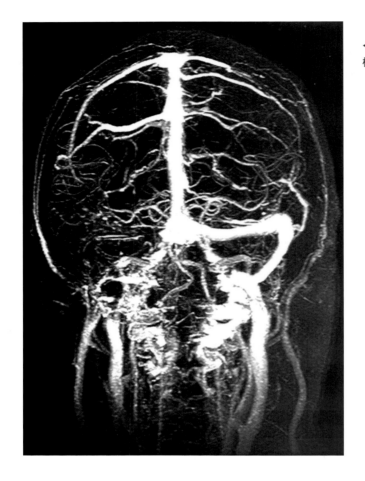

◀ 图 10-8　对比增强 MRV 显示右侧
横窦及乙状窦中的血栓

（二）局灶性脑实质及其他异常影像

　　在具有 CVT 的大多数患者中经常表现出局灶性脑结构畸形，并且相比于 CT，MRI 的成像效果更好 [12, 15]。水肿是相对常见的影像表现，可在许多患者中出现 [3]，弥散加权成像（diffusion-weighted imaging，DWI）对于区别血管源性和细胞毒性水肿来说效果显著，前者在 DWI 中表现为高信号而相应在表观弥散系数（apparent diffusion coefficient，ADC）序列中也表现为高信号，后者在 DWI 中表现为高信号而在 ADC 中的相应区域为低信号，提示细胞能量受到干扰及梗死的出现 [15]（图 10-9）。总体而言，当梗死灶延伸超过一般动脉的界限时，尤其是其中有出血成分时，或者梗死灶接近静脉窦时，应当高度怀疑 CVT[1]。

　　在 30%～40% 的病例中，可出现脑实质出血 [15]，出血的位置可以帮助定位 CVT。额叶和顶叶的矢状窦旁的火焰样出血灶一般出现于上矢状窦栓塞的患者，而颞叶和枕叶的出血经常和横窦的血栓相关 [14]（图 10-10 至图 10-12），孤立的蛛网膜下腔出血较少见（图 10-13）。

　　在 30% 左右的 CVT 病例中可以出现脑实质的增强，且经常位于沟回中并延伸至白质内，硬脑膜出现强化则表示血脑屏障受到破坏 [14]（图 10-12C）。

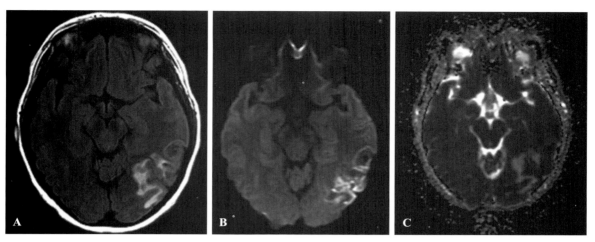

▲ 图 10-9　一个左侧颞 - 枕区伴出血的梗死灶见于一例左侧横窦、乙状窦，以及颈内静脉上部有阻塞性血栓形成的患者

注意 DWI 序列的高信号，以及 ADC 相关区域的低信号提示梗死。A. T_2 FLAIR 相；B. DWI 序列；C. ADC 序列

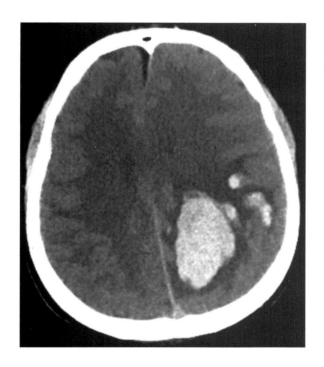

◀ 图 10-10　一例上矢状窦栓塞的患者 CT 显示左侧顶叶脑实质内出血

（三）其他研究

大多数急性 CVT 患者 D- 二聚体（D-dimer）水平 > 500μg/L [1]。一项 Meta 分析发现 D- 二聚体对急性 CVT 的检测平均敏感性为 94%，特异性为 90% [16]。但是值得注意的是 D- 二聚体在血栓较小的病例中可能会假性降低，并且由于 D- 二聚体的水平随时间逐渐降低，因而可能在亚急性或者慢性 CVT 患者中被忽视。总的来说检测 D- 二聚体并不能绝对排除或者确诊 CVT。

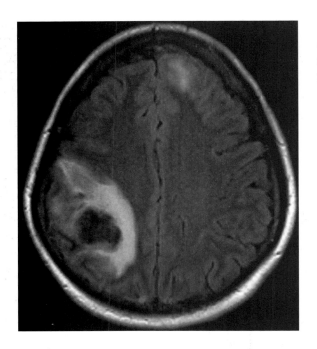

◀ 图 10-11 一例上矢状窦栓塞的患者中 MRI 显示右侧顶叶的脑实质内出血灶，以及其左侧额叶前部的水肿区

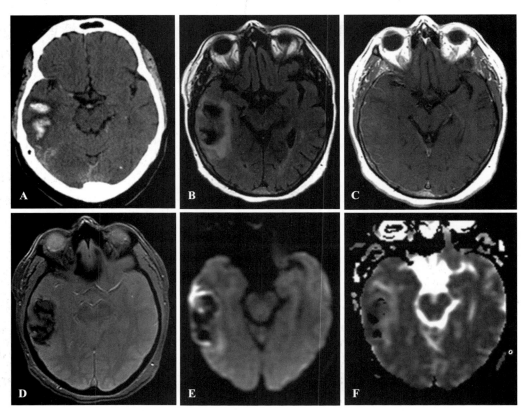

▲ 图 10-12 一例右侧横窦及颈静脉栓塞的患者多种影像序列显示右侧颞顶叶实质内大范围的出血灶

A. 头部 CT，除脑实质内出血灶外，后方可见少部分蛛网膜下腔出血灶；B. MRI T_2 FLAIR 序列显示出血的低信号区被高信号水肿区包围；C. MRI 对比增强 T_1 序列显示出血灶可见血管信号增强以及强化；D. MRI GRE 序列提示出血灶存在含铁血黄素沉积；E. MRI DWI 序列显示高信号区与细胞毒性水肿或血管源性水肿相对应；F. ADC 低信号及高信号区分别与细胞毒性水肿及血管源性水肿相对应

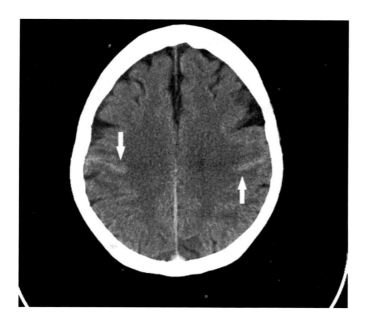

◀ 图 10-13　患者存在上矢状窦、右侧横窦及右侧颈内静脉血栓，可见双侧额叶，以及顶叶蛛网膜下腔出血（白箭）

一旦 CVT 的诊断明确，则需要检测潜在的易栓症可能，包括蛋白 C、蛋白 S、凝血酶Ⅲ缺乏、抗磷脂综合征、V 因子莱顿突变（Leiden mutation），以及凝血酶原 G20210A 突变等，可能有助于在无已知风险因素的个体中确定 CVT 的潜在病因。这些信息对于指导 CVT 长期管理来说有意义，但是这些检查最好在抗凝治疗前或者在抗凝治疗后几周内进行[1, 11]。

五、急性期管理

CVT 的处理包括治疗血栓、预防和治疗潜在并发症，以及设计个体化的长期治疗方案（图 10-14）。总体而言，急性 CVT 患者应该于卒中中心就诊治疗并且密切监测神经系统症状和并发症，随后转入门诊管理并进行长期随访。

（一）抗凝、溶栓和血管内治疗

抗凝是在治疗初期的推荐治疗，但在静脉梗死合并出血转化的患者中存在着矛盾。尽管存在出血的情况，抗凝治疗经常是控制内在血栓，以及缓解静脉阻塞的反向压力所必要的。普通肝素或者基于体重的低分子肝素一般用作初始治疗药物，有效的研究已经表明即使在影像学显示出血的患者中，抗凝治疗的收益大于潜在风险[1]，具体收益包括预防血栓生长，促进血管再通，以及预防进一步的血栓性事件[1, 7, 11]。

不像急性动脉卒中的治疗，系统性或者导管介入溶栓，以及血管内机械取栓术并不被推荐作为一线治疗。只有在临床症状严重或者即使在积极抗凝治疗下神经系统症状依然恶化的患者中，会考虑这些干预措施[1]。

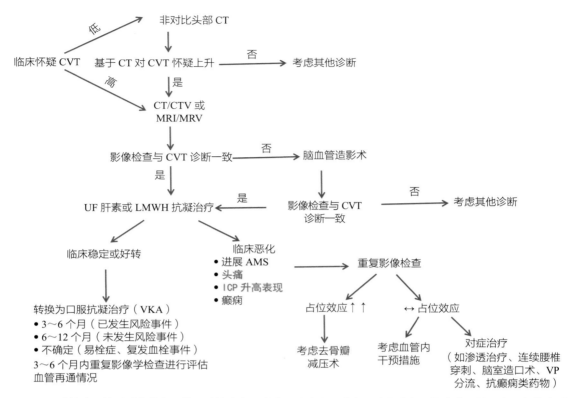

▲ 图 10-14　脑静脉血栓形成的诊断及管理建议流程：患者可能会出现症状，这些症状可能会也可能不会引起临床对 CVT 的怀疑，头部平扫 CT 应当在出现不特异临床症状时应用

当对 CVT 的怀疑程度更高时可以进行 CT/CTV 或者 MRI/MRV 检查。如果 CT/CTV 或者 MRI/MRV 无法确诊 CVT 但是高度临床可疑，应当考虑脑血管造影术。一旦确诊则应该开始抗凝治疗。稳定或有好转的患者可以转至口服 VKA，根据患者不同风险因素决定治疗周期。如果患者病情恶化，应当重复进行影像学检查，如果复查的影像学结果表示有严重进展的占位效应，可以考虑施行去骨瓣减压术，如果占位效应只有微小和小的改变可以考虑血管内干预措施；同时也应该进行对症治疗

↑. 升高；↓. 降低；↔. 没有改变；VKA. 维生素 K 拮抗药；UF. 普通肝素；LMWH. 低分子量肝素；VP. 脑室腹腔；ICP. 颅内压

许多其他支持性措施也能够改善结局。脱水是一个已知的导致 CVT 患者临床表现恶化的风险因素 [9]，因此合理静脉补液是十分重要的。一般来说推荐普通生理盐水，而应当避免使用低渗性液体，这些可能会增加脑水肿状态恶化和颅内压升高的潜在风险。另外尽管没有特别的数据支持严格调控血压可能有益于临床结局，但一般推荐控制收缩压在 160mmHg 以下，尤其是在合并颅内出血的病例中。

（二）并发症的管理

在 1/3 的成人 CVT 患者中会出现癫痫，并且在幕上脑实质病变（如静脉梗死或脑实质内出血）和颅高压的患者中更常见 [1, 7, 9]，尽管如此并不推荐常规使用预防性抗癫痫治疗 [1]，但是在已经表现出癫痫的患者中是需要早期使用抗癫痫类药物治疗的 [1]。

交通性脑积水可能在 CVT 患者中出现，如涉及主要静脉窦的患者（如上矢状窦或者横窦）及蛛网膜颗粒吸收 CSF 受到影响的患者。梗阻性脑积水也可能发生但是相对并不常见，并且经

常和脑深静脉栓塞造成的邻近脑实质畸形，以及继发的正常 CSF 流动受阻相关。脑积水的发生伴随着 3 倍的死亡风险的提升[7]，因此应该密切监测并且尽快治疗该并发症。初始治疗包括减少 CSF 的产生（如乙酰唑胺治疗），以及内在血栓的处理，而当有必要进行脑室外引流术或者脑室腹腔分流术时应该提早进行神经手术干预[4]。

在高达 40% 的患者中可出现颅高压，主要是由于静脉阻塞，血流量增加，CSF 重吸收减少和（或）占位效应。在没有明显占位效应时治疗主要是针对症状进行处理，使用乙酰唑胺、渗透疗法及连续腰椎穿刺，如果治疗后症状依然持续，则可以考虑 CSF 分流术。另外如果有严重的占位效应及其他难治性颅高压的情况，尤其是在年轻患者中，也可以考虑去骨瓣减压术[9]。

由于颅内压增高，也可能发生永久性视力丧失。眼科会诊在这种情况下可能是有用的，尽管治疗潜在的血栓是保护视力最有效的策略。

六、慢性期管理

在治疗的初始阶段后，患者将过渡到口服抗凝。通常，维生素 K 拮抗药（VAK）是抗凝血药的首选，INR 目标为 2.0～3.0，但在妊娠期间，由于 VKA 的致畸风险，推荐使用基于体重的低分子肝素（LMWH）。

在肺栓塞或深静脉血栓的患者中，相比较于 VKA，直接口服抗凝血药（direct oral anticoagulants，DOAC）已经被证明有相近的疗效，安全性有所提升，但是在相关的临床研究中 CVT 患者均被排除，因此此类药物在 CVT 治疗中的潜在价值目前尚不清楚[1, 7, 11]。

治疗的周期应该根据患者具体的情况，在衡量比较个体潜在风险和持续治疗获益后决定。总体而言，抗凝治疗的周期主要基于患者是否有持续性或者难以改变的风险因素，以及是否已经发生该风险事件。具有短暂风险的患者或者已经认定已发生风险事件的患者（如妊娠 / 生育后、手术干预、药物诱导）应该接受抗凝治疗 3～6 个月。对于没有已知或明确的风险因素的患者（如无明显诱因的 CVT）抗凝治疗推荐使用 6～12 个月。对于复发患者或与合并严重易栓症（如抗磷脂综合征、蛋白 C、蛋白 S、抗凝血酶缺乏、凝血酶原 G202010A 纯合突变，以及 V 因子纯合莱顿突变；缺乏蛋白 C、蛋白 S、抗凝血酶 III 或联合易栓性缺损）的患者并没有明确推荐[1, 11]。

开始治疗到血管再通的周期在数月左右[17, 18]，推荐从初始治疗开始 3～6 个月内进行 CT/CTV 或 MRI/MRV 等影像学复查，评估血管再通程度，而且评估结果也会影响治疗周期的长短[7]。

七、预后和复发风险

前文所述，CVT 是一个潜在的破坏力强且危及生命的疾病，但是由于临床认知的提升，神经影像手段的进步及治疗方式的进展，现有 CVT 患者的预后相对较好 [7]。经过短期内的管理大部分患者会缓解，79% 的患者在 16 个月内症状会完全缓解 [6]，但是报道的死亡率及中重度致残率还是分别在几乎 10% 左右 [6, 19]。与较差预后相关的特定的临床和影像学特征已经列在表 10-4 中 [1]。

复发主要取决于 CVT 的内在病因，易栓症的存在能够显著升高发生风险 [1, 5]。对于具有短暂性风险以及已发生风险事件的患者，如果已经明确合理控制风险因素，复发率会更低。

表 10-4　与较差结局相关的因素 [1]

患者特点	临床表现	影像学表现
男性	脑病	颅内出血
＞37 岁	NIHSS 评分严重	静脉梗死
诊断恶性肿瘤	癫痫	累及直窦或深静脉系统
诊断遗传性易栓症	偏瘫	脑积水
诊断中枢神经系统感染	意识水平减退 / 昏迷	

NIHSS. 美国国立卫生研究院卒中量表

八、结论

硬脑膜窦和（或）脑静脉中的静脉血栓形成代表急性脑血管疾病中一类少见的病因，更常发生在青年人中，尤其是女性。患者经常表现非特异性的症状，头痛是最常见的，有时也伴随着局灶性神经功能障碍体征。神经影像学是确诊该疾病的关键。初始抗凝治疗后极少需要使用到血管造影取栓术或导管定向溶栓，预后一般较好。

要点总结

- 脑静脉血栓形成最常影响年轻女性。
- 头痛是最常见的临床症状。
- 由于症状和体征一般非特异，降低怀疑诊断阈值对于避免延误诊断来说意义重大。
- MRI 和 MRV 是推荐选择使用的影像诊断方式。
- 初始抗凝治疗包括普通肝素或基于体重的低分子肝素，长期管理一般包括口服维生素 K 拮抗药抗凝治疗。
- 有可能出现继发的并发症，如癫痫、脑积水，以及颅内压升高。
- 在大多数病例中，只要及时诊断和治疗，预后良好。

脑实质内出血（大脑及小脑）
Intraparenchymal Hemorrhage (Cerebral and Cerebellar)

David P. Lerner　Anil Ramineni　Joseph D. Burns　著

高　闰　江荣才　译

葛歆瞳　校

第11章

诊断要点

- 临床上尚无敏感、特异的方法来区分脑出血（ICH）和急性脑梗。所有临床表现与血管分布区域一致的神经科急症患者必须行 CT 检查，以确定一步治疗方案。

- 精准临床的 ICH 和放射学检查包括评估意识水平、神经功能缺陷程度、出血量和位置，以及颅内压升高或脑室出血的影像学表现。

- 尽管原发性和继发性 ICH 的初始治疗原则相同（纠正凝血功能、控制高血压、治疗占位效应和颅内压升高），明确病因仍十分关键。继发性 ICH 需要额外的、针对病因的干预以预防反复出血及继发性神经功能损伤。

治疗重点

- 脑出血的急症治疗要求充足的循环、气道和呼吸支持。

- 快速评估可纠正的凝血病和（或）血小板减少十分必要。应仔细了解用药史及全血细胞计数、活化部分凝血活酶时间、凝血酶时间等实验室检查结果。是否需要逆转凝血病取决于潜在病因，应对所有患者进行快速评估（图 11-1）。

- 脑出血患者常合并高血压。应维持收缩压于 140~160mmHg，并在给药 1h 内达到目标血压。静脉输注尼卡地平、氯维地平，以及拉贝洛尔均能有效实现这一目标（图 11-1）。

- 使用外科手段处理血肿或周围水肿引起的占位效应仅能用来拯救生命，但不能改善功能预后。微创手术在脑出血中的作用仍需进一步研究。

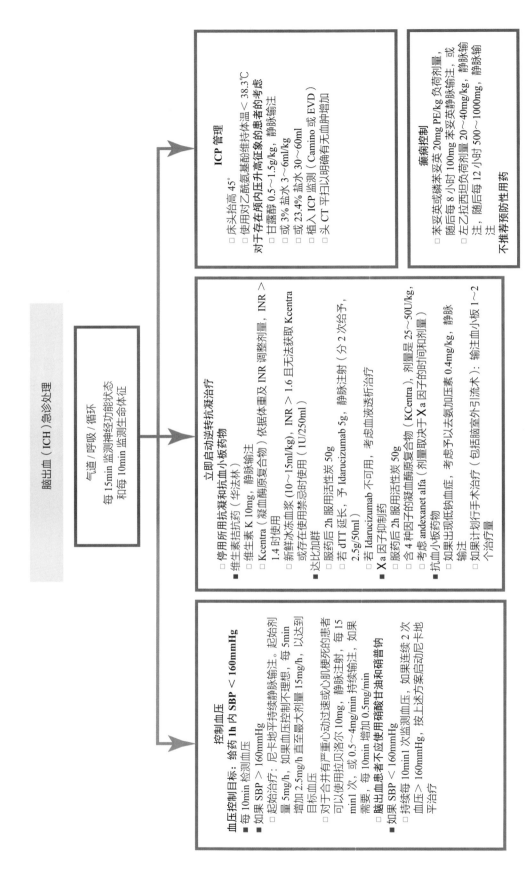

脑出血（ICH）急诊处理

气道 / 呼吸 / 循环
每 15min 监测神经功能状态
和每 10min 监测生命体征

控制血压

血压控制目标：给药 1h 内 SBP < 160mmHg
■ 每 10min 检测血压
■ 如果 SBP > 160mmHg
□ 起始治疗：尼卡地平持续静脉输注。起始剂量 5mg/h，如果血压控制不理想，每 5min 增加 2.5mg/h 直至最大剂量 15mg/h，以达到目标血压
□ 对于合并有严重心动过速或心肌梗死的患者可以使用拉贝洛尔 10mg，静脉注射，每 15min1 次，或 0.5～4mg/min 持续输注，如果需要，每 10min 增加 0.5mg/min
□ 脑出血患者不应使用硝酸甘油和硝普钠
■ 如果 SBP < 160mmHg
□ 持续每 10min1 次监测血压，如果连续 2 次血压 > 160mmHg，按上述方案启动尼卡地平治疗

立即启动逆转抗凝和抗血小板药物

■ 停用所用抗凝和抗血小板药物（华法林）
■ 维生素 K 10mg，静脉输注
□ Kcentra（凝血酶原复合物）依据体重及 INR 调整剂量，INR > 1.4 时使用
□ 新鲜冰冻血浆（10～15ml/kg），INR > 1.6 且无法获取 Kcentra 或存在使用禁忌时使用（1U/250ml）
■ 达比加群
□ 服药后 2h 服用活性炭 50g
□ 若 dTT 延长，予 Idarucizumab 5g，静脉注射（分 2 次给予，2.5g/50ml）
□ 若 Idarucizumab 不可用，考虑血液透析治疗
■ Xa 因子抑制药
□ 服药后 2h 服用活性炭 50g
□ 含 4 种因子的凝血酶原复合物（KCentra），剂量是 25～50U/kg
□ 考虑 andexanet alfa（剂量取决于 Xa 因子的时间间隔和剂量）
■ 抗血小板药物
□ 如果出现低钠血症，考虑予以去氨加压素 0.4mg/kg，静脉输注
□ 如果计划行手术治疗（包括脑室外引流术）：输注血小板 1～2 个治疗量

ICP 管理

□ 床头抬高 45°
□ 使用对乙酰氨基酚维持体温 < 38.3℃
对于存在颅内压升高征象的患者的考虑
□ 甘露醇 0.5～1.5g/kg，静脉输注
□ 或 3% 盐水 3～6ml/kg
□ 或 23.4% 盐水 30～60ml
□ 植入 ICP 监测（Camino 或 EVD）
□ 头 CT 平扫以明确有无血肿增加

癫痫控制

□ 苯妥英或磷苯妥英 20mg PE/kg 负荷剂量，随后每 8 小时 100mg 苯妥英静脉输注，或
□ 左乙拉西坦负荷剂量 20～40mg/kg，静脉输注，随后每 12 小时 500～1000mg，静脉输注
□ 不推荐预防性用药

▲ 图 11-1　急性脑出血处理的简易流程

SBP. 收缩压；INR. 国际标准化比值；ICP. 颅内压；Kcentra. 人凝血酶原复合物浓缩物；Idarucizumab. 依达赛珠单抗；Andexanet alfa. 安迪珍奈 α 对 ABC 进行初步评估和治疗，并同时评估 / 管理血压及颅内压

预后概览

- 预测脑出血预后十分困难，但应避免悲观及无所作为，特别是在出血后的超急性期。
- 除了特别严重的患者，不应在入院后 24h 内预测患者预后，以避免过早放弃生命维持治疗。
- 一些可用的功能预测量表仅能大致估计死亡和残疾的风险，不应将其孤立地应用于某个患者。

一、概述

脑出血（ICH）是第二常见的脑卒中类型，是由直接进入脑实质的出血引起的。它可以是原发性的（较常见，由于高血压或淀粉样变性而引起），也可以是继发性的（较少见，与先天性或获得性大血管异常、肿瘤和其他可识别的病因直接相关，表 11–1）。在美国，脑出血占所有脑卒中的 10%～15%，每年约有 8 万例新发病例[1]。

一般而言，脑出血比缺血性卒中严重得多。一月内病死率为 40%，几乎是缺血性脑卒中的 2 倍[2]。在所有 ICH 患者中，只有 20%（仅考虑存活者时为 55%）在 1 年时恢复到功能独立[2]。

脑出血以两种不同的方式损伤大脑，包括由出血引起的直接机械性破坏和脑肿胀，以及之后由渗出血液中的毒性物质引起的脑水肿和迟发性炎症反应[3]。当脑出血发生后，血肿通常会在几分钟到几小时内继续积聚。70% 的患者在症状出现后 24h 出现血肿增多，其中大多数发生在最初的 6h。即使是少量的增多也会增加死亡的风险或导致更严重的残疾[4]。因此，限制血肿增加至关重要，必须在明确诊断后立即实施治疗。迟发性、继发性脑损伤多因血液渗出引起的炎症反应所致，其发生在初次出血的数天后并持续多天。这一进程会加重脑水肿的形成和机械损伤，以及由炎症介导的坏死和凋亡所导致的脑损伤[3]。

在脑出血后的第一个"黄金治疗期"进行的干预对降低死亡率和残疾风险至关重要。本章的内容将聚焦于改善 ICH 患者预后的急症救治原则及方法。

二、病情初步评估及管理

目前只有影像学检查能够可靠地鉴别脑出血与急性缺血性脑卒中（acute ischemic stroke，AIS）。因此，院前对脑出血的评估和管理与缺血性脑卒中原则相同（表 11–2）。对 ICH 患者的初步诊断、评估和管理主要有 4 个目的：①识别并立即治疗危及生命的并发症；②诊断脑出血并与其他类型的脑卒中相鉴别；③降低脑出血的风险（血肿增大、颅内压升高、脑疝）及其导致的继发性脑损伤；④确定 ICH 的潜在病因。

表 11-1　继发性脑出血的原因

- 大血管病变
  - 动静脉畸形
  - 囊状动脉瘤
  - 海绵窦畸形
  - 硬脑膜动静脉瘘
  - 颅内动脉夹层 ± 假性动脉瘤
  - 烟雾综合征与烟雾病

- 梗死的出血性转化
  - 非脓毒性栓子
  - 脓毒性栓子（心内膜炎）

- 可逆性后部白质脑病综合征
- 可逆性脑血管收缩综合征
- 颅内肿瘤
  - 原发
    - 多形性胶质母细胞瘤
    - 少突胶质母细胞瘤
    - 脑膜瘤
  - 转移瘤
    - 肺部
    - 黑色素瘤
    - 乳腺
    - 肾脏
    - 甲状腺
    - 绒毛膜癌

- 颅内静脉血栓形成
  - 颅内静脉血栓形成
  - 颅内静脉窦血栓形成

- 突然严重高血压 [a]
  - 交感神经药物（可卡因、安非他命）
  - 嗜铬细胞瘤

- 凝血病 [a]
  - 抗凝治疗
  - 肝脏疾病
  - 弥散性血管内凝血（DIC）
  - 免疫性血小板减少性紫癜
  - 血栓性血小板减少性紫癜
  - 先天性出血体质

- 血管炎
  - 感染性
  - 原发中枢神经系统（CNS）
  - 全身性血管炎

- 颅内淋巴瘤

a . 急性高血压和凝血功能障碍作为单一原因导致脑出血较少见，多通过加重其他常见病因而导致发病

表 11-2 卒中患者院前评估

- 评估和管理气道、呼吸和循环（ABC）
- 吸氧以维持氧饱和度＞ 94%
- 启动心脏监测
- 建立静脉通路
- 获取血糖水平并对症治疗
- 确定发病时间、最后已知时间和家庭成员联系信息
- 分诊并迅速将患者送往最适宜的有卒中诊疗能力的医院
- 通知医院即将到来的卒中患者

（一）识别并立即治疗危及生命的并发症

与任何急症情况一样，循环、气道和呼吸的初始评估是最重要的，其目标是确保足够的氧气和血液输送至大脑。

1. 气道和呼吸

脑出血最常见的危及生命的并发症是由意识水平低下和（或）口咽感觉 / 运动功能障碍引起的气道控制不良导致的呼吸衰竭。若气道控制不良，应立即行经口气管插管。如果担心颅内压升高（ICP）或脑疝，应在尽可能短的时间内降低床头。插管时在到达声带之前应使用利多卡因，以减轻插管期间可能发生的 ICP 升高，并遵循快速插管步骤。插管前、插管中、插管后应保持正常的氧饱和度。默认的通气目标是 $PaCO_2$ 35～45mmHg，但对有活动性颅内压升高或脑疝的患者除外，在这些患者中，过度通气使 $PaCO_2$ 降至约 30mmHg 是合理的（见评估和治疗颅内压升高和疝出）。

2. 最初的血流动力学管理

高血压在所有类型的急性卒中（包括脑出血）患者中都很常见。虽然高血压可能是血肿扩大的一个重要危险因素，但在影像学诊断脑出血之前，应综合考虑 ICH 及 AIS，保守的血压控制目标是＜ 180/105mmHg，原因包括：①在 CT 检查之前，无法区分 ICH 与 AIS；②高血压可能是 ICP 升高后的适应性反应。ICH 患者很少出现休克。一旦发生休克，最常见的原因是插管时使用的药物和随后的镇静药物共同作用，导致血管内容积减少。更少见的病因包括并发败血症、心肌梗死、神经源性应激性心肌病或脑干血管运动中心损伤。除维持足够的脑灌注压外，ICH 休克患者的治疗并无特殊性，应针对潜在病因进行治疗。

3. 评估和治疗颅内压升高和脑疝

颅内压升高和（或）脑疝可能在 ICH 早期出现，这取决于血肿的大小和位置及是否出现急性脑积水。脑疝是由于颅内压局部升高和脑组织跨越硬脑膜缘发生移位，从而压迫正常大脑所致（图 11-2），这常常造成灾难性的后果。有下列任何一种表现的患者应考虑为脑疝，包括意识水平下降、瞳孔调节障碍或伸直姿势。ICH 患者出现急性脑积水是由于脑室受压或脑室内出血（IVH）引起的脑脊液循环阻塞所致。它能够导致患者意识水平下降，并往往伴随如下症状

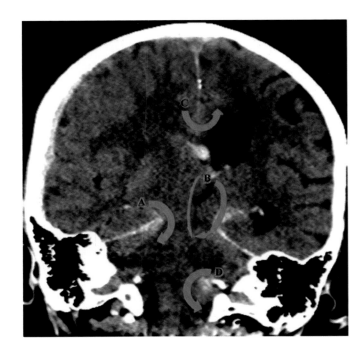

◀ 图 11-2　脑疝发生示意图
A. 小脑幕切迹疝：颞叶（沟回）向中线移位，从而压迫同侧大脑脚。常表现为同侧瞳孔固定、散大、内收、外斜视、屈光不正、对侧偏瘫；B. 中央疝：双侧丘脑向下移位，导致中脑受压。常表现为昏迷、瞳孔固定和错位、伸肌姿势；C. 大脑镰下疝：扣带回从大脑镰下移位，导致大脑周围动脉和对侧扣带回受压，很少引起对侧下肢无力；D. 扁桃体下疝：小脑扁桃体经枕骨大孔移位，压迫颈髓交界处。常表现为昏迷和重度肌张力不全，伴有重度高血压、呼吸不规律、心动过缓

或体征，包括双侧瞳孔散大居中、光反应消失、双侧外展神经麻痹、向上凝视、眼球落日征及伸肌姿态。

更严重的是出现库欣现象（心动过缓、高血压、呼吸不规律）。出现上述症状的患者应将床头抬高 ≥ 45°，并予以镇静、过度通气和大剂量渗透疗法。渗透疗法可采用甘露醇 1g/kg，静脉输注或 3% 生理盐水 3～6ml/kg，静脉输注。如果已建立中心静脉通路，可静脉使用 23.4% 生理盐水 30～60ml。这些药物一般都是在 15min 内一起给予的。根据 CT 影像可以选择手术治疗（见颅内高压、脑积水和脑疝）。

（二）诊断脑出血并与其他类型的脑卒中相鉴别

1. 临床评估

脑出血的临床表现符合脑卒中的定义：由血管病变引起的局灶性脑损伤的突然发作，从而导致损伤区域的神经功能缺损。虽然这并不能区分 ICH 和 AIS，应该快速启动初步诊断评估，聚焦于病史和体格检查，要特别重视病情的进展过程（特别是患者最后没有脑卒中症状的时间，即"最后无症状"时间），是否存在原发性和继发性脑出血危险因素（尤其是抗血栓药物的详细服用史和其他凝血病），并明确神经症状和体征（表 11-3）。由熟悉 Glasgow 昏迷量表（GCS）或全面无反应性量表（FOUR）和美国国立卫生研究院卒中量表（NIHSS）的临床医师借助上述量表进行评估，是描述初始功能障碍的一种有效和可靠的方法。

2. 影像学检查

相对于 AIS，某些临床表现在 ICH 中更加常见，包括在数分钟至数小时内逐渐进展的神经

表 11-3 脑出血病史的初步诊断评价

病史
- 症状出现的时间或最后无症状时间
- 目前卒中症状的具体表现
- 从最初出现症状到脑卒中综合征高峰的时间
- 头痛：存在与否，随时间变化过程、位置和疼痛程度
- 最近有无外伤史
- 药物治疗，特别是抗血栓药物和抗高血压药物用药史
- 详细的既往病史，重点是有无高血压、恶性肿瘤
- 卒中和（或）异常出血或凝血的个人或家族史
- 吸毒史

体格检查
- 生命体征
- 详细的神经系统检查
- 美国国立卫生研究院卒中量表（NIHSS）
- Glasgow 昏迷量表（GCS）或无反应性概述（FOVR）评分
- 一般医学检查以发现心肺功能障碍征象
- 体格检查发现的疾病相关征象
  - 头部撕裂或挫伤、战斗征、熊猫眼（近期头部外伤）
  - 脑膜炎（感染性血管炎、感染性静脉血栓形成、动脉瘤性蛛网膜下腔出血）
  - 合并皮损的栓塞性病变（心内膜炎）
  - 黄疸、胸部蜘蛛痣、肝掌（肝硬化）

实验室检查
- 凝血酶原时间（PT）、国际标准化比值（INR）、部分凝血活酶时间（PTT）
- 全血细胞计数（CBC）
- 血清或毛细血管血糖
- 电解质和肾功能
- 血清肌钙蛋白浓度
- 血清和尿检以筛查有无药物滥用
- 人绒毛膜促性腺激素（HCG）（育龄妇女）
- 心电图（ECG）

影像学检查
- 所有患者均应进行头颅 CT 平扫
- 强烈建议有以下任意特征的患者行 CT 或 MR 血管造影和静脉造影术
  - 年龄 < 60 岁
  - 无明显的高血压或凝血病史
  - 妊娠，产后 ≤ 6 个月，或口服避孕药
  - 患有易栓症
  - 深静脉血栓（DVT）或肺栓塞（PE）病史
  - 脑叶、幕下、矢状窦旁或双侧丘脑
  - 多发急性或亚急性血肿
  - 脑室内出血或蛛网膜下出血

功能障碍、意识水平下降、癫痫、头痛、呕吐等。目前尚无足够特异和可靠的临床特征可以区分这两种疾病[5]。CT 检查对 ICH 的敏感性和特异性达到 100%。因此，一旦可以安全地进行 CT 检查就应尽快进行。在大多数急救中心，CT 通常比磁共振成像（MRI）更受欢迎，因为它

更快捷、更容易获得结果，同时更方便医师接近患者从而使检查过程更可控，CT 和 MRI 的诊断性能没有差异。

（三）治疗继发性脑损伤的原因

1. 高血压

较大的血肿体积和较差的临床预后相关。两项大型随机对照临床试验，INTERACT2 和 ATACH2 表明，与控制收缩压 180mmHg 以下的降压目标相比，将收缩压（SBP）积极降低至 140mmHg 以下并不能减少血肿扩张或改善临床预后 [6, 7]。此外，在 ATACH2 研究中，安全性分析显示控制血压＜ 140mmHg [6] 可能增加肾脏并发症的发生率。综上所述，这些试验表明，对于 ICH 和急性高血压患者，维持 SBP 在 140～160mmHg 的目标范围是合理的。最理想的治疗是在发病后 1h 内达到目标血压，静脉滴注尼卡地平或氯维地平，或者静脉滴注拉贝洛尔均可有效实现这一目标。

2. 凝血障碍

快速评估可纠正的凝血障碍或血小板减少是必要的（表 11-4）。这包括肝脏、肾脏、血液病病史、近期服用抗凝血或抗血小板药物、个人及家族出血病史、全血细胞计数、活化部分凝血活酶时间、凝血酶原时间（国际标准化比值 [8]）等实验室检查。稀释凝血酶时间（dTT）可用于筛选达比加群引起的凝血障碍，而针对特定制剂或低分子肝素校准的抗 Xa 因子测定可用于筛选 Xa 因子抑制药引起的凝血障碍。

(1) 华法林：含有 4 种凝血因子的凝血酶原浓缩物（PCC）是纠正华法林导致的凝血功能障碍的最佳方法。PCC 是一种富含维生素 K 依赖性凝血因子的冻干浓缩物，是一种针对华法林的特殊解毒药，与新鲜冷冻血浆（FFP）[9] 相比，它的输注速度更快，输注量也更小。INCH 试验在 50 例急性维生素 K 拮抗药相关的 ICH 患者中，比较了 PCC 和 FFP 的作用。由于 PCC 组显著改善预后，试验被提前终止。PCC 可以更快逆转 INR（PCC 40min vs. FFP 1482min，P=0.05），且血肿显著扩张或死亡风险是 FFP 组的一半（PCC 30% vs. FFP 60%，P=0.024），且 PCC 不会增加血栓栓塞事件的风险 [10]。由于 PCC 及 FFP 提供的凝血因子半衰期很短，给予这些治疗后应立即静脉注射 10mg 维生素 K，以防止 INR 反弹升高，并在给药后的 24h 内 Q6H 监测 INR。

(2) Xa 因子（FXa）抑制药：口服 Xa 因子（FXa）抑制药（阿哌沙班、贝曲沙班、依多沙班、利伐沙班）的 ICH 患者，其治疗具有挑战性。确诊这些药物相关的凝血病非常困难，常规凝血试验（PT 和 APTT）对其效果不敏感，而最有意义的检测——针对 4 种已有的 Xa 因子抑制药的抗 Xa 测定并未得到广泛应用 [8]。在缺乏专门校准的抗 Xa 测定的情况下，必须借助病史进行诊断，口服 Xa 因子抑制药相关的临床凝血障碍可能出现在最后一次药物摄入后的 3～5 个半衰期内；如果存在肝肾功能障碍 [8]，这个时间可能会更长。对于误吸风险低的患者（包括

表 11-4　抗血栓形成药物的逆转用药

维生素 K 拮抗药（华法林）
- 维生素 K 10mg，静脉注射
- 若 INR > 1.4，凝血酶原复合物浓缩物（根据体重和 INR 调整剂量）
- 若凝血酶原浓缩物不可用或存在使用禁忌，FFP（10~15ml/kg）

达比加群
- 活性炭 50g 口服 ≤ 2h
- 若 dTT 延长，给予依达赛珠单抗（Idarucizumab）5g（每次取 2.5g 药物溶于 50ml 溶剂中，给药 2 次）
- 对于复发或难治性出血，考虑血液透析或再次给予依达赛珠单抗

X a 因子抑制药
- 活性炭 50g 口服 ≤ 2h
- Andexanet alpha（一次性给予或最多 2h 输注—根据特异的 X a 因子抑制药，以及最后一次使用 X a 因子抑制药的时间）
- 静脉输注包含 4 种凝血因子的凝血酶原复合物浓缩物，50U/kg
- 静脉输注活化凝血酶原复合物浓缩物，50U/kg

肝素
- 普通肝素
  - 在给予肝素 2h 内，每 100 单位肝素给予 1mg 硫酸鱼精蛋白
- 低分子肝素
  - 最后一次给药 8h 内，每 1mg 依诺肝素给予 1mg 硫酸鱼精蛋白
  - 若在第一次给药后重新给药，每 1mg 依诺肝素给予 0.5mg 硫酸鱼精蛋白
  - 若在最后一次给药后的 12h 内给药，每 1mg 依诺肝素每 0.5mg 硫酸鱼精蛋白

FFP. 新鲜冷冻血浆；INR. 国际标准化比值；dTT. 稀释凝血酶时间

给予肠内营养的插管患者），应在末次口服 FXa 抑制药后 2h 给予活性炭[8]。来自动物出血模型的间接证据，健康志愿者和脑出血患者的回顾性病例研究，以及其他大出血患者的数据表明，PCC（典型剂量 50U/kg）至少可以部分逆转口服 X a 因子抑制药的作用[8]。Andexanet alfa 最近被批准作为 FXa 抑制药阿哌沙班和利伐沙班的特异性解毒药。它是 FXa 的灭活形式，作为一个诱饵结合并中和 FXa 抑制药。在 352 例与 FXa 相关的大出血患者（包括 227 例 ICH 患者）中，Andexanet alfa 对 82% 的患者具有良好的止血作用。10% 的患者在给药后 30 天内出现血栓并发症。FDA 批准 Andexanet alfa 是有条件的，需要上市后随机临床试验比较 Andexanet 及常规治疗的疗效。Andexanet 的经济成本、其逆转作用的持久性（停止输注 Andexanet 后可能会再次出现凝血障碍），以及缺乏与 PCC 比较仍是该药物使用必须面临的问题。

(3) 达比加群： 服用达比加群的患者应立即检查稀释凝血酶时间（dTT）。如果该指标是正常的，则达比加群无明显的抗凝作用。如果 dTT 延长，则应考虑使用伊达鲁单抗特异性解毒药逆转达比加群导致的凝血障碍。此外，对于误吸风险低的患者（包括给予肠内营养的插管患者），应在最后一次摄入达比加群后 2h 给予活性炭[8]。

(4) 肝素和低分子肝素（LMWH）： 鱼精蛋白可以逆转普通肝素的作用，对低分子肝素抗凝出血的患者可能具有一定的益处。Andexanet 在未来可能被证明是逆转低分子肝素的有效方法，但这仍有待进一步研究。

(5) 抗血小板药物：在单中心、前瞻性、随机试验中，输注血小板对于计划行手术治疗（包括放置脑室外引流）的阿司匹林相关脑出血患者是有益的[12]。相反，对于未计划手术治疗而服用单一抗血小板药物（主要是阿司匹林）的 ICH 患者，PATCH 试验表明，输注血小板可能造成伤害，而不能减少血肿扩大[13]。服用阿司匹林以外的单一抗血小板药物和联合抗血小板治疗的非手术患者，进行输血治疗的安全性和有效性尚未得到充分的研究，也没有明确的结论。因此，神经危重症学会建议，对于与抗血小板药物相关的 ICH 患者，只应向计划行神经外科手术的患者输注血小板[8]。静脉注射单一剂量的去氨加压素（DDAVP，常用于尿毒症脑出血患者），可以用于所有口服抗血小板药物的 ICH 患者[8]。

3. 颅内高压、脑积水和脑疝

仔细阅读首次头 CT 影像可以预测和预防颅内高压和脑疝，这相较于在以上情况诱发临床症状后再进行诊疗更有意义。首先，应使用 ABC/2 方法估计血肿的体积（图 11-3）。其次，应观察是否存在脑室内出血、脑积水和占位效应（图 11-4A）。对于幕上出血，一般认为当中脑周围脑池受压或第三脑室水平移位≥ 5mm 时，存在占位效应（图 11-4B）。对于小脑出血，通过确定第四脑室和脑干的受压及水平移位程度，以及桥前池的受压程度来评估占位效应（图 11-5）。

任何有明显或即将发生颅内高压或脑疝的患者的初始治疗，应包括立即将床头抬高≥ 45°、镇静、过度通气及大剂量渗透疗法。

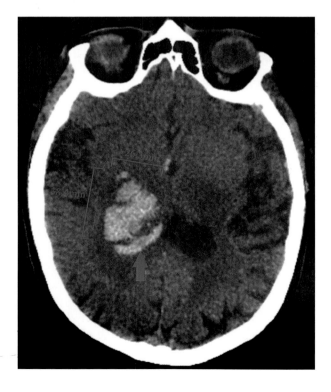

◀ 图 11-3　轴位 CT 平扫显示右侧丘脑及内囊内急性脑出血，并向右侧脑室延伸（红箭）。用最大横截面直径的 ABC/2 法可以估算 ICH 的体积，血肿最大层面血肿长径 **3.84cm**（**A**），宽 **2.63cm**（**B**），共 **6** 个层面，层厚 **0.5cm**，总厚度为 **3.0cm**（**C**），因此血肿体积为（3.84× 2.63×3）/2=15.2ml

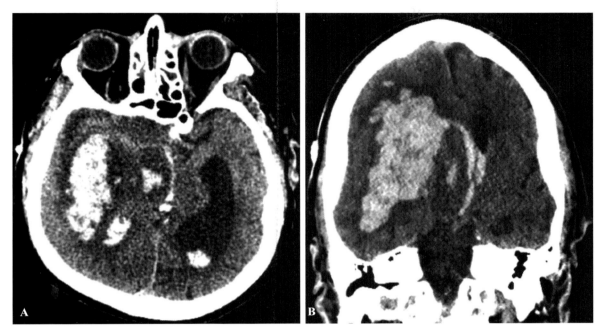

▲ 图 11-4　头颅 CT 平扫（A）轴位和（B）冠状位，右侧颞叶和丘脑大量急性脑出血，并向侧脑室大量延伸

图片展示了两个早期危及生命的疾病，即梗阻性脑积水（表现为左侧侧脑室扩大）和脑疝，包括小脑幕裂孔疝（表现为右侧颞叶移位并压迫脑干）（A）和大脑镰下疝（表现为右侧额叶移位至大脑镰下并压迫左侧额叶）（B）

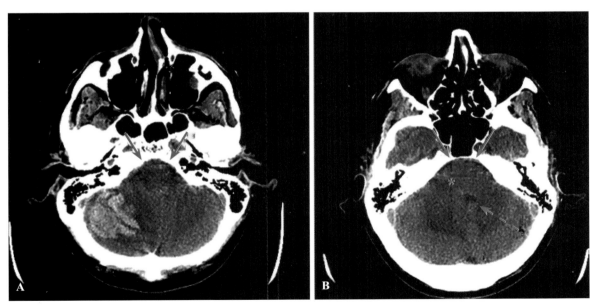

▲ 图 11-5　有占位效应的小脑出血

A. 右侧小脑半球下部巨大血肿，髓周池消失（红箭）；B. 来自同一检查的不同层面，显示第四脑室受压和移位（红虚箭）及脑桥（＊）、桥前池消失（红实箭）

糖皮质激素不应用于 ICH 的治疗，其不会使患者获益且会增加并发症的风险[14]。对于因脑室内出血和（或）脑积水导致意识水平异常的患者应考虑紧急放置脑室外引流管（EVD）[14]。这将有利于立即引流脑脊液（CSF），迅速降低颅内压。持续监测 ICP，对神经学检查受限的昏迷患者很有意义，有利于更快地清除脑室内出血（见脑室内出血）。

对于幕上脑出血及周围水肿直接引起的占位效应，手术治疗的效果已被广泛研究。两项大型临床试验表明，早期手术（开颅血肿清除术）与出现迟发性神经功能恶化时再行手术对预后的影响相同[15,16]。因此，外科手术应被视为一种潜在的挽救生命的干预措施，用于治疗可能因占位效应而死亡的患者，而不应期望其对神经功能预后产生有益影响。迟发性神经功能恶化达到何种程度时需要进行手术治疗目前尚未明确，在意识水平下降之前进行手术可能为时过早，但医师应在局灶性脑干受压征象出现之前进行手术。单纯去骨瓣减压术对幕上脑出血的治疗效果尚缺乏深入研究，但其可能达到类似的治疗效果。由于上述这些令人失望的结果可能至少部分归因于传统手术技术对血肿周围尚有活性脑组织的损伤，因此 MISTIE Ⅲ 试验研究了立体定向血肿清除术辅以局部溶解血栓（微创手术）的治疗效果。然而，这项大型随机对照试验并没有发现接受立体定向血肿清除术的患者较未接受手术的患者有更好的预后。

4. 癫痫的治疗

脑出血后早期癫痫发作的风险取决于出血量、病因和出血部位，据报道其发生率高达 16%。最新的美国心脏和卒中协会（AHA/ASA）指南[14]不推荐常规预防性使用抗癫痫药物。病例分析表明，预防性抗癫痫治疗可能与死亡和残疾的增加相关。若癫痫发作，应使用适当的抗癫痫药物进行治疗，初始药物的选择取决于个人。

（四）确定病因

虽然大多数脑出血是原发的（由慢性高血压或脑淀粉样血管病引起），但确定继发性病因（表 11-1）至关重要，因为许多继发性病因都需要使用独特的方法进行治疗。例如，动静脉畸形破裂的患者需要控制血压至更低水平，并需要考虑神经外科手术或血管内治疗。对于脑静脉窦血栓形成的患者，则应尽早启动抗凝治疗，即使存在急性出血。病因诊断需借助于病史、体格检查及实验室检查（表 11-3），这些发现将有助于理解 CT 表现并明确患者是否需要进一步神经影像学检查。对于有大血管病因学高危因素的患者，应紧急行 CT 及 MRI 动、静脉成像。

三、特殊注意事项

脑出血的研究大多关注占所有原发性脑出血 80% 的幕上出血。然而，除此之外尚有约 10% 发生在小脑的原发性脑出血、5% 的脑干出血及 5% 的原发性脑室内出血。此外，脑室系统出血可伴随任何部位的实质内血肿。当脑出血累及颅后窝或脑室时，必须考虑一些重要的治疗注意事项。

（一）脑室内出血

大约 45% 的 ICH 患者发生脑室内出血，其最常见的原因是基底节或丘脑出血破入相邻的脑室，局限于脑室的"原发性"脑室内出血仅占脑出血的 5%。脑室内出血是导致死亡和功能不良的独立危险因素，这种危险与脑室内出血和脑积水的程度密切相关。对于脑室内出血和意识水平低下的患者，应立即行 EVD，通过分流脑脊液和加速血液清除来治疗脑积水和（或）颅内高压。保持脑脊液引流通畅是一个重要问题。此外，当严格按照 CLEAR-Ⅲ 脑室内出血试验方案进行时，对于大量脑室出血伴有小的实质内血肿或无脑实质出血的患者，通过 EVD 给予重组的组织型纤溶酶原激活药（rtPA）是安全的。然而，尽管这种治疗能够加速脑室内血肿的清除，但其能否改善患者预后尚不明确[19]。鉴于患者预后与 ICH 清除的程度和速度成正比，因此我们期待未来提高脑室内出血清除效率的临床试验能够获得良好的治疗效果。

（二）小脑出血

对于小脑出血患者（图 11-5），由于颅后窝狭窄而坚硬的边界，使邻近脑干更易受压，第四脑室或导水管受压或阻塞（或两者同时发生）及脑积水，导致神经功能迅速恶化的风险较高。因此，小脑出血应被视为潜在的神经外科急症。如果存在出血最大直径＞ 3cm、脑干受压或脑积水，应考虑行枕下减压及血肿清除术[14]。在手术减压的同时，常需放置 EVD 以缓解梗阻性脑积水。

（三）脑干出血

由于脑干位于一个非常小的区域内，并包含许多关键的神经结构，脑干出血患者的临床表现和预后取决于出血的确切位置。延髓和中脑出血非常罕见，其最常见的病因是海绵状畸形、动静脉畸形或严重凝血障碍等潜在疾病。脑桥出血至少占脑干出血的 75%，最常见的病因是高血压性血管病变。根据变病累及脑桥的区域，患者的临床表现会呈现出意识水平下降（包括昏迷）、瞳孔变化（通常是针尖样瞳孔但光反应阳性）、眼球运动异常、构音障碍、感觉丧失、一侧或双侧面部肌肉及肢体瘫痪、伸肌姿态、震颤，以及其他非癫痫性的抽搐和自主神经功能异常。患者的预后在很大程度上取决于意识程度、出血的具体部位及是否存在脑室内出血。累及双侧脑桥被盖区（位于第四脑室前的小而重要的区域，网状激活系统和多个脑神经核位于该区域）的病变预后最差。外科血肿清除术在原发性脑干出血的治疗中无明显效果。

四、治疗

ICH 并发症的预防和管理至关重要，在专门的神经重症监护病房或卒中监护病房中进行管理和治疗可明显改善 ICH 患者预后 [20]。

高血糖在脑出血患者中普遍存在，无论发病前是否存在糖尿病 [21]，高血糖都与死亡率和发病率增加有关。低血糖也会显著加重脑损伤。为了平衡这一问题，建议维持血糖浓度于 100～180mg/dl。

发热与包括 ICH 在内的神经损伤的严重程度有关 [22]。然而，使用外部或血管内冷却装置来诱导低体温尚未被证明能够使患者获益，且可能增加不良事件发生率 [17]。使用对乙酰氨基酚将体温维持在正常范围，并对疑似合并感染（肺感染最常见）的患者积极应用抗生素应作为治疗的重点。

血容量减少在 ICH 患者中普遍存在，并可能导致脑血供不足。应使用等渗液体（常用生理盐水）维持目标血容量。不宜使用低渗液体进行治疗，因为其可能加重脑水肿。此外，应避免高血容量，它可能会加重脑水肿和非神经系统并发症，如肺水肿。

脑出血后常出现吞咽困难，这大大增加了误吸的风险 [14]。除非患者通过了吞咽困难筛查试验，否则应严格避免经口进食或药物。对于不能安全吞咽的患者，可以通过鼻胃管给予必要的口服药物。

静脉血栓形成是脑出血后的主要并发症之一。因此，应使用间歇性充气加压预防下肢深静脉血栓形成 [23]。一般而言，在出血 48h 后应用肝素类药物预防血栓形成是安全的。

五、预后

ICH 预后很难预测。目前，有多种评分系统被用来预测死亡和预后不良，这些评分系统综合了一些简单的临床因素，其中被最广泛使用的是 ICH 评分 [24, 25] 和 FUNC 评分 [26, 27]。然而，这些量表并不精确且可能存在偏倚，因此不能作为预测个体患者预后的主要依据。事实上，有丰富 ICH 治疗经验的医师可能比这些评分更能准确地预测预后 [28]。临床预后的最终判定依赖于多因素的综合情况，包括 ICH 和 FUNC 评分、出血部位、发病前状态、临床特征及不断革新的临床知识。除了异常严重的病例，不应在入院后 24h 告知家属预后，以避免过早放弃生命维持治疗。

要点总结

- 与任何医疗紧急情况相似，循环、气道和呼吸的初始评估是最重要的——如果没有足够的氧气和血液输送至大脑，后续针对 ICH 的干预措施毫无意义。
- 快速评估可纠正的凝血障碍和（或）血小板减少是必要的。应完善用药史和全血细胞计数、活化部分凝血活酶时间及凝血酶原时间的实验室评估。凝血障碍的逆转是由潜在的病因决定的，在所有患者中都应迅速进行相应治疗（图 11-1）。

- 高血压在脑出血患者中很常见。应在 1h 内迅速降压至 140～160mmHg 的目标收缩压。静脉给予尼卡地平和拉贝洛尔效果良好（图 11-1）。

- 导致第三脑室水平移位或第四脑室和（或）脑干受压的脑出血是脑疝和颅内压升高的高危因素。应考虑采用高渗治疗，并进行神经外科会诊（图 11-1）。

- 尽管原发性和继发性 ICH 的初始治疗原则相同（纠正凝血功能、控制高血压、治疗占位效应和颅内压升高），明确病因仍十分关键。继发性 ICH 需要额外的、针对病因的干预以预防反复出血及继发性神经功能损伤。

- 对于血肿及周围水肿引起的占位，为挽救生命应进行手术治疗，但其对功能预后无任何有益影响。微创手术是一个令人兴奋的潜在治疗方案，其可能会改变上述困局，但仍需进一步研究。

- 预测 ICH 的预后虽然困难，但仍有必要。尽管有预后预测量表，但这些量表仅能粗略估计死亡和残疾的风险，不应将其单独用于某个患者。除了异常严重的病例，不应在入院后 24h 内告知家属预后，以避免过早放弃生命维持治疗。

第 12 章

动脉瘤性蛛网膜下腔出血
Aneurysmal Subarachnoid Hemorrhage

Sudhir Datar **著**

袁江源 高 闯 **译**

孙 健 **校**

诊断要点

- 剧烈头痛是蛛网膜下腔出血的典型症状，但并不是特异性症状。
- 脑 CT 检查对蛛网膜下腔出血的诊断具有很高的敏感性。
- 对于高度怀疑蛛网膜下腔出血但 CT 检查阴性的患者，腰椎穿刺有助于诊断。
- 脑血管造影是动脉瘤诊断及形态分析的金标准。

治疗重点

- 首先稳定循环，保证气道通畅，必要时行气管插管。
- 控制血压，立即纠正凝血功能异常。
- 对早期症状性脑积水患者行脑室外引流。
- 尽快安排手术夹闭或血管内栓塞动脉瘤。
- 患者手术治疗后转入神经重症监护病房。

预后概览

- 高级别的 aSAH（Ⅳ～Ⅴ级），尽管行脑室外引流，如果在 48h 内神经功能仍未改善，提示预后不佳。
- 迟发性脑缺血可导致预后恶化，特别是对于病情严重且疗效不佳的患者。
- 发病数月后才出现明显恢复并不罕见，因此对于入院急性期"看似不好"的患者，在没有充足的原因支持放弃治疗时，一定要继续积极治疗。

一、概述

动脉瘤破裂引起的蛛网膜下腔出血（aSAH）是一种复杂的疾病，如果不及时确诊和治疗，会造成严重的脑损伤。aSAH 的发病率各不相同，总的来说，年发病率大约为 10/100 000 [1]。动脉瘤通常位于大脑底部 Willis 环上的血管分叉处。一些早期并发症包括动脉瘤再破裂、神经源性肺水肿、心律失常（偶尔导致心力衰竭）、梗阻性脑积水。经过最初一段相对平稳的时期后，可能会出现血管痉挛和迟发性脑缺血进而导致病情进一步恶化。早期稳定病情，手术夹闭或血管内栓塞动脉瘤是治疗的重点。然后，患者需要转入专门的神经重症监护室进行密切监测，以便早期发现脑血管痉挛和迟发性脑缺血。发热、由脑耗盐综合征或抗利尿激素分泌失调综合征引起的低钠血症、住院和呼吸机相关感染及癫痫发作会使治疗更加复杂。

二、临床表现

高血压、吸烟、酗酒、黑种人及女性是 aSAH 的常见易感因素，有 aSAH 家族史的患者风险更大。其他危险因素包括多囊肾和结缔组织疾病病史，如埃勒斯 – 当洛（Ehlers–Danlos）综合征或系统性红斑狼疮。患者常表现出"我一生中最严重的头痛"，有时发生在用力时，如剧烈运动或性交。这种头痛被称为经典的"霹雳性头痛"，其特征是剧烈的疼痛几乎在发病后瞬间达到峰值强度。aSAH 的诊断很有挑战性，对于患有严重不可控的慢性头痛经常去急诊室就诊的患者，则可能会漏诊。如果出现特征性头痛强度及变化过程，医师应该警惕 aSAH 的可能性。如果既往没有慢性头痛病史，患者可能会在发作前的几周出现短暂性头痛，称为"前哨出血"，这是由动脉瘤短暂和自限性的破裂导致蛛网膜下腔少量出血造成的。

头痛可伴有剧烈呕吐，如果不注意其他病史，有时会误诊为病毒性胃肠炎。由于脑膜刺激而引起的颈项强直也是一种常见体征。动脉瘤破裂后，患者意识障碍可能发生于不同时期。在血压的作用下动脉血从破裂处喷出，颅内压（ICP）迅速升高，当 ICP ≥ 平均动脉压（MAP），则可导致颅内血液循环暂时停止。患者意识丧失时表现的强直姿势或少数肌阵挛症状可能被缺乏经验的医师误以为是癫痫发作。而约 10% 的破裂动脉瘤患者可出现真正的局灶性或全身性癫痫发作。虽然癫痫持续状态较为罕见，但对于癫痫发作后长时间处于无意识状态且无再出血或脑积水的患者，医师应警惕癫痫持续状态的存在。局灶性神经功能缺失，如偏瘫、语言障碍、凝视，可能是脑出血的信号。第Ⅲ对或第Ⅵ对脑神经麻痹导致斜视和副交感神经纤维受累导致瞳孔扩大与基底动脉或后交通动脉瘤相关。

三、诊断

临床症状疑似 aSAH 时，可以通过颅脑 CT 平扫确诊（图 12-1）。在出血后的 2～3 天，脑 CT 发现蛛网膜下腔出血的灵敏度超过 98%（实际上，在头痛发作 6h 内，高质量的 CT 几乎可以排除 aSAH）[2]。出血的形式可以为确定动脉瘤的位置提供线索。例如，主要在大脑纵裂的出血可能是由大脑前动脉的动脉瘤所致，而中脑周围池和颅后窝的出血则提示动脉瘤发生在基底动脉。在某些情况下，如果出血量很少，脑 CT 可能看不到出血，尤其是症状出现早期未进行脑 CT 检查的情况下，可以通过腰椎穿刺对 aSAH 进行排除诊断。但至少在头痛症状出现后 6h，最好是在 12h 以后进行腰穿，否则可能见不到脑脊液黄变现象。与腰穿第 4 管脑脊液红细胞计数较第 1 管下降相比，脑脊液黄色变在区分穿刺出血和真正的 aSAH 方面更加可靠。

如果不能立即进行脑血管造影，脑 CT 血管造影（CTA）可以快速评估动脉瘤的位置和形态。CTA 的一个缺点是可能漏诊小动脉瘤或者将血管的隆起误诊为动脉瘤。脑血管造影术仍然是发现颅内动脉瘤和形态评估的金标准。在造影的同时，可以使用铂弹簧圈对动脉瘤进行治疗。对于有经验的术者，脑血管造影并发症的风险较低，一项研究显示神经系统并发症发生率为 0.2%[3]。虽然 MRI 的 FLAIR（液体衰减反转恢复）序列是一个可靠的诊断 SAH 的方法，但由于扫描时间较长，难以获得，而且患者躁动不安导致 MRI 检查结果质量较差，所以 MRI 是不可行的。然而在 CT 检查阴性、腰椎穿刺阳性的患者中，MRI 可以确定出血部位。

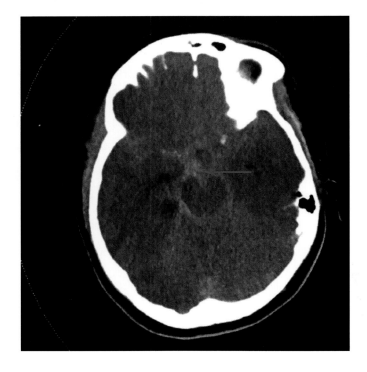

◀ 图 12-1 脑 CT 平扫示基底池高密度影，提示出血（红箭）

四、初始稳定期

aSAH 初期治疗的重点是确保充分的气道通气和循环容量。呕吐物引起的吸入性肺损伤、昏睡导致的气道开放障碍，以及神经源性肺水肿都可以引起急性呼吸衰竭[4]。当患者需要进行机械通气时，应选择低潮气量（6ml/kg）、低气道压力和最大舒适度的模式。压力支持通气模式（PSV）和同步间歇指令通气模式（SIMV）可能比控制性机械通气模式（CMV）效果更好。在处理动脉瘤之前，需要进行充分的镇痛，防止血压和颅内压波动以降低动脉瘤再破裂的风险。然而，在进行镇静期间应该考虑到保持患者舒适和不掩盖早期并发症（如通过评估神经功能来发现动脉瘤再破裂和梗阻性脑积水）之间的良好平衡。应及早撤除患者的机械通气，这不仅可以降低呼吸机相关性肺炎的发生率，还可以降低患者对镇静的需求，从而使临床医师能够准确进行神经检查。

呕吐和长期昏迷会导致患者脱水与低血压，这两种情况都可以加重脑损伤。临床评估出入量是必要的，用等渗液体（生理盐水或复方电解质注射液）充分补充患者丢失的体液，恢复并维持足够的脑灌注。目前尚未建立精确的血压控制标准，但将初始收缩压控制在 160mmHg 以下或平均动脉压控制在 110mmHg 以下是合理的[5]。据报道，aSAH 后发生脑积水的病例高达 67%[6]。脑积水可见于最初的 CT 检查中，也可以在发病后的最初几个小时内进展而成。脑积水在高级别的临床患者中很难被发现，因此需要提高警惕并多次复查头 CT。放置脑室外引流（EVD）可以通过引流脑脊液来缓解颅内高压。

癫痫发作通常发生在出血开始时，但需要与去大脑强直或意识丧失时偶尔出现的短暂性肌阵挛区分开。真正的癫痫发作需要用抗癫痫药物治疗。左乙拉西坦由于不良反应较低而常作为治疗首选。除非某些特殊情况，如颞叶出血、癫痫既往史或 ICP 严重升高并有因癫痫导致脑血流量增加而急剧恶化的风险，最好避免预防性使用抗癫痫药物。如果需要预防性使用抗癫痫药物，建议短疗程使用 3～7 天。苯妥英钠可恶化 aSAH 患者的预后，这可能是由于细胞色素 P_{450} 系统诱导尼莫地平代谢增加所致[7]。癫痫持续状态较为罕见，但在癫痫发作后持续意识障碍应予考虑，这些患者应通过脑电图进行诊断评估。

五、动脉瘤破裂后早期病情加重

动脉瘤再破裂表现为病情突然恶化。患者通常迅速昏迷，可能会有喘息或濒死呼吸而需要立即进行气管插管，也可能出现急性室上性或室性心律失常，并且通常因急性交感神经兴奋导致高血压。神经源性肺水肿可以导致急性呼吸衰竭。出现脑神经受损的症状，如瞳孔散大。如果患者已经有 EVD，可能出现新鲜血液流入引流袋。与动脉瘤再破裂时症状突然恶化不同，从几个小时到 1～2 天，病情的逐渐恶化可能预示梗阻性脑积水的发生，通常表现为头痛症状加

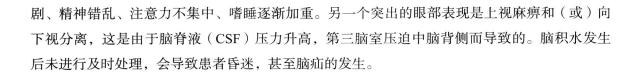

剧、精神错乱、注意力不集中、嗜睡逐渐加重。另一个突出的眼部表现是上视麻痹和（或）向下视分离，这是由于脑脊液（CSF）压力升高，第三脑室压迫中脑背侧而导致的。脑积水发生后未进行及时处理，会导致患者昏迷，甚至脑疝的发生。

六、血管痉挛的严重程度评估与预测

世界神经外科医师协会评分系统（WFNS）认为 Glasgow 昏迷量表和运动缺陷评分是评估 aSAH 的严重程度和预测预后的有用而简单的临床工具（表 12-1）[8]。从实际角度来看，Ⅰ～Ⅲ级被认为是好的，Ⅳ级和Ⅴ级被认为是差的。Fisher 评分根据脑 CT 图像特定部位出血厚度预测血管痉挛的风险[9]。改良 Fisher 评分指出脑室内出血发生，血管痉挛风险更高（表12-2）[10]。

表 12-1　动脉瘤性蛛网膜下腔出血患者的临床分级量表

aSAH 分级	WFNS 评分制度
Ⅰ	GCS 评分 15 分，不合并肢体运动障碍
Ⅱ	GCS 评分 13～14 分，不合并肢体运动障碍
Ⅲ	GCS 评分 13～14 分，合并肢体运动障碍
Ⅳ	GCS 评分 7～12 分，合并 / 不合并肢体运动障碍
Ⅴ	GCS 评分 3～6 分，合并 / 不合并肢体运动障碍

GCS. Glasgow 昏迷量表；WFNS. 世界神经外科医师协会

表 12-2　改良 Fisher 评分量表

aSAH 分级	改良 Fisher 评分量表
0	没有 SAH 以及 IVH
1	少量的或薄层 SAH，无 IVH
2	少量的或薄层 SAH，合并双侧 IVH
3	大量的 SAH[a]，无 IVH
4	大量的 SAH[a]，合并双侧 IVH

SAH. 蛛网膜下腔出血；IVH. 脑室内出血
a. 至少 1 个脑池或脑沟内充满出血

七、动脉瘤治疗

血管内弹簧圈栓塞术（图 12-2）与开颅动脉瘤夹闭术是治疗动脉瘤的两种主要方式。两种术式优缺点及具体选择的标准超出本章范围，不过，这里列出几个标准。动脉瘤的位置是决定治疗方式的首要因素。当动脉瘤位于基底动脉尖，开颅手术难以到达术区，介入栓塞术此时成为治疗的首选。相反，动脉瘤位于大脑中动脉（MCA）时，手术通常更容易暴露，可以选择开颅夹闭动脉瘤。动脉瘤的形态是决定治疗方式的第二个重要因素。当动脉瘤颈部狭窄时，可以通过弹簧圈栓塞治疗，因为较窄的动脉瘤颈可以固定弹簧圈，而对于宽颈动脉瘤弹簧圈则不易填塞。通常来说，动脉瘤体部与颈部的比值＞ 2 时适合弹簧圈栓塞。而位于 MCA 的动脉瘤常伴有一条起源于动脉瘤的血管，将动脉瘤栓塞会阻断该血管血供，导致大脑相应部位梗死。夹闭术可以通过小心地避开分支动脉来解决这个问题。综上所述，当弹簧圈介入栓塞与开颅动脉瘤夹闭在技术上都可行时，随机对照试验结果表明，对于临床级别好的患者，弹簧圈栓塞术优于夹闭术[11]。

建议预防和治疗 aSAH 患者的高血糖，合理的血糖控制目标是在 100～180mg/dl。神经危重病护理协会指南建议将血糖维持在 200mg/dl 以下[12]。

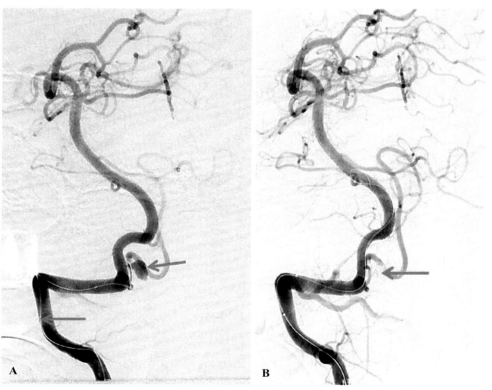

▲ 图 12-2　A. 通过椎动脉造影，侧位像显示动脉瘤起源于小脑后下动脉（红箭）及血管内用于栓塞动脉瘤的微导管（绿箭）；B. 侧位椎动脉造影显示起源于小脑后下动脉（绿箭）的已栓塞动脉瘤，现在造影已不显影

八、心血管支持与出入量管理

只要没有明确原因，继续严格控制血压，如伴发心肌梗死、严重心力衰竭或主动脉夹层，在动脉瘤得以处理后，通常会放宽血压目标。所谓的允许性高血压有利于维持脑灌注，特别是在脑血管痉挛风险高的患者中更重要。一旦动脉瘤得到处理，常常允许将收缩压自动调节到 180～200mmHg。此外，维持最佳的循环容量至关重要。监测患者每日的液体出入量及体重变化，充分补充患者通过尿液和隐性失水。Swan-Ganz 导管目前很少单独用于患者液体管理。中心静脉压监测可作为辅助工具使用，推荐的压力范围为 6～8mmHg，但血容量和中心静脉压之间的相关性较差。尽量避免使用低渗液体，如游离水、葡萄糖溶液、低张生理盐水或乳酸钠林格注射液，因为这些液体会加重脑水肿和低钠血症。生理盐水和复方电解质注射液是两种常用的等渗液，可用于维持患者正常循环血量。在某些情况下，可能需要高渗液体（1.5%、2%、3%盐水）纠正患者低钠血症。

九、血管痉挛与迟发性脑缺血（DCI）管理

口服尼莫地平可降低 DCI 的发生率，改善 aSAH 患者的预后，但其确切的作用机制尚不完全清楚[13, 14]。在支持口服尼莫地平的试验中，血管造影并未证实其对大血管痉挛有显著影响，尽管该药物可能通过改善较小动脉痉挛而使患者受益，研究者将其益处归结于神经保护作用。一般使用剂量为每 4 小时 60mg，持续 21 天。为减轻药物的降压效应，可调整剂量为每 2 小时 30mg。

血管痉挛通常发生于动脉瘤破裂后的 4～14 天。经验表示，如果在发病后 10 天没有出现血管痉挛，之后就不太可能再发生。血管痉挛和 DCI 的监测是神经重症监护的基础之一。临床检查是 DCI 日常评估的重要组成部分。然而，仅靠临床检查可能是不够的，尤其是对于评级较差的出血（如昏睡或昏迷）或不可靠（因镇静效果混淆）的患者，则需要临床医师用其他工具进行监测。经颅多普勒超声（TCD）是一种简单的床旁无创检查工具，可以测量大脑底部近端大动脉的血流速度，当血管直径因痉挛而减小时，血流速度增加。Lindegaard 比值（MCA 血流速度与颅外颈动脉血流速度之比）也可用于监测血管痉挛。在某些高动力循环状态中，如血流动力学增强疗法、发热、贫血或心排血量增加都可导致经 TCD 检测的颅内血流速度增加。Lindegaard 比值有助于区分真正的脑血管痉挛和来自循环高动力状态的弥漫性血流增加。MCA 血流绝对速度＞120cm/s 且 Lindegaard 比值＞3 被认为是超声诊断脑血管痉挛的阈值[15]。TCD 的一个主要局限是需要专业人员进行操作以获得准确的结果。专业的操作人员使用 TCD 预测 DCI 的敏感性和阴性预测值高，分别可达到 90% 和 92%。但是 TCD 只能监测大脑底部的大动脉血管，可能会忽略远端较小血管发生的血管痉挛。CT 灌注成像联合 CT 血管造影可生成脑梗

死风险区脑组织灌注不足的图像，从而提供小动脉痉挛的数据，在某些情况下，可以直接显示大动脉痉挛[16]。

约 2/3 的 aSAH 患者会出现血管痉挛，1/3 的患者会出现症状。传统的 3H 疗法包括高容量、血液稀释和高血压，已经不再被推崇，因为高容量会导致容量超负荷进而引起心肺并发症，无法持续性增加脑灌注。由于稀释血液也会导致血液携氧能力降低。目前，在维持正常循环容量的同时提高血压是 DCI 治疗的主要方法。而血管升压素的选择取决于身体疾病情况。在心肌收缩力受损的患者中，首选去甲肾上腺素，因为它的 β 激动作用增加心排血量，在这些情况下最好避免使用纯 α 激动药，如去氧肾上腺素。由于去氧肾上腺素可以引起反射性心动过缓，对基线心动过速或有发生心动过速风险的患者是一个不错的选择。单纯的心脏正性肌力药，如多巴酚丁胺或米力农，可以增加心脏收缩力，并且有报道说，使用这些药物可以改善脑血流量，而不依赖于血压。在文献报道中，对于血压控制目标说法不一。而将 MAP 调整到基线以上 20%～25% 是一个合理的方案。如果患者颅内压升高，可以用目标脑灌注压（CPP）代替 MAP 来指导治疗。对于伴有未破裂、未治疗的小动脉瘤的患者，增强血流动力学通常是安全的。

如果血流动力学增强后临床无改善，应在最多数小时内考虑脑血管造影，预防脑梗死的发生。颅内近端大血管球囊成形术是治疗局灶性大动脉痉挛的有效方法，成功率达 90% 以上[17]。因为存在更大的穿孔风险，球囊血管成形术不适用于治疗远端较小的血管。尽管血管扩张药的耐受性很差，动脉内注射如维拉帕米或尼卡地平仍是一种选择。脑血管成形术的并发症包括脑血管破裂、夹层、血栓形成和脑栓塞。也可发生腹股沟穿刺血肿，极少数患者会出现股动脉血栓形成。值得注意的是，血管痉挛只是 DCI 的原因之一，其他机制也可以导致 DCI 发生[18]。

十、低钠血症

SAH 患者低钠血症的发生率高达 40%，通常无症状。这可能是由于脑盐耗综合征（CSW）或抗利尿激素分泌失调综合征（SIADH）所致。相对于 SIADH，多尿可能提示 CSW 的可能，这不是病因学的诊断。通常不需要进行一系列试验来区分 SIADH 和 CSW，因为在这种情况下，补盐是两种疾病的常规治疗方法，而且这两种疾病通常都是自限性的。用于 SIADH 患者的限制液体治疗对于 aSAH 患者是禁忌的，因为脱水会使 DCI 恶化。轻度低钠血症患者（＜ 130mmol/L）一般无症状，而严重低钠血症（＜ 120mmol/L）可导致患者癫痫发作、意识改变或脑水肿加重。当血钠降至 130mmoel/L 以下时，需要静脉输注高渗盐水（1.5%、2% 或 3% 生理盐水）以纠正低钠血症。对于多尿的患者，口服醋酸氟氢可的松（0.2mg，每日 2 次）是一种有效的辅助治疗方法，但是其疗效有限。

十一、发热

发热在 aSAH 过程中很常见，并会导致神经功能预后恶化[19]。常见原因包括肺部或泌尿系统感染、药物热和神经系统损伤引起的中枢热。尿样检查、痰分析和培养、血培养和胸部 X 线片检查可排除感染的发生。通过 EVD 获得的脑脊液容易与蛛网膜下腔出血混淆，诊断脑室炎唯一可靠的标志是革兰染色和（或）培养阳性。可以通过药物控制患者体温，如对乙酰氨基酚或布洛芬（在动脉瘤处理后使用，因为布洛芬具有抗血小板作用），而对于难治性病例，可以使用体表物理降温或血管内冷却装置进行治疗。

十二、脑积水

脑积水通常发生于 aSAH 后早期，需要行脑脊液分流术。脑积水发生的原因可能是脑室内出血造成脑脊液循环受阻（梗阻性）或脑脊液再吸收障碍（交通性），或两者兼而有之。当梗阻性脑积水发生时（梗阻通常发生在中脑导水管水平，表现为第三脑室扩张而不是第四脑室扩张），需要放置 EVD。腰穿引流是治疗交通性脑积水的有效方法。EVD 术后，引流管在原位保持 7～10 天的情况并不少见。一旦大部分脑室内出血被清除，严重的血管痉挛排除后，开始逐渐抬高引流高度，进入拔管过程。如果患者可以耐受抬高引流，则去除 EVD 装置。如果不能耐受抬高引流，通常需行脑室 - 腹腔分流。文献所报道需行分流手术的比例差异很大（10%～40%）。

十三、颅内高压的监测与治疗

据估计，aSAH 患者出现颅内压增高的频率高达 80%，尤其是在高级别的蛛网膜下腔出血患者中，而颅内压的升高通常是非持续性的。EVD 装置对 aSAH 患者具有双重作用，即 ICP 监测和 CSF 引流治疗颅内高压。患者持续高颅内压与脑代谢紊乱和预后不良有关。积极控制发热和治疗癫痫可通过改善脑代谢而降低 ICP。ICP 控制目标通常是 < 20mmHg，如果不能通过保守治疗和脑脊液引流的方法控制 ICP，则应采用渗透疗法。在 aSAH 患者中，高渗盐水使用通常比甘露醇更适合，因为与甘露醇相比，高渗盐水可以使血管内容量扩张和增加心排血量，而甘露醇因渗透性利尿导致循环容量降低。在病情严重的情况下镇静治疗可能是必要的，但有一个明显的缺点，那就是掩盖了神经系统内的真实情况，导致通过神经系统检查判断患者病情的有效性下降。短效药物首选丙泊酚，其快速的清除率有利于神经系统检查。此外，丙泊酚具有独立的降低颅内压作用。顽固性颅内高压患者，可以考虑去骨瓣减压术。由于缺乏有效的证据，巴比妥类药物输注和低温治疗只能作为其他方法失败的最后手段。

十四、脑电图（EEG）动态监测

EEG 动态监测可在脑缺血症状出现前发现皮质低灌注现象。α/δ 比值（ADR）或 α 变异性的降低对 DCI 的预测最具敏感性和特异性[20]。EEG 也可以作为治疗靶点，通过血流动力学治疗使 ADR 正常化。但由于资源有限和工作强度大，动态 EEG 监测很少用于这一目的。

报道显示亚临床癫痫状态发生率为 3%～10%[21]。对于不明原因意识减弱或明显的情绪波动的患者，EEG 有助于发现亚临床癫痫发作。癫痫发作应该用抗癫痫药物治疗。由于苯妥英钠与功能和认知障碍有关，避免在 aSAH 的患者中使用[7]。目前没有关于预防性使用抗癫痫药物的资料报道，但如果使用，建议 3～7 天短疗程给药[12]。

十五、预后

1/6 的 aSAH 患者在动脉瘤破裂后死亡。而在过去 30 年里，从发病初期幸存下来的患者死亡率已显著下降[22]。这种良好的趋势可以归因为弹簧圈的发明（为不能安全夹闭的患者提供了一种选择）和神经危重病护理的进步。在无初始脑实质受损的患者中，通过最佳的治疗方案，aSAH 患者可以恢复良好的神经功能，除非发生迟发性缺血性脑梗死[23]。认知功能障碍是 aSAH 患者最常见的后遗症，脑积水的治疗可能对减少这些问题至关重要。

要点总结

- aSAH 是一种复杂的神经外科疾病，具有很高的发病率和死亡率，但如果能提供理想的神经危重症治疗和护理，患者预后通常良好。
- 脑积水和动脉瘤再出血是 aSAH 患者早期症状加重的两个主要原因。
- aSAH 发生后，即刻手术治疗动脉瘤可最大限度地减少再出血的风险。
- 全脑血管造影是目前诊断颅内动脉瘤的金标准，在操作的同时可以利用弹簧圈介入栓塞治疗动脉瘤。
- 脑血管痉挛和迟发性脑缺血会导致继发性脑损伤，影响 aSAH 的预后。
- 密切的临床监测、经颅多普勒超声检查、CT 灌注成像和全脑血管造影可用于检测迟发性脑缺血。
- 增强 aSAH 患者的血流动力学和维持正常血管内容量是治疗迟发性脑缺血的关键。
- 除非合并有严重的脑实质损伤，否则患者的预后一般较为良好。

第13章

实用重型颅脑创伤的管理

Management of Severe Traumatic Brain Injury: A Practical Approach

Daniel Agustin Godoy   Ahsan Ali Khan   Andres M. Rubiano   著

聂 孟 田 野 译

高 闯 校

诊断要点

- 体格检查仍然是颅脑外伤治疗的基本支柱。

- 详细评估头颅 CT 对指导患者治疗必不可少。

- 颅内压监测是非常有用的辅助诊断手段，它还可以评估脑灌注压。

治疗重点

- 实现生理稳态。

- 避免继发性和第三类损伤。

- 控制颅内高压。

- 保证充足的脑灌注和氧合。

- 避免代谢危象和能量失调。

预后概览

- 目前的预后量表可以评估大型队列中患者的死亡风险，但对个体的价值尚不确切。

- 在创伤后长期昏迷的患者中，累及脑干的弥漫性轴索损伤与较差的预后相关。

- 必须摒弃治疗无用的理念，重型 TBI 患者即使在长时间昏迷后仍可获得有意义的功能恢复，尤其是对于年轻患者。

一、概述

重型颅脑创伤（TBI）仍然是全世界导致过早死亡、严重认知障碍、身体残疾，以及巨额医疗费用的主要原因之一[1, 2]。它在发展中国家的发病率特别高，受伤原因为交通事故和暴力，好发于生产力处于高峰期的年轻人。在发达国家，跌倒是 TBI 发生的最常见原因，好发于合并多种复合疾病的老年人，其中许多人服用抗血栓药物。在过去的几十年里，随着技术的进步，特别是在神经监测方面的进步，人们对重型 TBI 复杂的病理生理学有了更多的认识[3, 4]。然而，支持 TBI 药物和手术治疗决策的循证医学证据仍然有限[5, 6]。

二、定义

重型 TBI 指心肺稳定后 Glasgow 昏迷评分（GCS）总分 ≤ 8 分的患者[3, 5]。这个临床定义纳入了睁眼、语言及运动反应，但没有提供关于病理生理学或损伤类型的信息。

三、病理生理学

重型 TBI 是一种具有复杂病理生理反应的异质性疾病[3-5]，外部力量作用于不同的头颅结构（头皮、颅骨、脑实质、脑脊液、血管）并被吸收，造成损伤。损伤类型取决于受力的位置和所施外力的大小[7]。外力负荷的方式有不同的类型，包括冲击或直接撞击、反冲、加速 - 减速惯性现象、旋转、平移、角度和带有或不带有膨胀波的穿透损伤[7]。这些机制可以在静态或运动（动态）头骨上传输能量[7]。上述力的性质，强度和持续时间决定了损伤的形式和程度[3, 4, 7]。

四、原发性损伤

原发性损伤在撞击后立即发生[3, 4, 7]。它们的发生在创伤后的最初数小时和数天内仍在继续。其结果可表现为功能上或结构上的损害，病变可为局灶性或弥漫性[3, 4, 7]。原发病灶是不可逆的，无法治疗。

宏观上，原发性损伤包括脑挫伤、轴外（硬膜下、硬膜外）或脑实质内血肿、蛛网膜下腔出血或脑水肿[3, 4, 7]。在微观水平，细胞损伤、断裂、撕裂、轴突缩回、破裂、血管扭转和微出血可能很明显。弥漫性轴索损伤（DAI）是脑弥漫性脑损伤的典型表现形式，它是由作用在轴突上的直线或切线方向的力使白质上的灰质旋转而产生的[3, 4, 7]。从宏观上看，其特点是位于特定脑区的多发小病灶，如半卵圆中心、胼胝体、脑桥被盖、小脑脚、延髓等[3, 4, 7]。

这些原发性损伤通常并发缺血性脑损伤。创伤后立即触发一系列兴奋性毒性和炎症级联反应，最终导致能量衰竭和缺血[3, 4, 7]。

五、继发性损伤

继发性损伤出现在创伤后的数分钟、数小时或数天内，继发性损伤会加重原发性损伤[3, 6, 8]。

由原发性损伤引起的毒性级联反应有不同的组成成分，包括氧自由基的释放、脂质过氧化、兴奋性氨基酸的释放、钙介导的细胞损伤、微循环血栓形成、炎症、线粒体功能障碍、触发细胞凋亡的基因激活、血脑屏障的通透性增加。这些现象导致血管自动调节能力丧失、脑血流减少（CBF）、颅内压增高（IHT）、组织缺氧和能量耗竭[3, 6, 8]。

继发性损害可以是颅内来源或全身来源（表 13-1）。在全身性病因中，最不利的是动脉性低血压和低氧血症[3, 6, 8]。在继发性损伤的颅内机制中，IHT 尤其重要，因为它可能危及生命，但也是一个主要的治疗靶点[3, 6, 8, 9]。IHT 的不良反应表现在降低脑灌注压（CPP）和引起脑缺血，或产生脑疝压迫和移位重要结构，特别是脑干[3, 6, 9]。虽然大多数的 IHT 都是由颅内病变引起（占位或严重水肿），在某些情况下也可由颅外因素（胸腔或腹腔压力升高）引起[9]。

六、第三类损伤

我们把那些在患者治疗过程中发生的损害归为第三类损伤，此类损害包括败血症（导尿管、留置静脉导管或脑室引流导管相关的败血症，呼吸机相关肺炎）、机械通气造成的肺损伤、药物导致的毒性反应［如肾功能不全（如渗透疗法）］、肠缺血（如血管升压药物）、心肌抑制（如巴比妥类药物）、输血反应等[4, 9]。

七、神经影像学在初步评估中的作用

临床上，有序和系统地遵循 ATLS 标准（第一次和第二次检查）非常重要[10]。神经系统快速检查可参考 GCS 或 FOUR 评分。后者提供了更多关于脑干反应的信息，不受经口气管插管的限制（见第 1 章 "急性昏迷"）[11, 12]。在获得足够的诊断性影像学证据以排除脊髓损伤之前，建议将脊柱固定[13]。

一旦临床状况稳定，使用 CT 来进行神经功能评估，在重型 TBI 的急性期选择此检查有以下几个原因。

- 广泛适用性。
- 提供指导治疗和预后的诊断信息。

表 13-1　继发性损伤

全　身	• 高血压 • 缺氧 • 酸中毒 • 高 / 低碳酸血症 • 烦躁 • 疼痛 • 发热 • 高 / 低钠血症 • 高 / 低血糖 • 严重贫血 • 弥散性血管内凝血 • 炎性反应综合征
颅　内	• 迟发性脑出血 • 脑水肿 • 充血 • 血管痉挛 • 交感神经过度兴奋 • 癫痫 • 扩散去极化 • 代谢障碍 • 脑血管反应性障碍 • 中枢性高热 • 脑脊液紊乱（脑积水和低颅压综合征）

• 快速全身扫描。

• 允许同时进行心肺复苏。

• 机械通气的患者也可进行。

Marshall 等开发的分类体系兼具实用性和有效性，可为治疗和预后提供指导（图 13-1）[14]。

八、病理生理学机制

脑外伤引发一系列复杂的病理生理反应，损害细胞功能。这些紊乱发生在不同的水平。

(1) 脑血流（CBF）：它主要取决于大脑不同部位的代谢活动 [3, 9, 13, 14]。它的主要决定因素是 CPP 和阻力血管的管径，而这两个决定因素取决于血管自动调节的能力。而这种血管自动调节的目的是在 CPP 波动的情况下保持 CBF 不变 [3, 9, 13, 15]。在重型 TBI 早期，大脑的血管自动调节可能受损，从而使 CBF 被动依赖于全身血压，在发生全身低血压时，大脑更容易发生缺血 [3, 9, 13, 15]。此外，CBF 存在 3 个时间段的变化，最初降低，特别是在最初的 24h 内，然后从第 2～5 天出现相对充血，接着直到约第 10 天，可能由于血管痉挛而导致 CBF 下降 [3, 9, 13, 15]。

(2) 颅内压（ICP）：IHT 在重型 TBI 中普遍存在，但并不是一定存在 [3, 9, 13, 15]。其病因是多

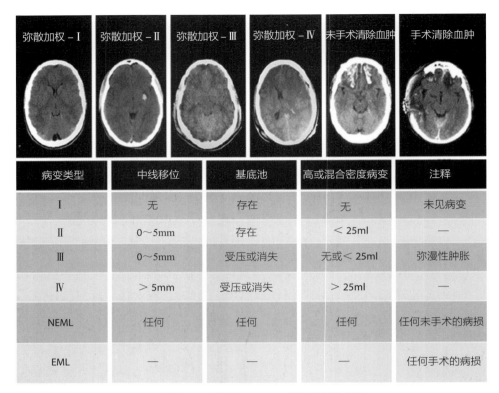

病变类型	中线移位	基底池	高或混合密度病变	注释
I	无	存在	无	未见病变
II	0～5mm	存在	< 25ml	—
III	0～5mm	受压或消失	无或< 25ml	弥漫性肿胀
IV	> 5mm	受压或消失	> 25ml	—
NEML	任何	任何	任何	任何未手术的病损
EML	—	—	—	任何手术的病损

▲ 图 13-1 根据 Marshall 分级的损伤类型

方面的，根据 Monro-Kellie 学说，大脑处于一个不能伸展的腔内。因此，颅内压是由颅内各成分所施加压力之和的结果。在颅内压力代偿机制失效后，便会发生颅内压增高（如容积 - 压力或顺应性曲线所示），颅内压增高可由新的占位性病变（挫伤、血肿）、脑实质容积增加（水肿）、脑脊液动力学改变（脑积水），或脑血容量增加（动脉血管扩张、静脉充血）引起。此外，在多发创伤的情况下，颅外的不同情况可导致 IHT，主要与胸腔内压升高（气胸、非同步机械通气、PEEP 不充分）或腹内压增高相关（气腹、腹腔出血、体液正平衡、肠梗阻）[3, 9, 13, 15]。

(3) 脑氧合状态： 大脑的新陈代谢非常活跃，占整个身体总耗氧的 20%[3, 13, 15]。任何影响氧转运系统的紊乱都可导致脑组织缺氧，包括 CBF、动脉氧含量（其中包括溶解氧和血红蛋白结合的氧）、氧气运输（这部分取决于氧气与血红蛋白分离曲线的状态，它可能受到血液的温度、酸碱度和 2，3- 二磷酸甘油酸浓度的影响），以及细胞对氧气的利用。微循环改变（分流），线粒体功能障碍或代谢活动增加（癫痫、败血症、交感神经过度兴奋），或者氧气在毛细血管和细胞之间跨越过长的间隔（如水肿），都可能在组织水平上引起脑缺氧[3, 13, 15]。

(4) 大脑代谢： 受损的大脑对其能量物质（氧和葡萄糖）的缺乏非常敏感[15, 16]。重型 TBI 后，氧的代谢率通常会下降，但葡萄糖的代谢率会上升，这种情况称为高糖酵解[16]。大脑利用身体葡萄糖总消耗的 25%，但缺乏葡萄糖储备。因此，它依赖于持续的葡萄糖供应。当能量物质供应不足时，大脑就会遭受"代谢危象"。目前已知的代谢危象有两种，包括 I 型或缺血性代谢危象，与缺氧相关；Ⅱ型或非缺血性代谢危象，与葡萄糖代谢密切相关[15]。

(5) 系统紊乱：重型 TBI 通常伴有肾上腺素分泌亢进的状态[17]。炎症和凝血级联反应激活可诱发器官功能障碍、血栓形成和败血症[16]。

九、多模态神经监测

现在技术的进步使我们能够监测多种生理指标，这些指标可以被整合在一起，以便更好地实时了解大脑功能的动态变化。因此，多模态监测可用于个体化治疗决策[3, 15-18]（图 13-2）。

ICP 和 CPP 都是最常被监测的参数，但它们可能不足以检测继发性损害[3, 13, 14, 16, 17]。尽管 ICP 和 CPP 相对正常，脑氧合和能量代谢也可能受损。因此，通过颅内探针进行局部脑氧合监测（ptiO$_2$），通过颈静脉球导管监测颈静脉球部血氧饱和度（SvJO$_2$），通过连续脑电图（EEG）监测电生理功能（作为代谢性功能的替代），以及通过微透析监测局部脑代谢，都是有用的辅助手段[3, 13, 15-17]。经颅多普勒提供有关血流阻力（脉动性指数）和高血流状态（血管痉挛、充血）的信息，它可以测试血管自动调节能力（计算压力反应性指数或 PRx）和对治疗的反应（过度通气、血管升压药）。同时，ptiO$_2$ 除了提供氧合数据外，还可以通过计算"氧反应性指数"（ORx）来优化 CPP[3, 13, 15-17]。

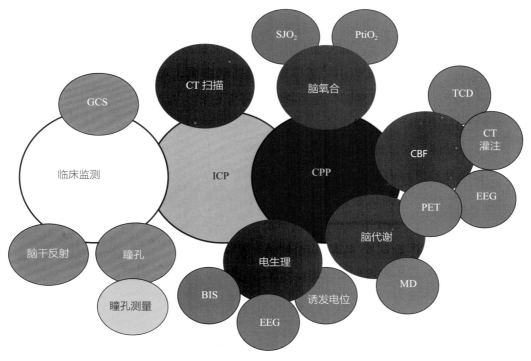

▲ 图 13-2　多模态神经监测

GCS. Glasgow 昏迷评分；CT. 计算机断层扫描；ICP. 颅内压；CPP. 脑灌注压；SJO$_2$. 颈静脉血氧饱和度；PtiO$_2$. 脑实质氧饱和度；TCD. 经颅多普勒；CBF. 脑血流量；PET. 正电子发射断层扫描；EEG. 脑电图；MD. 微透析；BIS. 双光谱指数

能量衰竭可以通过微透析监测，它可以提供乳酸、丙酮酸及其比率的数据（L/P）。高 L/P 比值提示无氧代谢，但其缺乏空间分辨能力（它只测量微透析导管周围大脑很小区域的浓度），这是该技术的一个主要局限性，$PtiO_2$ 也是如此。正电子发射断层扫描（PET）提供了全脑葡萄糖和氧（$CMRO_2$、CMRgl）代谢率的详细信息，但这项技术并未普及，只能在特定时间反映一般情况 [3, 13–17]。

总之，多模态监测可以促进针对特定病理生理过程的个体化治疗 [3, 13–18]，例如，在充血时使用过度通气，在血管自动调节存在的情况下使用渗透疗法治疗脑水肿，或在颅内压轻度升高且 CPP 不理想的情况下升高血压。虽然这种方法在理论上很吸引人，但仍存在这样的问题，即病理生理学通常是复杂和混杂的，全脑监测可能会忽视局部的异常，而局部监测可能会漏掉其他持续损害的区域 [3, 13–17]。

十、药物治疗的基石

（一）生理性神经保护以避免继发性损伤

关键是要避免、识别和纠正继发性损害的系统性原因。其目的是创造一个有利于受损细胞存活和功能恢复的微环境 [3, 9, 13, 15–17]。生理性神经保护（physiological neuroprotection）是 ICU 的一套常规措施，旨在维持基本生理参数的稳态，这些生理参数一旦改变，就会对脑功能产生负面影响，并与不良预后密切相关 [3, 9, 13, 15–17]（图 13–3）。

重型 TBI 患者往往合并呼吸衰竭。一般来说，TBI 合并昏迷的患者必须行气管插管。当准备给外伤患者插管时，应考虑到存在颈髓损伤和颅内压升高的风险，这一点是至关重要的。因此，必须在固定脊柱的同时快速序贯插管。然后应调节机械通气以保持足够的通气和氧合。要达到的治疗目标如下。

- 正常动脉氧合：健康年轻人的 $SaO_2 > 92\%$，心肺储备降低患者的 $SaO_2 > 95\%$，$paO_2 > 90mmHg$，为避免氧中毒，应在最低吸氧浓度的条件下达到上述目标，高浓度氧不能提供额外帮助 [17]。
- 血碳酸正常：$PaCO_2$ 在 35～40mmHg [17]。通过实施过度通气诱导中度低碳酸血症可用来治疗急性颅内压升高和脑疝征象，但应避免长时间过度通气和显著的低碳酸血症，因为它们可导致脑血管过度收缩造成缺血 [19]。

血流动力学管理应注重维持足够的脑灌注。应严格避免动脉性低血压。如果可以达到，目前的建议是保持收缩压 > 110mmHg [6]。一旦可以检测到 ICP 和 CPP，应调整血压，使 CPP 值保持在 60～70mmHg [6]。

低血压在严重创伤后急性期很常见。一般立即使用晶体液进行复苏（最好使用平衡盐溶液）[20]。

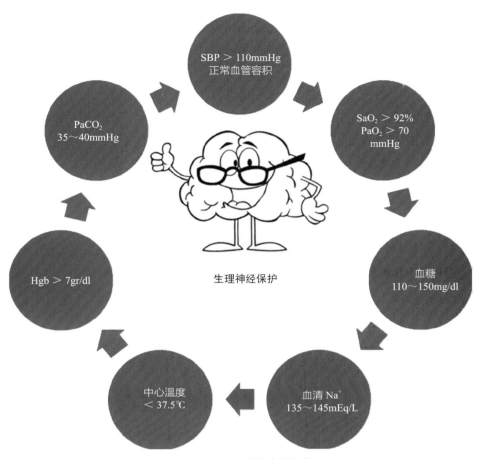

生理神经保护

▲ 图 13-3　目标生理参数

SBP. 收缩压；Na. 钠；PaO$_2$. 动脉血氧分压；SaO$_2$. 动脉血氧饱和度；PaCO$_2$. 动脉血二氧化碳分压

失血性休克时应输血和血浆。应该避免以下两种情况。

- 液体限制，除非因失代偿性心力衰竭而必须限制。
- 使用低渗溶液（5% 葡萄糖溶液、乳酸钠林格注射液、0.45% 氯化钠溶液），因为它们会加重脑水肿。葡萄糖溶液还可引起局部酸中毒、血管舒张、脑血容量增加和 IHT，同时为谷氨酸等神经毒性物质的形成提供物质基础 [15, 17, 20]。

　　如果在液体复苏后血压没有迅速达到目标，就必须使用血管升压药和（或）正性肌力药物，并且必须进行血流动力学检查以确定持续性低血压的原因。

　　高热是另一种非常普遍的由多因素引起的神经毒性继发性损伤。在创伤的急性期，通常归因于全身炎症反应和中枢交感神经活动的增加。发热会增加 ICP 和脑代谢，导致组织缺氧，也会降低癫痫发作阈值。降低体温可以通过使用物理降温（冰袋、冰毯、表面冷却设备）、药物（对乙酰氨基酚、布洛芬）或血管内方案来实现 [21]。应及时发现寒战并治疗，因为它会增加代谢需求。

　　脑细胞很容易受到内部环境变化的影响。钠和水代谢紊乱是常见的，并与渗透压变化和脑容量变化有关。低钠血症（血清 Na$^+$ < 135mEq/L）非常普遍。纠正低钠血症是必要的，因为它

会加重脑水肿。高钠血症（血清 Na^+ > 145mEq/L）的发生通常与医源性使用渗透性药物有关。然而，当严重高钠血症合并多尿时，应排除尿崩症。一般来说，没有必要纠正高钠血症，除非血清 Na^+ > 155~160mEq/L。

如前所述，急性损伤的大脑高度依赖持续供应的葡萄糖以满足其增加的代谢需求。因此，维持正常血糖是必要的[16]。事实上，L/P 比值升高时，其血糖水平可能在正常范围内（60~90mg/dl），且无缺血迹象，这表明了 TBI 患者对神经低血糖症的易感性增加[16]。

相反，严重高血糖可通过各种局部和全身机制加剧脑损伤，包括血脑屏障的通透性增强、微循环的炎症和血栓形成、渗透性利尿、血容量不足和感染易感性增加[16]。普通胰岛素是治疗高血糖的选择，其具有神经保护作用。必须进行常规和定期的血糖监测。我们建议当血糖 > 180mg/dl 时开始治疗[15]。

贫血是一种常见的、多因素的、导致预后不良的疾病。然而，输血会导致各种严重的并发症[22-25]。在一项随机对照试验中，无论是使用促红细胞生成素还是输血维持血红蛋白浓度 > 10g/dl（与 7g/dl 进行对比）都不能改善 6 个月后的神经功能[24]。因此，对于血红蛋白 > 7g/dl 的患者，限制其输血通常是明智的。尽管在确定的情况下（如 $PtiO_2$ < 15mmHg 或 L/P 比值 > 25），需采取更积极的输血方案，但维持血红蛋白浓度 > 10g/dl 与进行性出血风险增加有关（特别是在前 48h），并导致神经功能预后恶化[23]。

外伤患者的临床实践指南如下[24]。

- 血红蛋白 ≥ 10g/dl 时不要输血。
- 血红蛋白 < 7g/dl 时需输血。
- 考虑临床患者的情况（年龄、缺血性心脏病、失血性休克）。
- 避免输储存 > 3 周的血液。

（二）颅内高压的处理

需要采用系统的方法治疗颅内高压。第一步是确定病因，无论是颅内还是颅外因素。治疗措施应采取循序渐进的方式，依据其潜在不良反应的多少，侵入性由少到多给予治疗。这些措施必须是叠加的，这意味着当我们决定实施下一个措施时，我们不会放弃前一个措施。在进入下一个步骤之前，对每个措施的有效性进行评估非常重要[17, 18]（图 13-4）。

作为一般准则，占位性病变（轴外血肿、大的出血性挫伤）应尽可能予以清除。当出现脑积水时，应采取脑室外引流术；即使患者未出现脑室扩张，脑室外引流术也可能是一种有用的治疗手段。

第一步措施是将头部放置在中线位置（不前屈或不后伸），与身体其余部分对齐，并抬高与水平面呈 30°。重要的是要确保不压迫颈静脉以利于脑部静脉引流。躁动，焦虑和疼痛会明显升高血压和 ICP。因此，镇痛和镇静对 IHT 的控制至关重要。我们倾向于使用短效药物（瑞芬

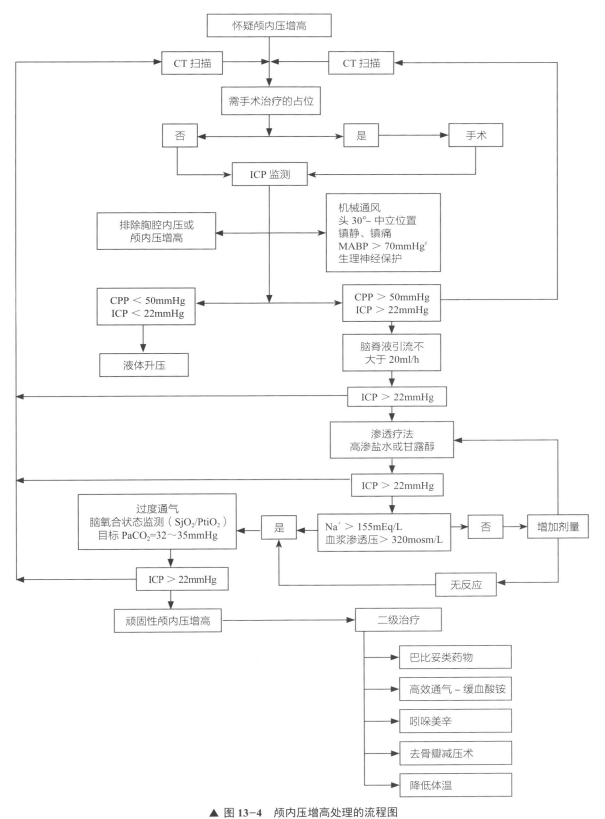

▲ 图 13-4　颅内压增高处理的流程图

MABP. 平均动脉压；CPP. 脑灌注压；ICP. 颅内压

太尼 / 丙泊酚），其能短暂中断镇静以便于进行神经系统检查。评价这些患者是否接受了足够的镇痛镇静仍依赖于观察间接的临床体征（心动过速、系统性高血压、ICP 增高），并应使用正式的量表（如 Richmond 评分系统或 RASS 评分）。一些中心使用脑电双频指数进行评估。

渗透疗法是药物控制 IHT 的基础 [3, 5, 9, 13, 17]。渗透性药物的工作原理是创造浓度梯度，使液体从组织间隙转移到血管内，并改善血液的循环分配，从而增加 CBF，进而引起代偿性血管收缩，降低 ICP。最常见的药物是甘露醇和高渗盐溶液（HSS）。低分子量是两者共同具有的药理特性，在细胞外间隙中具有相似的分布及相似的半衰期。

甘露醇是一种 20% 的溶液，剂量通常为 0.25～1g/kg。甘露醇可以通过外周静脉安全地给药，它的最大效果在 30～40min 后观察到，但 ICP 可在数分钟内开始下降，甘露醇的影响可持续数小时。甘露醇需要监测血清渗透压（最好是渗透压差）和血管内容量状态。血清渗透压 > 320mOsm/L 与急性肾损伤的高风险相关。严格避免血管内容量减少可降低这种风险。

HSS 可迅速增加血管内容量，提高心排血量，其降低 ICP 的作用效果可能比甘露醇更强，作用持续时间更长（18～24h），对 CPP 的作用也可能更好 [26]。各中心的给药方法各不相同，但任何浓度 ≥ 3% 的溶液都应通过中心静脉输入，HSS 的浓度为 3%～23.4%，输入量取决于药物浓度。必须监测血清钠浓度，当血钠 > 155～160mEq/L 时，通常停止 HSS 的给药。其主要不良反应是充血性心力衰竭和高氯性酸中毒。

高渗乳酸盐（0.5mol）已成为一种替代的渗透性药物 [13]。它可以避免高氯血症的风险，并有助于减少能量需求的增加，因为乳酸可以作为星形胶质细胞和神经元的能量供给物质 [14]。

过度通气会降低 $PaCO_2$，从而通过碱化 CSF 引起血管收缩，进而降低 CBV 并降低 ICP。但是，效果是短暂的，因为 CSF 的 pH 会重新平衡。最明显的是，如果血管收缩过度，脑血管收缩可能会导致局部缺血。因此，不应预防性使用过度通气，而应在应急处理危及生命的 IHT 时使用，并且需在其他治疗开始后使用。当诱导过度通气时，建议连续监测呼气末的（潮气末）CO_2，局部脑氧合或同时监测两者 [19]。

顽固性 IHT 是指一线控制措施和渗透疗法未能控制 ICP，这种情况占 10%～15% [3, 5, 13]。顽固性意味着预后不良，死亡率可能 > 80%。在这种情况下，尽管抢救治疗措施可能会带来严重不良后果，但仍然有必要。

高剂量的巴比妥类药物也是一种选择 [3, 5, 13]。巴比妥类药物能降低脑代谢，导致 CBF 随之降低。硫喷妥钠的半衰期为 9～27h。负荷剂量为 300～500mg，每 30 分重复 1 次，以 1～6mg/（kg·h）的速度持续给药。戊巴比妥通常以 5～10mg/kg 的剂量推注，每次可重复 15～20min，然后连续输注 1～5mg/（kg·h）。这些药物可引起动脉低血压、心肌抑制和潜在性的严重 CPP 降低。此外，巴比妥类具有免疫抑制特性，因此增加了感染特别是肺炎的易感性。动力性肠梗阻，肝毒性和过长的镇静作用是其他的不良反应。

吲哚美辛是一种非甾体类抗炎药，其特性为对阻力血管的血管活性，可引起血管收缩，

CVB 和 ICP 降低[13]。注射吲哚美辛后，CBF 平均下降约 30%。从理论上讲，这种作用可能会诱发脑缺血，但是这种并发症从未得到证实，这可能是由于脑氧代谢速率的降低共同造成的[13]。吲哚美辛的其他不良反应包括肾衰竭、血小板聚集性下降导致的出血和消化性溃疡。不建议突然停药，因为 ICP 可因反弹效应突然升高[13]。

诱导性低温可以降低 ICP，但是一项随机对照试验显示，与 IHT 患者的标准治疗相比，治疗性降温（32～35℃）与较差的功能预后（包括更高的死亡率）相关[27]。

（三）维持足够的脑氧合

脑组织缺氧的定义是身体无法提供足够的氧气以满足大脑中细胞的代谢需求，或者脑细胞无法使用所提供的氧气。脑氧合的评估可以通过全局测量即颈静脉球的血氧饱和度（$SvjO_2$）或局部测量即脑实质内的氧饱和度（$PtiO_2$）来进行[3, 13, 14, 28]。这两个参数反映了氧的供需平衡，但都有各自的局限性。因此，同时评估两个参数是非常理想的，$SvjO_2 < 50\%$，$PtiO_2 < 20mmHg$ 意味着脑组织缺氧。

我们建议根据"氧路线"对可能的缺氧原因进行分析，从周围空气到氧的最终目的地即线粒体（图 13-5）。

组织缺氧有如下原因。

A. 缺血性：CBF 不足。

B. 低氧：气体交换障碍。

C. 贫血：血红蛋白不足。

D. 血红蛋白对氧具有高度亲和力：氧解离曲线向左移，如过度通气、代谢性碱中毒、体温过低。

E. 扩散：氧到达细胞的距离增加，如脑水肿。

F. 代谢亢进：耗氧量增加，如癫痫、败血症、炎症、交感神经功能亢进。

G. 分流引起的缺氧，O_2/ATP 解耦联（线粒体衰竭），细胞毒性水肿：排除之前的原因即可诊断。

（四）综合护理

需要特别强调的是重型 TBI 患者是一个整体，其有许多系统影响；因此综合护理对于重症患者是必需的。其包括如下几种。

A. 眼部护理。

B. 经常的、周期性的口腔护理。

C. 气道护理。

D. 早期给予营养，最好是肠内营养。

E. 预防消化道出血、胃潴留、肠梗阻及便秘。

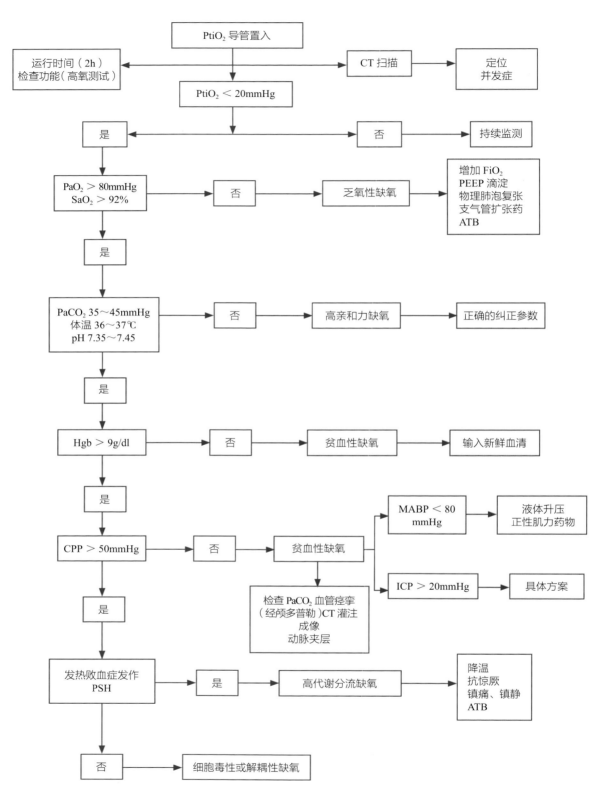

▲ 图 13-5　逐步治疗脑缺氧

PSH. 阵发性交感神经过度活跃；PaO₂. 动脉血氧分压；SaO₂. 动脉血氧饱和度；PaCO₂. 动脉血二氧化碳分压；CPP. 脑灌注压；ICP. 颅内压；MABP. 平均动脉压

F. 预防深静脉血栓。

G. 早期物理治疗和康复。

药物预防可以降低早期癫痫发作的风险，但不会降低晚期癫痫的发病率。因此，建议使用短疗程（7～10 天）的抗癫痫药物[6]。早期癫痫发作的高风险包括凹陷性颅骨骨折、穿透伤、脑挫伤、硬膜外或硬膜下血肿，既往有癫痫发作史[3,6]。目前还没有确定哪种抗癫痫药物更好，我们建议左乙拉西坦，因为其不良反应小，而且与其他药物相互作用少（见第 2 章"抗癫痫药"）。

阵发性交感神经兴奋是重型 TBI 的常见并发症，表现为发热、高血压、心动过速、呼吸急促、发汗，有时还伴有强直发作。如果不加控制，它们会大大增加新陈代谢的需求。静脉注射硫酸吗啡有助于中止发作，加巴喷丁、普萘洛尔、可乐定或右美托咪定有助于预防其发生[29]。

（五）TBI 的手术治疗

重型 TBI 患者的手术治疗旨在减轻脑水肿效应[30, 31]。手术指征取决于临床表现、影像学发现和监测参数。

我们推荐使用助记符（ABCDE）来帮助系统性的解释脑部影像学结果（图 13-6）。

异常发现

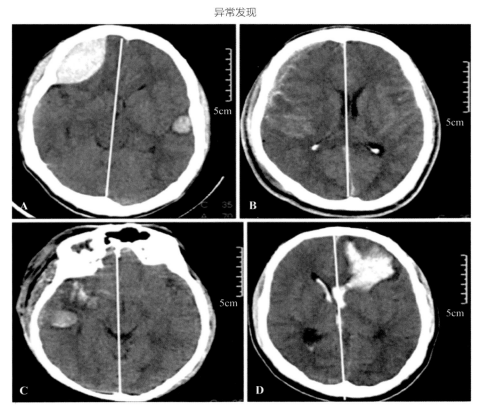

▲ 图 13-6　用于紧急解读颅脑外伤的头部 CT 的方法
阅读顺序包括不对称或异常发现、血肿量、脑池受压、中线移位和外部因素

血肿量：硬膜下

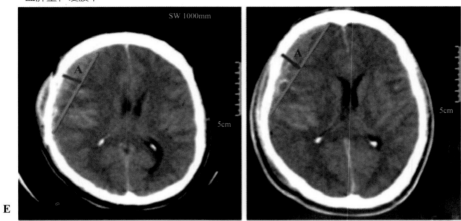

E

血肿量：硬膜外 / 颅内

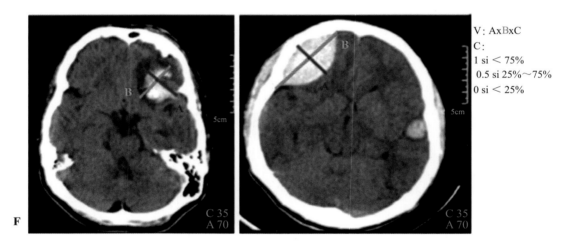

V：AxBxC
C：
1 si ＜ 75%
 0.5 si 25%～75%
0 si ＜ 25%

F

脑池受压

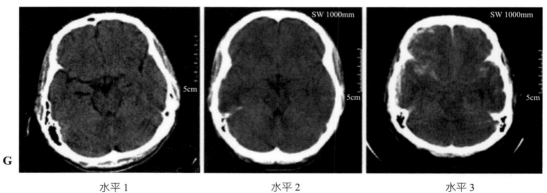

G

水平 1　　　　　　　　　水平 2　　　　　　　　　水平 3

▲ 图 13-6（续） 用于紧急解读颅脑外伤的头部 CT 的方法
阅读顺序包括不对称或异常发现、血肿量、脑池受压、中线移位和外部因素

中线偏移

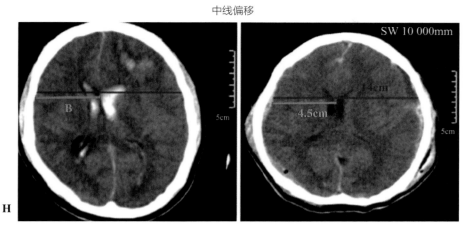

DML: (A/2) – B
DML: (14/2) – 4.5 = 2.5cm

外部因素

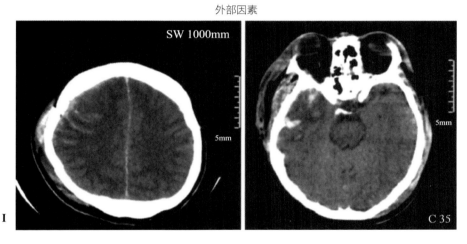

▲ 图 13-6（续） 用于紧急解读颅脑外伤的头部 CT 的方法
阅读顺序包括不对称或异常发现、血肿量、脑池受压、中线移位和外部因素

A. 不对称和异常：检查是否不对称或存在异常高密度（血肿）或低密度（空气、脑水肿、梗死）。

B. 血肿量：测量创伤后的血肿量（图 13-7）。硬膜外和脑内血肿：（A×B×C）/ 2；硬膜下血肿：测量血肿的厚度。

C. 脑池：检查基底池是否存在、部分缺失或全部缺失。

D. 中线移位：应用（A/2）－ B 方法评估中线移位。A 为在室间孔水平测量两侧颞骨之间的距离。B 为测量移位侧透明隔至颞骨的距离。

E. 外部因素：描述任何其他异常因素，如异物、金属碎片、蛛网膜下腔出血、梗死或颅内积气。

重度 TBI 手术治疗指南 [30] 建议在以下情况下手术。

• 硬膜外血肿＞ 30ml，与 GCS 无关。

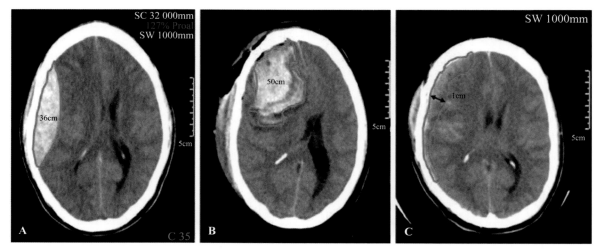

▲ 图 13-7　A. 硬膜外血肿呈凸透镜形状，其向中线凸出，体积为 **36ml**，其具有手术指征，与 GCS 无关。B. 体积为 **50ml** 的实质内血肿，中线移位，基底池受压。在这种情况下，有手术指征。C. 厚度＞ **1cm** 的急性硬膜下血肿。这种紧急情况需要手术，与 GCS 无关

- 硬膜下血肿厚度＞ 10mm，与 GCS 无关。
- 硬膜下血肿，中线移位＞ 5mm。
- 脑内血肿＞ 50ml。
- 弥漫性病变，中线移位＞ 5mm 或基底池消失，在 Marshall CT 分级上符合 Ⅱ 或 Ⅲ 级水肿。建议单侧或双侧去骨瓣减压术。

血肿的外科治疗可仅限于清除血肿或联合去骨瓣减压术。开放或明显凹陷的颅骨骨折需要手术治疗。凹陷＜ 1cm 且无硬膜渗透或脑脊液漏的闭合性骨折患者可以观察，并采取保守治疗。

在弥漫性脑损伤引起的难治性颅内压增高的病例中，可以采用去骨瓣减压术来降低颅内压，改善脑灌注和氧合。而重型 TBI 去骨瓣减压术的随机对照实验却显示了矛盾的结果，但这个结果至少可以通过纳入患者的差异来部分解释[32, 33]。去骨瓣减压术可以是单侧的，也可以是双侧的。建议行大骨瓣切除术（至少 12cm×15cm），以避免并发症，如脑组织疝出或骨缘下组织缺血。在某些情况下，如果无法控制 ICP 或中线向减压侧移动，则有必要执行双侧手术（图 13-8 和图 13-9 ）。

手术入路也适用于处理穿透性颅脑损伤。最近，中东地区军事神经创伤外科手术的经验表明，外科手术对穿透和爆破损伤的损害控制是有益的。手术在日常生活中所发生的穿通伤中的益处也已有报道。穿透伤患者神经系统不良预后的相关因素包括 2 个或多个脑叶受累，跨越中线的损伤，脑干损伤，穿透脑室以及基底池中存在蛛网膜下腔出血（图 13-10 ）。

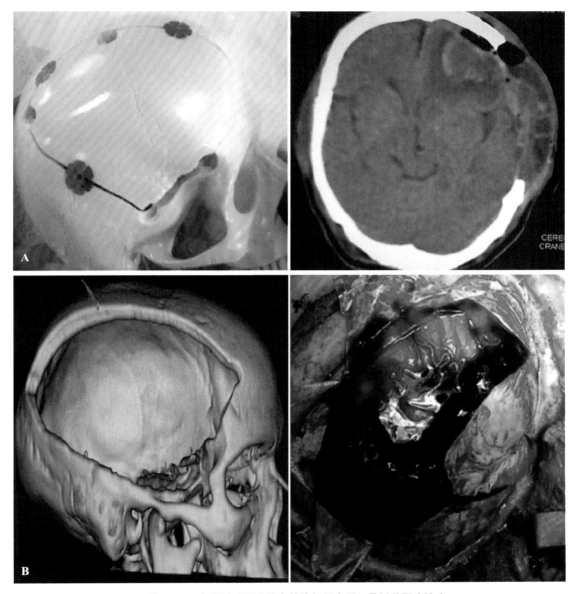

▲ 图 13-8　去骨瓣减压术能有效降低颅内压，骨瓣范围应该大

A. 传统的方法是采用标准的创伤皮瓣作为切口，使得颞下区暴露受限；B. 很明显，减压的作用有限

十一、预后

尽管重型 TBI（尤其是合并 IHT 的患者）的病死率很高，幸存者中也有较高的认知和肢体活动障碍的风险，仍需避免消极的不干预态度，因为即使长期昏迷的患者也可能逐渐康复。

高龄，难治性 IHT 和 MRI 显示存在影响脑干的弥漫性轴突损伤都是预后不良的相关因素[17]。

从大样本队列（CRASH，IMPACT）获得的预后评分在流行病学上很有用，但不应用于个体的预后评估。此外，这些评分旨在预测患者的死亡率，但不能评价幸存者的功能预后。

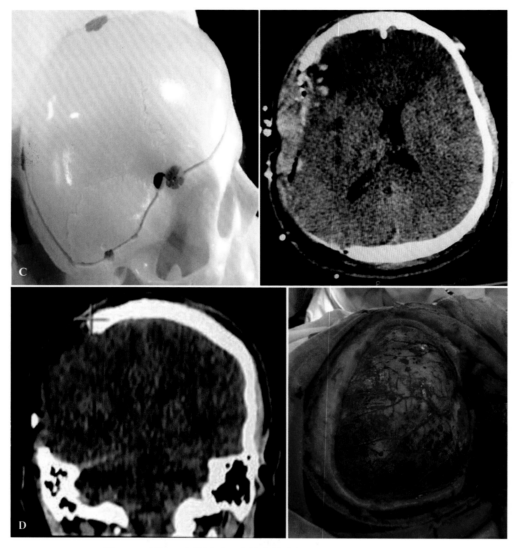

▲ 图 13-8（续） 去骨瓣减压术能有效降低颅内压，骨瓣范围应该大
C. 改良的 Kempe 切口允许更大的颅骨切除术，包括去除枕骨和颅底；D. Kempe 切口后，减压效果明显扩大

要点总结

- 重型脑外伤（TBI）仍然是一个主要的全球健康问题，其流行病学状况因年龄组的不同而不同。
- 重型 TBI 的病理生理学是复杂的、异质性的。
- 治疗重点包括手术治疗占位性病变，优化颅内压和脑灌注压。
- 现代管理应基于多模态监测获得的信息。
- 需要多学科的方法为重型 TBI 患者提供最佳护理。
- 持久的昏迷与有意义的恢复并不矛盾，尤其是年轻患者。

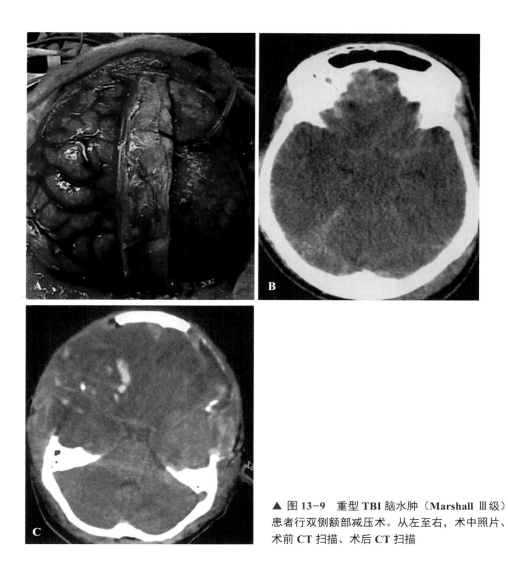

▲ 图 13-9　重型 TBI 脑水肿（**Marshall** Ⅲ 级）患者行双侧额部减压术。从左至右，术中照片、术前 **CT** 扫描、术后 **CT** 扫描

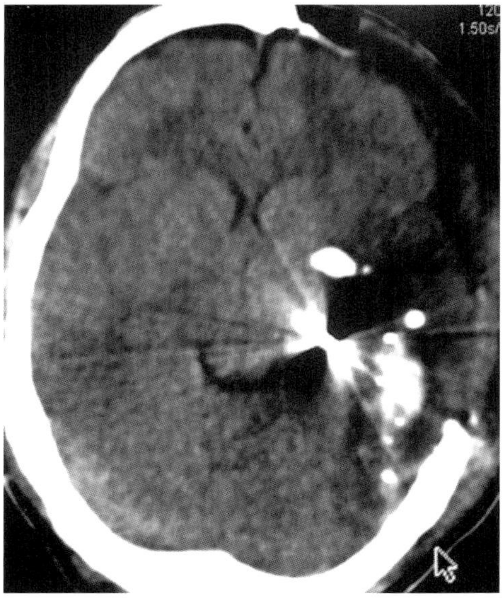

◀ 图 13-10　右额区低速子弹引起的颅骨伤口，一侧大脑半球受损。可以通过早期手术减压来控制这种伤害

创伤性脊髓损伤
Traumatic Spinal Cord Injury

第14章

Alejandro A. Rabinstein 著

骆宏亮 周 源 安 硕 译

戎宏涛 校

诊断要点

- 应始终警惕颈部外伤患者发生脊髓损伤的可能。
- 应进行详细的运动和感觉系统检查,以确定损伤程度及严重性(使用 ASIA 量表进行分类)。
- 初步可急诊行 CT 检查,后期可通过 MRI 检查明确脊髓损伤的程度。

治疗重点

- 为避免在转运过程中对患者造成继发性脊髓损伤,现场须进行脊柱制动。
- 早期手术(24~36h 内)重建脊柱稳定性可能会改善预后。
- 严重的脊髓损伤患者在急性期、亚急性期及慢性恢复期都可能发生全身性并发症,并发症的预防及治疗对于患者的远期预后至关重要。

预后概览

- 对于脊髓功能损害严重程度的评估(常使用 ASIA 评分进行分级)是判断创伤性脊髓损伤功能预后的主要指标。
- 脊髓损伤早期情况无法断定预后,早期的脊髓休克和持续的脊髓水肿可加重脊髓功能障碍。

一、概述

创伤性脊髓损伤，尤其是颈脊髓损伤，可能会造成严重的残疾，常表现为截瘫及四肢瘫，同时也容易合并多种神经系统或全身性的并发症，导致患者死亡。其中对年轻患者的影响较大。急性期治疗和长期护理产生的高昂费用，以及无法工作导致社会生产力的降低，这都对社会造成巨大的负面影响 [1]。

二、病理生理基础

机动车事故和暴力外伤是年轻人脊髓损伤最常见的受伤原因，而摔倒则是老年患者受伤的主要原因。颈髓损伤在各年龄段人群中普遍出现，而年轻群体尤为多发。

脊髓的损伤可由短暂或持续的压迫所致，也可直接由穿通伤导致撕裂或横断性损伤 [2]。脊髓受压可能与椎体骨折、椎体半脱位、小关节脱位、椎间盘突出和大韧带断裂有关。颈椎管狭窄患者发生脊髓损伤的风险更大，通常颈部受到相对较小的损伤就可能造成严重的脊髓压迫。屈曲性损伤主要损伤脊髓前部，而过伸性损伤则多影响脊髓后部。

除了原发损伤外，继发性因素也可进一步加重脊髓损伤，尤其是损伤后早期出现的缺氧缺血。脊髓水肿、再灌注、微血栓形成及线粒体衰竭氧化损伤伴随的炎症反应都在脊髓损伤的发展和恶化中起重要的作用。

三、诊断

急性创伤性脊髓损伤的诊断主要依靠体格检查和影像学评估。因为急性脊髓损伤往往合并头部及内脏器官损伤，因此，检查应尽可能全面。

（一）体格检查

在神经系统检查之前，必须评估患者的通气情况、氧合状态、呼吸情况及循环情况。高位颈髓损伤（C_5 以上）的患者由于支配膈肌的神经受累，常出现胸腹矛盾呼吸，表现为吸气时胸部扩张，但腹部收缩，严重者可出现呼吸衰竭（包括低氧血症和高碳酸血症）。此外，较低水平的颈髓损伤也可使胸部及腹部的辅助呼吸肌群功能丧失而导致呼吸困难 [3]。主要表现为吸气时胸部收缩，腹部膨胀。此外，咳嗽力量减弱可能会增加误吸的风险。

神经性休克表现为交感神经功能的丧失引起低血压和心动过缓，可见于颈段及上胸段脊髓病变，并且数天内可能进展性加重。另外还可以有其他交感神经衰竭和迷走神经张力无抵抗的症状，其中以急性尿潴留尤为常见。

神经系统检查应完成两个主要目标。

- 确定损伤层面。

- 确定损伤严重程度。

首选美国脊髓损伤协会（ASIA）工具对神经系统检查进行记录和分类（asiaspinal injury. org/wp-content/uploads/2016/02/International_Stds_Diagram_Worksheet. pdf）。神经损伤平面主要依靠检查双侧的肌力和完整刺痛感的最低节段来确定，如果在损伤水平以下没有运动或感觉功能，则认为是完全损伤。否则，认定为不完全损伤。即使是在损伤水平以下仅有少量的功能保留，也认为这对预后有重要意义。此外，检查应包括特殊的骶神经功能（肛门收缩和鞍区感觉）评估。根据受累层面运动和感觉的完整程度，将患者分为 4 个等级（表 14-1）[4]。

表 14-1 ASIA 损伤分级

ASIA 得分	检查结果
A	损伤层面以下完全丧失运动及感觉功能
B	损伤层面以下运动功能完全丧失，感觉功能不完全丧失
C	损伤层面以下运动功能及感觉功能不完全丧失
D	仅有损伤平面以下感觉功能的不完全丧失

神经功能损伤在创伤早期加重常常是脊髓休克所导致，表现为肌肉松弛和反射消失。神经源性低血压也可能加剧神经功能损害。随着脊髓休克的缓解和低血压的纠正，检查结果可能会有所改善。因此，在损伤后的几天内需要对神经功能损害情况和 ASIA 分级进行连续评估。脊髓休克消退的标志是肌张力的恢复，但也通常会进展为肌张力增高及腱反射亢进，有时甚至会出现 Babinski 征和阵挛。

由于脊髓中央综合征发生率高，它将单独陈述。典型的脊髓中央综合征损害发生在颈部过伸后的短暂脊髓受压。由于中心传导束受损，上肢损害情况往往比下肢严重，并常伴随低颈段和上胸段支配的皮肤感觉丧失。

（二）影像学评估

所有颈部疼痛的外伤患者，尤其是当患者存在意识障碍（由于脑损伤、中毒或其他原因）时，都需要对颈椎进行高质量 CT 扫描[5]。颈椎 X 线（正位、侧位和张口位）仅在无法行 CT 扫描时作为替代检查手段。如果有证据显示胸椎外伤或存在颈部以下疼痛，则需要进行胸椎 CT 扫描。CT 扫描对于骨折和脊柱排列情况的判定很有价值，但是与 MRI 相比，它对椎间盘的可视化作用有限，并且可能遗漏韧带等软组织的损伤。

评估脊髓情况需要做 MRI 检查。在急性期，MRI 可显示脊髓的水肿、出血、裂伤、横断伤和局部缺血（图 14-1）。脊髓损伤晚期，它可以显示出萎缩、脊髓软化和脊髓空洞。

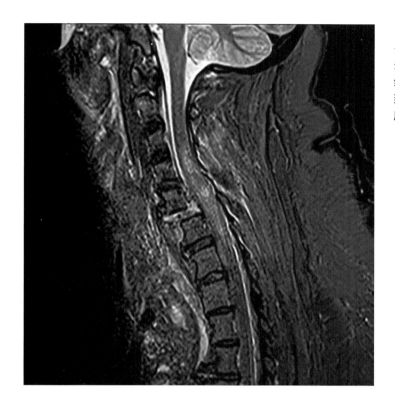

◀ **图 14-1　颈椎 MRI（T_2 序列矢状面）** 示：由于 C_5 对 C_6 前半脱位使关节面、纵韧带和椎间盘受损压迫脊髓，从而导致 C_3 ～ C_6 或 C_7 椎体水平脊髓广泛肿胀，损伤严重

尽管 CT 扫描阴性，但有些患者（大多为儿童）仍会出现脊髓损伤的症状和体征，这被称为无放射学影像异常的脊髓损伤（SCIWORA）[6]。然而，脊柱 MRI 检查通常会发现细微的异常。

四、治疗

急诊处理原则。首先，尽早对潜在不稳定的脊柱进行固定，防止因颈部运动造成的额外脊髓损伤[5]。另外，还应保障足够的通气、氧合和灌注，排除脑和其他重要器官损伤（表 14-2）[7]。如有可能，对于严重的脊髓损伤患者应转移到经验更丰富的专科医疗中心；有数据显示，多学科、综合且具有脊髓专科的医疗中心的治疗效果更好，并发症发生率更低、住院时间更短、急性期死亡率更低[8]。

有证据表明，早期（24h 内）进行手术减压及确切的脊柱固定有助于改善患者预后[9]。但损伤发生后 12h 内手术是否可以改善预后有待进一步研究。此外手术创伤引起的术后疼痛和组织肿胀可能导致临床症状进一步加重。

表 14-2 严重创伤性脊髓损伤不同阶段的治疗重点

院外
- 脊柱固定
- 确保呼吸道通畅
- 治疗低血压

急诊
- 确保颈部良好固定
- 保证良好的通气及氧合
- 纠正低血压
- 完成创伤相关检查，包括脊柱影像学检查
- 脊柱外科或神经外科会诊

ICU
- 继续确保良好的通气及氧合状况
- 有指征时应在 24～36h 内完成手术减压（如果存在骨折/脱位，先进行快速复位）
- 维持平均动脉压＞85mmHg（或在有脑脊液压力监测的条件下保持脊髓灌注压＞50mmHg）5～7 天
- 镇痛
- 营养
- 脱离机械通气
- 防治继发性并发症
- 感染
- 肺不张
- 支气管炎
- 静脉血栓栓塞
- 麻痹性肠梗阻
- 体温调节异常
- 尿潴留
- 直立性低血压

康复
- 物理及职业疗法
- 营养
- 防治继发性并发症（除上述因素外）
- 自主神经反射异常
- 痉挛
- 便秘
- 慢性疼痛
- 抑郁
- 睡眠障碍
- 高尿钙及肾结石
- 异位骨化
- 压疮

　　部分证据推荐使用静脉儿茶酚胺类药物使平均动脉压保持＞85mmHg[10]。对于病情稳定存在自主呼吸的患者，口服米多君可以代替静脉升压药。监测脊髓灌注压（平均动脉压 – 椎管内压力）在近期备受关注。在伤后 7 天内将脊髓灌注压维持在 50mmHg 以上与较好的神经功能恢复相关[11]，一项随机对照试验正在评估急性脊髓损伤后脑脊液引流的价值。

目前，脊髓损伤后第一天给予大剂量的静脉甲泼尼龙冲击存在一定争议[5]。关于该疗法的各个临床试验尚无一致性的结果（仅在创伤后 8h 内开始冲击治疗才可能会对运动功能起到微不足道的益处）[12]，同时却增加了包括败血症，急性呼吸窘迫综合征和胃肠道出血在内的严重并发症的风险。

创伤性颈脊髓损伤患者在 ICU 的治疗阶段容易出现全身性并发症[13]。如误吸、机械通气引起的肺炎、留置导管引起的尿路感染、瘫痪和制动导致的静脉血栓栓塞，以及麻痹性肠梗阻等。除了在床旁进行腹部检查外，腹部 X 线检查可以用来监测肠扩张程度（图 14-2）。对于泻药和直肠导管效果不佳时，可能需要进行治疗性结肠镜检查。如果是阿片类药物所致，可以选择使用甲基纳曲酮进行拮抗。由于静脉应用胆碱能药物可能加重心动过缓，因此该类药物应慎用于刺激肠蠕动。

神经性疼痛是一个常见问题，建议尽早药物干预。常用药物有加巴喷丁和普瑞巴林，而度洛西汀（也是一种抗抑郁药）也可以作为替代选择。

脊髓休克缓解的早期常表现为痉挛，此时可给予巴氯芬、地西泮、肉毒素注射和物理疗法来缓解痉挛，严重时需植入巴氯芬泵鞘内给药。

自主神经反射异常是 T$_6$ 或以上节段严重脊髓损伤患者的另一常见并发症。它通常在急性期后出现并且可持续存在。由于自主神经功能紊乱，在病灶平面以下进行刺激可触发发作性高血压伴有心动过速或反射性心动过缓。常见的触发因素包括膀胱或肠道扩张，以及转运过程中的腿部活动。这些刺激会产生过度的交感反应[14]。而病变平面以上的迷走神经张力代偿性增加导致上半身产生副交感症状，如面色潮红、口腔和呼吸道分泌物增加。患者常会主诉突然性头痛。避免此问题的最佳方法是早期识别并尽量避免刺激。发作时通常使患者保持平躺即可，必要时可加用一种短效血管扩张药。

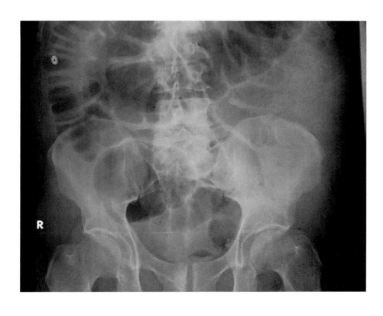

◀ 图 14-2 腹部 X 线显示结肠广泛扩张，无梗阻迹象（与麻痹性肠梗阻表现一致）

五、预后

脊髓休克期缓解后的 ASIA 分级，以及脊髓的 MRI 影像学表现决定患者的预后[15-17]。运动功能的早期恢复是可能取得良好预后的最好指标。虽然在急性期过后，颈髓功能仍无恢复通常预示预后较差，但是，此时不要急于对患者神经功能的预后进行预测。因为这种消极的暗示可能会使患者陷入抑郁并减少康复训练。如果高颈段脊髓损伤，则有可能无法脱离机械通气，但是早期的逐步脱机训练有可能会使部分患者成功脱离机械通气。

目前，多种促进神经再生的方法正处于探索阶段。其中，干细胞移植已引起了广泛的关注，目前已有多种类型的干细胞在进行测试[18]。直接脊髓电刺激是另一种有前景的概念，它可以重构步行的运动模式。但是，这些技术目前仍仅处于研究阶段。

随着重型脊髓损伤患者存活时间的延长，死亡率也持续增加[19]。其中，肺栓塞和脓毒症是常见的死亡原因，而心血管疾病也高于普通人群。

要点总结

- 适当的紧急处理能有效改善创伤性脊髓损伤患者的预后。
- 一旦怀疑脊髓损伤，应立即固定颈部，这是至关重要的。
- 查体应确定脊髓损伤程度，评估运动和感觉障碍的严重程度，并急症行 CT 扫描以确定是否有手术减压指征。
- MRI 对于制定治疗计划及评估预后有确切价值。
- 当有脊髓减压术和（或）脊柱固定术指征时，在有条件的情况下尽快进行，最好是在第一天内。
- 考虑术后拔除气管时，应考虑到脊髓受伤程度的因素。
- 有限的证据支持使用血管升压药维持血压是一种合理的策略。因为该疗法不仅可以治疗神经源性休克，而且还能改善脊髓灌注（即目标高于正常值）。
- 在急性期，脊髓休克和神经源性低血压会加重临床症状。因此，评估远期预后应该等到急性期结束之后。

软性毒品引起的神经系统急症

Neurologic Emergencies from Recreational Substances

Kaitlyn Barkley　Christopher P. Robinson　著

范一兵　田　野　译

黄金浩　校

第 15 章

一、概述

软性毒品几千年来一直是人类文化的一部分。在一个原始人类埋葬地，考古学家发现了含有麻黄碱和伪麻黄碱的麻黄类植物，而这些人类生活在公元前 6 万年[1]。在公元前 7000 年的陶瓷上发现了酒精饮料的残留物[1]。20 世纪中期，软性毒品已经开始广泛使用，尤其是致幻剂。目前，新一代"合成致幻剂"已经越来越受欢迎。这些新药具有不可预知的效果，给医师的诊断造成了困难。据估计，2460 万美国人（占美国总人口的 9.4%）在过去 1 个月内使用过这类非法药物[2]。有 1980 万美国人吸食大麻，650 万美国人使用具有潜在成瘾性的处方药（如阿片类药物）。在美国，可卡因、致幻剂、吸入式毒品和海洛因的消费量分别为 150 万人、130 万人、50 万人和 30 万人。软性毒品按关键成分可分为 3 大类，包括激活中枢神经系统的毒品，简称为兴奋剂；抑制中枢神经系统的毒品，称为抑制药；具有精神活性的毒品，称为致幻剂。一般而言，兴奋剂可以调节单胺类神经递质去甲肾上腺素和多巴胺的作用效果。抑制药主要增强 γ- 氨基丁酸的活性或抑制谷氨酸的活性。而致幻剂作用于 5- 羟色能和多巴胺受体，可能产生幻听、幻视或幻触。图 15-1 是医师经常遇到的可能引起神经系统急症的违禁物质的示意图。本章首先讨论特定毒品，然后讨论其在使用中所导致的常见神经系统急症治疗与管理。

二、兴奋剂

简而言之，兴奋剂是一类刺激中枢神经系统的药品。这些药品大多作用于单胺类神经递质，包括多巴胺、去甲肾上腺素和 5- 羟色胺。小剂量时，这些药品可提高警觉性，提高情绪，对抗

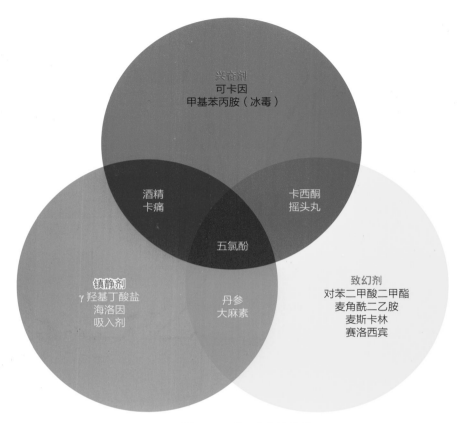

▲ 图 15-1　滥用药物的类别

疲劳。在较高剂量下，过度激活受体可导致偏执和幻觉，并可产生危及生命的神经系统急症，包括脑出血、动脉瘤破裂、缺血性脑卒中和可逆性脑血管收缩综合征（RCVS）。本节将讨论最常遇到的违禁兴奋剂，包括可卡因、甲基苯丙胺、3,4-亚甲基二氧基甲基苯丙胺（MDMA）和卡西酮。

（一）可卡因

从古柯属植物中提取的可卡因，可以用来喷注、注射或吸入，吸入式可卡因的代号叫作"Crack"（强效可卡因，可鼻吸或加热后吸入烟雾）。其他的代号包括 Blow、Bump、Coke、Rock 和 Snow。可卡因所致疾病起病急骤并导致瞳孔散大、欣快、大汗、心动过速和血压升高。在摄入较高剂量时，可能导致躁动、妄想和精神症状。根据给药途径的不同，这些作用可持续 1h 或更短时间。与酒精同服时，会形成代谢时间延长的化合物，使其作用的持续时间显著延长 [3]。

可卡因主要通过阻断突触的再摄取发挥作用。此外，可卡因通过增加对 α 受体的活性，导致心血管系统的生理功能产生异常，诱导心动过速和全身血管收缩。对于此类患者的治疗应小心谨慎，因为使用 β 受体拮抗药会导致 α 受体刺激不受抑制。总之，使用可卡因会使患者容易发生非对抗性血管收缩的继发效应，包括脑出血、缺血性脑卒中、RCVS、心肌缺血和横纹肌溶解。

（二）甲基苯丙胺（冰毒）

甲基苯丙胺是一种合成物质，由包括鼻减充血药在内的多种市售药物制成。可通过喷注（气雾剂）、吸入或注射使用。俗称包括 Crank、Crystal Meth、Glass、Ice 和 Speed。与可卡因作用相似，也可产生欣快、心动过速、出汗和瞳孔散大的反应。躁动、幻觉和精神症状也很常见，甚至可能比可卡因中毒时更常见。通常急性中毒的治疗与管理重点要着眼于高热和躁动的对症治疗。

（三）3,4- 亚甲基二氧基甲基苯丙胺（摇头丸）

3,4- 亚甲基二氧基甲基苯丙胺（MDMA，俗称"摇头丸"）是一种修饰的苯丙胺分子，常作为娱乐场所口服的毒品，俗称为"摇头丸"或"鼹鼠"。自 20 世纪 70 年代开始，MDMA 越来越受欢迎，被吹捧为一种无不良反应的类苯丙胺样物质，不会出现使用甲基苯丙胺后常见的躁动和精神症状，而这些症状往往处理起来非常棘手。与其他安非他命类毒品一样，MDMA 可引起欣快、心动过速和高热的症状。MDMA 的特别之处在于，它可同时提高感知与感觉。

（四）卡西酮衍生物

卡西酮是一种改良的安非他命，可增强多巴胺的释放，阻断肾上腺素和去甲肾上腺素的再摄取。与卡西酮药理学相似的毒品之一是安非他酮。这些药品主要作为兴奋剂，但较新的合成衍生物具有较强的致幻特性。此外，与安非他酮一样，这些物质可降低癫痫发作的阈值，急性摄入可能会出现癫痫持续状态。纯卡西酮是从一种阿拉伯茶叶中提取的，改良卡西酮分子是俗称"浴盐"的毒品中的主要有效成分。

1. Khat

Khat 是一种原产于非洲的植物，它已经被种植了几个世纪，可以咀嚼，也可以制成茶。它的使用在许多国家仍然合法，Khat 被用作食欲抑制药和情绪增强药。Khat 中的活性成分是卡西酮，在较高剂量下可同样产生苯丙胺使用过程中许多常见的效应。

2. 合成类卡西酮

合成类卡西酮，也称为"浴盐"，是 Khat 中活性成分的衍生物，通常不被美国缉毒局（DEA）列入违禁名单中 [4]。这种新的衍生物作为香料和草药辅助制剂不断地生产和合法销售。俗称包括 Bloom、Cloud Nine、Cosmic Blast、Flakka、Scarface、Vanilla Sky 和 White Lighting。这些物质的作用与其他安非他命毒品相似，包括躁动、高热、欣快和严重横纹肌溶解。与标准的安非他命不同，合成卡西酮对 5- 羟色胺通路的影响更大，可能导致 5- 羟色胺综合征 [4]。在这些患者中，阵挛和肌肉僵直可能是唯一的显著特征。

三、抑制药

抑制药通过增加抑制性神经递质（GABA、甘氨酸）的作用和降低兴奋性神经递质（谷氨酸）的作用来抑制中枢神经系统。一般情况下，这些药物会导致意识模糊、协调性差、意识水平下降和呼吸抑制。长期使用后停药可能会导致癫痫发作。本节将讨论酒精（合法抑制剂）和处方类阿片类药物，部分合法的大麻素（包括大麻和合成大麻素），以及非法药物包括海洛因、卡痛、γ羟基丁酸（GHB）及其吸入剂。

（一）酒精

人类利用微生物发酵生产酒精类饮品已有数万年的历史[1]。虽然酒精类饮品的生产和消费是合法的，但其过度使用对社会和公共卫生产生了一个不断发展的重大问题。小剂量时，酒精能起到兴奋作用，导致欣快和去抑制状态[5]。在较高剂量下，明显的中枢神经系统抑制会导致认知功能和协调能力受损、呼吸抑制，以及麻痹、昏迷和死亡的潜在后果。血液中不同酒精浓度的影响见表 15-1。

表 15-1　血液酒精浓度和预期影响 [5]

血液酒精浓度（mg/dl）	影　响
50	放松、爱说话
100	判断力、认知力和行动力减弱
200	认知力和行动力显著减弱
300	昏迷
400	严重呼吸抑制、死亡（LD_{50}）

LD_{50}. 半数致死量

戒酒可能会是致命的[5]。在最初的 24～36h，会发生焦虑、震颤、躁动和失眠。戒断性癫痫常发生在戒酒后最初的 72h 内，可进展为癫痫持续状态。震颤性谵妄发生在戒酒后的 3～10 天，表现为极度的自主神经失调、谵妄、幻觉和潜在的死亡风险。急性酒精戒断反应应在量表评估方案下［如临床戒断研究评估表（CIWA）或 Richmond 躁动 - 镇静量表（RASS）］使用苯二氮䓬类药物进行治疗。

（二）大麻素类

1. 大麻

大麻是大麻科植物提取的一种精神活性药品，持有大麻在美国一直都是非法的。截至 2019

年 4 月，美国 11 个州已规定大麻作为娱乐用途使用是合法的，而且 34 个州立法规定大麻在医疗中使用是合法的。大麻的化学结构由多种化合物组成，最显著的是四氢大麻酚（THC）和大麻二醇，它们作用于大麻素受体。这些物质会刺激多巴胺的释放，进而调节阿片类受体和甘氨酸受体。大麻俗称包括 Blunt、Bud、Dope、Ganja、Grass、Green、Herb、Joint、Mary Jane、PPot、Reefer、Skunk 和 Weed。大麻急性中毒表现为欣快、认知改变、性欲增强、精神分裂和假性幻觉。

一项研究试图把大麻的使用和对健康长期影响的现有证据进行量化 [6]。大麻的使用与之后使用其他毒品、生活质量下降、机动车事故和慢性支气管炎有关，这些结果都高度可信。中等可信度结果为大麻的使用与大脑发育异常、精神分裂症、抑郁症和焦虑症有关。因此，大麻的使用应被视为滥用其他毒品的主要危险因素，并可能与精神疾病有关。随着大麻的使用继续被合法化，患者可能更愿意使用这种药物，如果对此有担忧，医疗专业人员应该考虑筛查其他可替代药物。

2. 合成大麻素

在美国大多数州，大麻作为草药"香料"合法出售，而合成大麻素的成分和作用各不相同。自 2015 年初合成大麻素开始使用，其信息很少，因为它们是一种较新设计出来的合成毒品。尽管 DEA 已将其中一些化合物的使用视为犯罪，但海外制造商仍在继续合成新的衍生物。俗称包括 K2、Spice、Black Mamba、Bliss、Bombay Blue、Crazy Clown、Genie、Moon Rocks、Yucatan 和 Zohai。由于大麻获得的合法性并且缺乏筛选，合成大麻素被吸毒者所青睐，它与一系列癫痫发作和患者的死亡有关 [7]。其他不良反应包括谵妄、急性肾损伤、精神症状、幻觉和心血管系统衰竭。目前尚不清楚如何治疗并管理出现合成大麻素中毒的患者。目前的建议是使用苯二氮䓬类药物和其他支持性治疗控制癫痫发作和躁动，直至毒品代谢出体外。

（三）阿片类药物

1. 阿片类处方药

近年来，阿片类处方药物的过度使用在美国已达到流行的程度。在过去 20 年中，与阿片类药物相关的急诊就诊人数和住院人数增加了 1 倍以上 [8]。近年来，阿片类药物使用者的意外过量使用及其自杀率也急剧上升 [9]。因此，这种"阿片危机"被视为一种国家紧急事件。虽然海洛因和合成阿片类药物是这些就诊患者的主要病因，但阿片类处方药物的过度使用则是罪魁祸首。增加对阿片类药物处方的审查，并强调治疗急性和慢性疼痛的替代策略，是积极寻求扭转这一主要医疗保健问题进展的方法。当怀疑患者存在急性阿片类药物中毒时，注射纳洛酮后症状显著改善可明确诊断。

2. 海洛因

海洛因是吗啡（二醋吗啡）的衍生物，是阿片类植物的天然产物。它最早合成于 19 世纪，当时人们试图创造出一种吗啡的替代品且相对于吗啡，它的成瘾性较小。目前海洛因的俗称包括 Brown Sugar、China White、Dope、Junk、Smack 和 White Horse。

急性中毒的主要表现包括痛觉缺失、兴奋、嗜睡和呼吸抑制。海洛因过量导致死亡的主要机制归因于呼吸抑制，可导致缺氧缺血性脑病和随之而来的脑水肿[10]。继发性脑缺血也可由血栓栓塞、血管炎、脓毒性栓子和低血压引起。因海洛因的使用而导致的其他神经系统后遗症包括脑脓肿形成，而皮肤和口咽部菌群是脑脓肿常见的病因，但也有许多罕见细菌、分枝杆菌、真菌和寄生虫引起脑脓肿的报道。

3. 卡痛

卡痛（Kratom）是从咖啡家族成员 Mitragyna 植物（属茜草科，咖啡树家族中的一员）中提取的，它原产于南美洲。俗称包括 Herbal Speedball、Biak-Biak、Ketum 和 Thom。Kratom 主要作用于阿片类受体，但对 5- 羟色胺受体和肾上腺素能受体都有一定活性，可导致反常的激动作用[11]。在服用低剂量时，激动作用占优势，而在高剂量时，镇痛和呼吸抑制的作用则占据优势。Kratom 药物过量与阿片类药物过量的治疗方式相同，应特别注意的是，在使用纳洛酮逆转后可能会产生过度激动状态（可能引起恶心、呕吐、出汗、发抖、心悸、血压升高等）。

（四）γ- 羟基丁酸（GHB）

GHB 是 γ- 氨基丁酸（GABA）的化学前体，可激活 GABA 受体。GHB 可用于消遣娱乐，可产生与酒精相似的作用。20 世纪 90 年代，在人群中普及开来，被称为 "Date Rape"。GHB 及其类似物也作为合成药物上市，但其疗效证据尚不充足。俗称包括 Georgia Home Boy、Goop、Liquid Ecstasy、Liquid X、Soap 和 Scoop。急性 GHB 中毒可引起肌肉松弛、去抑制状态、兴奋、共济失调和瞳孔缩小[12]。GHB 中毒不太常见但中毒症状却相当具有特异性，其症状包括肌阵挛、眼球震颤、磨牙症、肌张力障碍和手足徐动症。无论中毒状态还是戒断状态下，患者均可有癫痫发作。治疗的重点是对症支持治疗。急性中毒目前尚无有效的逆转抑制药。抗癫痫药、氟马西尼和纳洛酮的试验结果显示对其中毒无作用。

（五）吸入式毒品

吸入剂包括胶黏剂、清洁剂、有机溶剂、气溶胶、麻醉气体和亚硝酸盐类[13]。俗称包括 Poppers、Snappers、Whippets 和笑气。吸入剂的作用取决于被滥用的毒品，但通常会引起欣快、运动失调、神志不清，以及潜在的昏迷和死亡的可能。吸入剂中毒的持续时间较短（5min），因此在临床中，急性中毒症状并不常见。反复使用这些毒品可导致大脑敏感区域损伤，包括白质、海马、小脑和基底神经节[13]。这些损伤可导致记忆障碍、共济失调和帕金森综合征。这种影响通常是永久性的，任何治疗对这种损伤都没有很好的效果。

四、致幻剂

致幻剂是另一类药品，主要生理效应是对听觉、视觉或触觉的影响。它们可能具有兴奋作用也可能具有抑制作用。大多数致幻剂对 5- 羟色胺受体起作用。合成的致幻剂有麦角酸二乙胺（LSD）和苯环己哌啶（PCP），草药致幻剂有墨斯卡灵、裸盖菇素和死藤水。草药致幻剂仍然在许多文化中作为精神仪式的一部分来使用；然而，全球化使这些毒品销往世界各地，作为消遣性毒品供吸毒者们吸食。

（一）麦角酸二乙酰胺（LSD）

LSD 是一种合成麦角碱，对多巴胺和 5- 羟色胺受体都有影响。它是在 1938 年合成的，人们最初的目的是创造一种兴奋剂，用来抵消镇静药过量的反应[14]。因为一次意外地摄入，它的致幻作用很快被重视。LSD 因其改变思想的作用而在 20 世纪 60 年代迅速流行起来。目前，它的俗称包括 Acid、Blotter、Blue Heaven、Cubes、Microdot 和 Yellow Sunshine。

LSD 所产生的影响通常是积极的情感，但也有可能产生负面情绪如严重的焦虑和妄想[14]。LSD 的症状通常以幻视为主，它可能是单纯的，也可能是复杂的。而幸福感、脱体感和"灵魂出窍"的感觉也经常产生。当使用者在卫生保健机构就诊时，这种中毒通常会导致一场"不愉快的旅行"，患者会出现迫害妄想症状，这种妄想会持续存在，并可能出现恐惧。在这种状态下，治疗宗旨是尽量减少刺激。必要时可用苯二氮䓬类和精神安定类的药物治疗。在高剂量下，LSD 与 5- 羟色胺综合征的发生相关。

（二）苯环己哌啶（PCP）

PCP 是一种类似于氯胺酮的解离型麻醉药，作为 NMDA 受体拮抗药发挥作用[15]。俗称包括 Angel Dust、Boat、Love Boat 和 Peace Pill。因为 PCP 作为抑制药，使其可用于麻醉。然而，在苏醒阶段，可能发生反常反应，导致躁动和精神症状。此外有报道称，使用者出现了显著的幻觉。急性 PCP 中毒酷似精神分裂症，以至于 PCP 拮抗药被研究用于治疗精神分裂症。导致躁动的 PCP 中毒患者应通过尽量减少刺激进行治疗，并使用苯二氮䓬类和抗精神病药物进行治疗。PCP 中毒患者具有攻击倾向，医务工作人员受伤与此紧密相关；因此，PCP 中毒患者应谨慎处理。

（三）墨斯卡灵（佩奥特仙人掌）

墨斯卡灵是一种天然存在于佩奥特仙人掌中的致幻剂，原产于得克萨斯州、墨西哥、中美洲和南美洲[16]。对于美洲原住民教会的成员来说，在美国使用墨斯卡灵是合法的。然而，它在吸毒者中越来越受欢迎。俗称包括 Buttons、Cactus 和 Mesc。与 LSD 一样，墨斯卡灵大部分作用于 5-羟色胺受体，产生的幻觉可能是单纯的、复杂的甚至是各种感觉混合的。与其他致幻剂一样，墨斯卡灵中毒相关的躁动或妄想可使用苯二氮䓬类或抗精神病药进行治疗。

（四）裸盖菇素

裸盖菇素是一种天然存在的盖菇素前体药物，裸盖菇素是一种强力迷幻药品。裸盖菇素是由大量野生蘑菇提取的，从而命名为 Magic Mushroom and Shrooms。在美国，这种蘑菇虽然被用于中南美洲人们的仪式，但在美国拥有或消费它们是非法的[16]。然而，与之相反的是，其孢子在除加州以外的所有州都是合法的，这使得这种蘑菇容易在家中培养种植。裸盖菇素中毒的症状与 LSD 或墨斯卡灵相同，伴有妄想症和迫害性妄想。

（五）死藤水

死藤水是一种在南美洲，由当地植物的种子制备而成的汤药，含有二甲基色胺（DMT）[16]。当吸食它的烟雾时，DMT 是一种强效的致幻剂，但单独摄入 DMT 不会产生任何影响。然而，当死藤水结合了一种单胺氧化酶抑制药时，可阻断 DMT 在肠道中的代谢，并导致全身吸收。DMT 也可以从美国当地常见的草药中提取，尽管其用途并不广泛。其特征是会产生幻觉，与 LSD 或裸盖菇素作用相似。因此，急性中毒的处理方式应与其他致幻剂相同。

五、对症治疗

本章的最后一节将讨论对症治疗滥用消遣性毒品中毒的方法。首先，将在此提出一种关于精神状态改变的鉴别诊断，包括帮助识别可能的毒品滥用的诊断步骤。其次，将讨论脑血管事件，包括卒中、颅内出血和 RCVS，再次，癫痫发作和中枢神经系统（CNS）脓肿。最后，会总结毒品诱导高热的治疗管理。

（一）精神状态改变

诊断要点
- 在考虑到消遣性毒品的滥用时，将这些毒品归类为兴奋剂或抑制药是诊断和预测并发症的关键。
- 多种毒品同时滥用可能导致不可预测的影响，在任何情况下都应多加考虑。

治疗重点
- 兴奋剂和致幻剂滥用可能导致多动性谵妄，对患者和他人造成危险。医务工作者在与这些患者互动时应特别小心。应使用苯二氮䓬类药物和抗精神病药物治疗躁动。

- 当酒精中毒时，由于缺乏饮食中硫胺素的获取，使患者易患维生素 B_1 缺乏性脑病。饮酒患者就诊时应给予硫胺素和葡萄糖预防本病。
- 阿片类处方药物中毒是少数具有解毒药的药品之一。如果怀疑阿片类药物过量导致中毒，应给予纳洛酮治疗，并应观察精神状态是否有任何改善。

预后概览

- 毒品滥用引起的脑病或谵妄常在物质代谢后消退，但少数例外。
- 对急性中毒进行的支持性治疗通常可提供良好的预后。

神经重症监护室中精神状态改变的患者可能与急性毒品摄入或急性停药有关。其他相关诊断包括肾衰竭引起的代谢功能障碍、肝衰竭、败血症、电解质紊乱、酸中毒或碱中毒和甲状腺疾病（见第 1 章）[17]。尽管差异很大，但毒品滥用应始终被视为意识改变的可能病因，因为它代表了脑部疾病的一种可逆的形式。图 15-2 显示了与消遣性毒品滥用相关精神状态改变的一种简单的诊断方法。

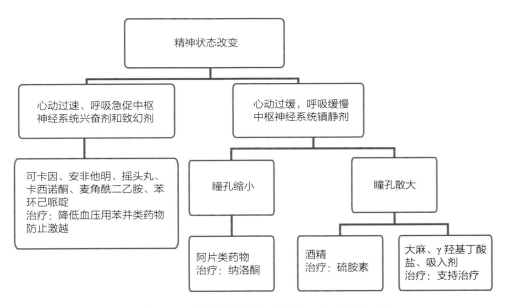

▲ 图 15-2 药物滥用情况下精神状态改变的诊断方法

（二）缺血性脑卒中

诊断要点

- 特定毒品的使用是脑卒中的病因，这对于针时性治疗和预防未来脑卒中再发生非常重要。
- 可逆性脑血管收缩综合征（RCVS）是一种与可卡因和大麻的使用，以及其他内科疾病相关的临床疾病，表现为雷鸣样头痛，可导致缺血性卒中、蛛网膜下腔出血或脑出血。

治疗重点

- 疑似毒品中毒不是静脉溶栓的禁忌证[19]。
- 当怀疑急性大动脉闭塞时，应及时评价是否行机械性血栓切除术[20]。
- 大面积梗死可能导致脑水肿和脑疝形成。对于大面积梗死，尤其是年轻患者或颅后窝梗死，应考虑请神经外科医师会诊，判断是否行去骨瓣减压手术。

预后概览

- 缺血性脑卒中的预后取决于梗死的面积和严重程度。
- 大面积梗死易诱发脑水肿，可能需要行去骨瓣减压术，这意味着高死亡率。
- 可逆性脑血管收缩综合征（RCVS）通常是一种自限性疾病，但可导致脑组织大面积缺血和持续性的大脑功能缺陷。

脑卒中是美国人死亡的主要原因（见第 9 章）。在美国绝大多数人的脑卒中与高血压、糖尿病、心房颤动、颈动脉疾病和生活方式的选择有关。然而，毒品药品滥用可能是脑卒中的主要风险因素，尤其是在某些特殊人群中。最近，在脑卒中治疗中心进行的一项调查显示，11% 的脑卒中患者尿液毒理学呈阳性，尿中主要成分是可卡因[18]。

毒品滥用可通过多种机制引起缺血性脑卒中。兴奋剂可能诱发心律失常，如心房颤动，并导致心源性栓塞性梗死。兴奋剂和大麻由于其血管收缩特性，使患者易患 RCVS。静脉注射安非他命、可卡因和海洛因等毒品可导致心内膜炎和脓毒性栓子。能导致显著心脏衰竭的毒品，如海洛因和吸入剂，可能引起缺氧性分水岭梗死。表 15-2 总结了使用特定毒品导致的相关性脑卒中的机制。

表 15-2　特定毒品导致的相关性脑卒中的机制

毒　品	导致卒中的机制
安非他命	心源性血栓、感染性栓子、RCVS
可卡因	心源性血栓、感染性栓子、RCVS
海洛因	缺氧、感染性栓子
吸入剂	心源性血栓、缺氧
大麻	RCVS

RCVS.可逆性脑血管收缩综合征

无论病因如何，都应通过评估来决定是否行静脉 rt-PA 溶栓或机械血栓切除术，运用循证医学指南来治疗与毒品滥用相关的脑卒中 [19, 20]。对于大面积脑梗死或累及颅后窝的脑梗死，神经外科评估是否需行去骨瓣减压术可能会成为必要的诊疗步骤。脑卒中的预后取决于梗死的部位及严重程度。

（三）颅内出血

诊断要点

- 必须通过 CT 检查进行及时评价，以诊断颅内出血。
- 如果存在蛛网膜下腔出血，重点考虑动脉瘤来源。蛛网膜下腔出血伴基底池或大脑侧裂出血应作 CT 血管造影。
- 在确定是否为淀粉样变性导致的脑出血时，应考虑行 MRI 检查。
- 硬膜外或硬膜下出血应及时进行神经外科会诊。
- 在已知存在静脉毒品滥用的情况下，颅内出血应及时检查患者是否患有心内膜炎。

治疗重点

- 蛛网膜下腔出血和脑内出血可能与脑室相通，可能需要脑室外引流术以预防梗阻性脑积水。
- 颅内出血患者应通过严格的血压控制进行治疗护理，以防止出血恶化。
- 在症状性脑水肿的病例中应考虑渗透性治疗。
- 在即将发生脑疝的情况下，应考虑紧急清除硬膜下或硬膜外的出血。

预后概览

- 脑出血 – 预后主要取决于出血的严重程度和血肿体积。
- 蛛网膜下腔出血 – 预后取决于就诊时的症状严重程度以及患者是否因初始出血或随后的迟发性脑缺血而遭受脑实质损伤。
- 硬膜外和硬膜下出血 – 预后取决于脑疝的类型和严重程度。

颅内出血是一个宽泛的问题，详见第 11 章。与消遣性毒品相关的颅内出血最重要的方面是考虑到与其使用相关的风险因素。

颅内出血发生在以下位置，包括硬膜外、硬膜下、蛛网膜下、脑实质内或脑室内。硬膜外和硬膜下出血多与创伤有关，如果滥用消遣性毒品，可能增加外伤风险。蛛网膜下腔出血（动脉瘤性或其他）在吸毒者中的发生率较高，可能与动脉瘤（包括霉菌性）、RCVS 或创伤相关。可卡因使用者发生迟发性血管痉挛的风险较高，但有时严重的血管痉挛在这些患者中可能仍无症状。已知在毒品滥用的情况下也会发生脑实质内出血。这些事件大多数与兴奋剂有关，包括安非他命和可卡因，高血压和血管收缩是可能机制。表 15-3 按不同毒品的滥用列出了最常见的颅内出血类型。

表 15-3　常见的毒品相关颅内出血

出血类型	机　制	关键特征	相关毒品
蛛网膜下腔出血	动脉瘤	脑池出血	酒精、可卡因、尼古丁
	霉菌性动脉瘤	与心内膜炎相关	安非他命、可卡因、海洛因
	RCVS	出血在脑表面	可卡因、大麻
	外伤	出血在脑表面	所有
颅内出血	高血压	基底节、脑桥	安非他命、可卡因
	RCVS	与卒中或蛛网膜下腔出血相关	可卡因、大麻
	外伤	患侧或对侧颅骨骨折	所有
硬膜下或硬膜外血肿	外伤	患侧或对侧颅骨骨折	所有

无论病因如何，颅内出血均应基于循证医学指南进行治疗。蛛网膜下腔出血可能需要神经外科进行脑室外引流和动脉瘤治疗。同样，硬膜下或硬膜外出血可能需要神经外科评估才能进行去骨瓣减压术和清除血肿。脑实质内出血发生症状性水肿和占位效应时，应要严格的血压控制和监测。

（四）癫痫

诊断要点

- 消遣性毒品引起的癫痫发作可能是惊厥性的，也可能是非惊厥性的。
- 对于发生精神状态改变无法解释的吸毒者，应考虑进行 EEG 检查。

治疗重点

- 癫痫发作应立即使用苯二氮䓬类药物治疗。
- 癫痫持续状态应根据循证医学指南进行治疗。
- 酒精戒断症应采用标准化方案进行治疗，使用该方案监测患者症状并给予适当剂量的苯二氮䓬类药物，以防止严重的戒断反应。

预后概览

- 在消遣性毒品影响下的癫痫发作通常是自限性的，未来不一定易患癫痫。

包括安非他命、可卡因、海洛因和苯环己哌啶在内，许多毒品与癫痫发作存在时间关联[21]。新的毒品如合成大麻素也被认为是致癫痫药。表 15-4 总结了毒品相关癫痫发作的特征。

表 15-4　常见与癫痫发作相关的毒品

毒　品	其他特征
毒品中毒	
可卡因	可能合并或不合并脑梗死或脑出血
海洛因	可能合并或不合并脑梗死或颅内感染
甲基苯丙胺	可能合并或不合并脑梗死或颅内感染
苯环己哌啶	通常发作间期躁动
合成大麻类	传统毒品筛查没有发现
合成卡西酮	传统毒品筛查没有发现
毒品戒断	
酒精	可有 Wernicke-Korsakoff 综合征
GHB	肌阵挛、眼球震颤、磨牙、肌张力障碍

GHB. γ 羟基丁酸

癫痫发作的治疗应侧重于应用苯二氮䓬类药物和其他抗癫痫药物的使用，立即终止癫痫发作（见第 2 章）。脑成像适用于局灶性发作的患者，因为消遣性毒品也可通过脑梗死、颅内出血或脑脓肿引起癫痫发作。如果担心癫痫复发，应选择安全剂量范围较大的抗癫痫药物。

（五）中枢神经系统脓肿

诊断要点

- 脑内脓肿表现为局灶性神经系统症状。
- 脊髓脓肿表现为急性脊髓或神经根的压迫症状。

治疗重点

- 在所有出现局灶性病损的情况下，都应考虑紧急清除脓肿。
- 所有患者在采集血培养样本后应开始使用广谱抗生素。
- 对于无局灶性病损的患者，应尝试培养脓肿液。

预后概览

- 预后因神经功能缺损程度和内科并发症而有所不同。
- 死亡率高的感染包括脑室炎症、真菌与 HIV 相关的感染。

CNS 感染，包括颅内和硬脊膜外脓肿，常发生于通过静脉注射滥用毒品的患者。表 15-5 总结了经常被注射的毒品。关于 CNS 感染的更详细讨论见第 7 章，硬脊膜外脓肿几乎只发生在骨髓炎和椎间盘炎的情况下。症状包括背痛、发热和白细胞增多。包括 ESR 和 CRP 在内的炎症标志物通常升高。严重时，脊髓受压症状也可明显。首选的影像学检查方法是 MRI 平扫和增强。在一些患有骨髓炎的静脉吸毒者中，最常分离出的微生物是对甲氧西林敏感的金黄色葡萄球菌 [22]。一般来说，需要长期静脉注射抗生素治疗，但这对使用静脉注射毒品的患者构成了两难境地，因为拥有中心静脉导管可能会促进毒品的滥用。

表 15-5　可静脉使用的毒品

毒　品	给药途径
可卡因	喷注、吸入、静脉注射
DMT	口服、吸入、静脉注射
海洛因	静脉注射、吸入、喷注
甲基苯丙胺	口服、喷注、吸入、静脉注射
PCP	静脉注射、喷注、口服、吸入
合成卡西酮	口服、喷注、静脉注射

DMT. 二甲基色胺；PCP. 苯环己哌啶

在静脉给药的情况下也可能发生脑脓肿。脑脓肿常表现为精神状态的改变和局灶性神经功能缺损。有高达 25% 的脑脓肿也表现为癫痫发作。弥散加权 MRI 成像可用于区分脑内脓肿（其核心通常表现为弥散受限）和恶性肿瘤。腰穿可能有助于诊断致病微生物，但如果有发生脑疝的风险，则禁忌做腰穿。如果微生物未知或局灶性损伤持续存在，则有必要进行神经外科治疗。患者需要及时治疗，否则预后不佳，不应为了获得颅内脓肿的培养物，而推迟使用抗生素治疗。与硬膜外脓肿一样，静脉内长期使用抗生素治疗也是必要的。如果存在脑室炎症，则可能需要放置脑室外引流管进行 CSF 分流，并可予鞘内注射抗生素治疗。

由分枝杆菌、真菌、阿米巴和寄生虫引起的罕见感染也可发生，尤其是在免疫功能低下的宿主。静脉吸毒患者更易感染 HIV。这些患者在感染后的预后较差。

（六）高热

与吸毒相关的高热可能是下丘脑功能障碍或肌肉活动过度的结果。在这两种情况下，由于血脑屏障破坏、神经元细胞死亡和多系统器官功能障碍，高热可能有巨大风险。最常引起高热综合征的毒品是安非他命、可卡因、苯环己哌啶和合成卡西酮。

通常情况下，如果高热是肌肉过度活动的结果，则退热药不能很好地控制高热。为此，镇静通常是最有效的治疗方法。对于精神运动性躁动，应根据需要定量服用苯二氮䓬类药物。同时应避免使用抗精神病药物，因为它们可通过抗胆碱能作用使高热程度加重，并有引起神经阻断药恶性综合征的倾向。如果高热的患者对苯二氮䓬类药物镇静无效，可使用麻醉药。如果存在横纹肌溶解症，应避免使用琥珀胆碱，因为使用琥珀胆碱可导致致命性的高钾血症。可采用降温措施，如冷却静脉输液袋、冰袋、降温毯等。没能有效控制高热可导致终末器官衰竭，包括心肌梗死、弥散性血管内凝血、横纹肌溶解和脑损伤。

诊断要点

- 识别和纠正高热可以降低毒品滥用相关疾病的发病率和死亡率。
- 在没有白细胞增多或其他感染迹象的情况下，吸毒者的高热很可能是由于肌肉过度活动引起的。

治疗重点

- 吸毒引起的高热可能对退热药无反应。如果高热与肌肉过度活动有关，则治疗应侧重于镇静，若发生严重的肌肉麻痹时，可考虑气管插管。
- 抗精神病类药物可能会使体温继续升高，如果出现高热，应避免使用。

预后概览

- 如果降温措施有效，高热通常不会产生长期不良后果。
- 如果降温措施无效，可能会发生器官衰竭而导致死亡。

六、结论

消遣性毒品可引起各种神经系统急症，因此临床医师应清楚地了解各种常见毒品的作用及其产生的有毒物质，这点非常重要。快速识别出中毒对于做出正确的治疗决策非常有价值，有时甚至可以挽救生命。

要点总结

- 消遣性毒品的使用广泛，可能导致神经系统急症。

- 兴奋剂会引起躁动和精神症状，以及快速性心律失常和血管收缩，这可能会诱发脑卒中。

- 抑制药引起嗜睡和潜在的呼吸暂停，可能导致缺氧缺血的情况。

- 兴奋剂、海洛因、合成大麻素和酒精可因急性中毒或戒断而出现癫痫发作。

- 中枢神经系统脓肿如不及时治疗，可引起永久性神经功能缺损或死亡。处理往往需要神经外科干预和长疗程的抗生素治疗。

- 患者在致幻剂的影响下可能会给医务工作者带来风险，因此这些患者需要特殊护理，有时需要把患者转移到专门处理攻击性患者的医疗单位。

药物引起的神经急症
Neurological Emergencies from Prescription Drugs

Sherri A. Braksick　Deena M. Nasr　著

王汉华　权　伟　译

田　野　校

第16章

诊断要点

- 患者入院时，准确详细地了解患者的药物使用史。

- 确定症状出现的时间与调整用药有关。

- 回顾患者住院期间的用药记录，以确定有无新增的或遗漏的药物。

治疗重点

- 确保患者血流动力学稳定，同时判断是否需要气道支持治疗。

- 情况允许时，停用有不良反应的药物。

- 若患者药物戒断反应严重，需要重新恢复药物治疗。

预后概览

- 在多数情况下，患者停用相关不良反应药物，临床症状将逐渐好转。

- 在评估患者预后前，特别是肝肾功能损害的患者，应留出足够的时间让毒物代谢或症状消除。

一、概述

随着政府部门对新药物使用的快速批准，大多数疾病的治疗方案显著增加。与医学上提供的任何疗法一样，受益务必与其相关的不良风险进行权衡。所有药物都有发生不良事件的风险，许多药物会对神经系统产生影响，有些药物不仅在中毒剂量，甚至在治疗剂量上也被发现有直接神经毒性。此外，某些用药的突然中断也可能导致各种神经系统后遗症，引起严重的并发症，甚至危及患者的生命。肝肾损伤引起患者代谢废物清除障碍会导致患者代谢紊乱，加速或加重药物的不良反应。

在一些疾病中，如多重耐药菌感染或癌症，患者的治疗选择是有限的，有时可能需要忍受药物的不良反应或毒性，以便原发疾病可以继续治疗。这种情况很具有挑战性，必须由医师、患者或其家属讨论，以确定最佳的治疗方案。

本章节不是特定药物引起神经系统不良事件的总结，而是对威胁患者生命的毒性药物或戒断综合征，以及这些药物罕见的或未得到充分认识的神经作用的描述。常见的非急救药物的不良反应大多未列入本文。正文主要讨论特殊的药物不良反应、药物毒性及戒断反应，其他的药物不良反应在本章图表中展示。根据需要在文本和表格中引用了本章使用的特定数据资料（表16-1 和表 16-2）。其他信息来自在线药物数据库 Micromedex [1]。

二、神经急症与特殊药物治疗

（一）麻醉药物

由经验丰富的医师进行麻醉对于神经系统是安全的，但是麻醉药物偶尔也会引发神经反应。例如，诱导剂依托咪酯偶可导致患者肌阵挛，而静脉预注射利多卡因可以很大程度上避免这种影响 [2]。丙泊酚也可能导致患者运动障碍及某些特殊的脑病。最近的一系列病例研究表明，患者出现阵发性异常、非癫痫性运动会影响患者四肢、头部和眼球运动并伴有相关脑病，对单词的记忆也有不同程度的影响。支持性护理和避免应用过量的丙泊酚可确保完全康复 [3]。

氟烷麻醉有导致恶性高热的风险，为特征性表现，可见于罕见的 Ryanodine 受体突变患者。重要的是，所有人都要警惕这种特征性表现，因为麻醉后 24h 内可能会进展，处理措施包括立即停止气体麻醉、停止补液及停用丹曲林。

（二）抗生素

在住院患者中抗生素的使用很普遍，大多数患者可以耐受且不出现并发症。然而，一些抗生素和某些药物的使用与神经症状有关，并且很难平衡对特定抗生素的需求与其潜在的神经系统并发症的风险（例如，对于可选药物有限的多重耐药菌感染患者）。

头孢吡肟是第四代头孢菌素类药物，可用于治疗多种细菌感染，大多数患者耐受良好。在接受该药治疗的患者中出现了一种以脑病、肌阵挛和癫痫发作（头孢吡肟神经毒性）为表现的综合征，而肾脏损害是已知的危险因素 [4]。这些症状通常可以改善但却不能完全保证。一旦停

表 16-1　按药物及药物类别归纳神经系统不良反应 / 毒性

药物 / 药物种类	神经系统不良反应 / 综合征	靶向治疗
镇痛药物		
阿片类	瞳孔缩小、呼吸困难、肌阵挛、脑病	去除有毒物质、气道保护、纳洛酮 / 纳曲酮治疗
麦角碱类	RCVS、脑缺血、5- 羟色胺综合征	停止药物使用、对症支持治疗、考虑血管造影术对 RCVS 进行定向治疗
曲普坦类	RCVS、脑缺血、5- 羟色胺综合征	停止药物使用、对症支持治疗、考虑血管造影术对 RCVS 进行定向治疗
麻醉药物		
依托咪酯	肌阵挛	利多卡因预处理[2]
氟烷类	恶性高热（发热、僵硬、横纹肌溶解、酸中毒）	专用非氟烷类麻醉药物、补液、丹曲林治疗
丙泊酚	运动异常[3]	对症治疗、逐渐缓解
抗心律失常药物		
利多卡因	癫痫、感觉异常、肌阵挛	停止药物使用、控制癫痫发作
抗生素		
氨基糖苷类	听力丧失、神经肌肉阻滞（包括重症肌无力加重）	停止药物使用、支持治疗、对症治疗重症肌无力
碳青霉烯类	癫痫	改用其他种类抗生素、控制癫痫发作
头孢吡肟[a]	脑病（可发展为昏迷）、肌阵挛、癫痫	改用其他种类抗生素、控制癫痫发作、支持治疗
氟喹诺酮类	癫痫，吉兰 - 巴雷综合征（罕见）	改用其他种类抗生素、控制癫痫发作、对症治疗吉兰 - 巴雷综合征
异烟肼	周围神经病变、癫痫	尽可能改用其他种类抗生素、控制癫痫发作
利奈唑胺	5- 羟色胺综合征、癫痫	支持治疗、避免使用其他 5- 羟色胺类药物、考虑使用赛庚啶或苯二氮䓬类药物、控制癫痫发作、如有可能改用其他种类抗生素
甲硝唑[5]	周围神经病变、震颤、脑病、构音障碍、共济失调	停药及期待疗法
抗胆碱能药物		
吸入型	无光反应的瞳孔散大	可随时间恢复，确保喷雾在使用过程中没有脱离面罩
口服或经皮注射型（如东莨菪碱）	抗胆碱能危象——发热、皮肤干热、肌阵挛、脑病、尿潴留、肠梗阻、瞳孔散大、心动过速	停用药物、补液、积极控制体温，确保膀胱排空，病情严重者进行远程监测

（续表）

药物 / 药物种类	神经系统不良反应 / 综合征	靶向治疗
抗抑郁药		
安非他酮	癫痫、震颤	过渡期到另一种药物、控制癫痫
新型双递质抗抑郁药	癫痫	停药、控制癫痫
选择性 5-羟色胺再摄取抑制药	5-羟色胺综合征、RCVS、肌张力障碍（少见）[6]	• 5-羟色胺综合征：停止所有含 5-羟色胺的药物（SSRI、昂丹司琼、芬太尼等），支持性治疗 • RCVS：支持性治疗、考虑血管造影术定向治疗 • 肌张力障碍：抗组胺药物、抗胆碱能药物
TCA	RCVS、肌阵挛、癫痫	停止药物治疗, RCVS、考虑血管造影术定向治疗, 癫痫发作管理、支持性治疗
抗癫痫药物	多种药物治疗引起：DRESS 综合征	停药、支持性治疗、考虑使用皮质类固醇、亚专科（皮肤科）会诊
卡马西平	低钠血症、共济失调、脑病；严重毒性，昏迷，横纹肌溶解	停止药物治疗和支持性治疗
加巴喷丁[a]	脑病、头晕、共济失调、肌阵挛	停止药物治疗和支持性治疗
拉莫三嗪	淋巴组织细胞增生症	停止用药、血液科会诊
奥卡西平	低钠血症	保持药物治疗、治疗低钠血症
吡仑帕奈	精神症状	过渡到另一种抗癫痫药
苯妥英	共济失调，血流动力学不稳定(负重时)	共济失调、停止 / 维持药物治疗、支持性治疗, 血流动力学问题、降低药物注射速度、静脉输液
丙戊酸	脑病 / 昏迷（高氨血症引起）、震颤、胰腺炎（罕见）	停止用药、治疗血氨升高和胰腺炎
止吐药	肌张力障碍	抗组胺或抗胆碱能、停药
昂丹司琼	5-羟色胺综合征	停止所有 5-羟色胺药物（SSRI、昂丹司琼、芬太尼等）、支持性治疗、可以考虑使用赛庚啶或苯二氮䓬
抗精神病药物	运动障碍（迟发性）、抗精神病药恶性综合征、肌张力障碍	停止药物治疗, 抗精神病药恶性综合征：丹曲林、积极控制发热和补液, 肌张力障碍：抗组胺药、抗胆碱能
锂剂	震颤、共济失调、癫痫、脑水肿(罕见)	停止药物治疗、癫痫管理、支持性治疗
抗排斥药物		
环孢霉素[23]	震颤、PRES-包括癫痫, 脑病（可能发展为昏迷）	过渡到其他免疫抑制药、PRES 的血压管理、支持性治疗
OKT-3（鼠源 CD3 单克隆抗体）[23]	头痛、假性脑膜炎、精神病、癫痫	癫痫发作的靶向治疗、停止用药

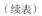

（续表）

药物 / 药物种类	神经系统不良反应 / 综合征	靶向治疗
他克莫司[23]	震颤、PRES——包括癫痫、脑病（可能发展为昏迷）	过渡到其他免疫抑制药、PRES 的血压管理、支持性治疗
化疗药物	PRES、周围神经病变（多种药物治疗）	PRES：血压控制、停药、癫痫管理，神经病变：停止用药（如果可能）
白消安	癫痫发作	停止用药（如果可能）、治疗癫痫
卡莫司汀（颅内晶片植入物）	感染、脑水肿、脑积水、癫痫、出血	直接治疗症状 / 综合征
阿糖孢苷 a[13]（Cytarabinea）	小脑毒性、脑病（可能发展为昏迷）	停止药物治疗（如果可能）、支持性治疗
异环磷酰胺[14]	脑病、癫痫、震颤、肌阵挛	停止用药、病情严重者使用亚甲蓝
左旋天冬酰胺酶	凝血障碍、癫痫发作、硬脑膜静脉窦血栓形成	抗凝、管理癫痫、向其他药物过渡（如果可能的话）
甲氨蝶呤	脑病、癫痫、无菌性脑膜炎（鞘内给药）、脑白质病	停止用药、治疗癫痫发作、给予支持性治疗
VEGF/VEGF-R 拮抗药（如贝伐单抗）	PRES、脑出血、缺血性卒中	PRES、血压控制、停药、管理癫痫，如有可能停止用药，出血 / 缺血性卒中中的处理
胆固醇药物	肌病、横纹肌溶解（很少）	停止药物治疗、输液治疗，HMG-CoA 抗体阳性时进行免疫抑制
胆碱酯酶抑制药（如溴吡斯的明）	胆碱能过量（流涎、腹泻、眩晕、瞳孔缩小、视物模糊、出汗、恶心 / 呕吐、心动过缓、低血压）	支持性治疗、心动过缓时使用阿托品、低血压时使用血管升压素
避孕药	血栓栓塞（主要是雌激素类化合物）	血栓栓塞的治疗（卒中、静脉窦血栓等）
解充血药 / 交感神经药物（如麻黄碱、伪麻黄碱）	RCVS	停止药物治疗、支持性治疗、考虑使用血管造影术定向治疗
疾病修饰药（MS、风湿病药物）	PML、机会性中枢神经感染（多种药物治疗引起）	停止药物治疗、感染特异性治疗、支持性治疗
TNF-α（alpha）抑制药	急性中央或周围脱髓鞘综合征	停止药物治疗、治疗脑水肿、可以使用类固醇
多巴胺能药物（如卡比多巴 - 左旋多巴）	运动障碍、抑郁、幻觉	移除 / 减少药物剂量（通常不可行）、金刚烷胺、氯氮平

免疫治疗

CAR-T[16]	脑病（可发展为昏迷）、脑水肿、震颤	托珠单抗或司妥昔单抗、类固醇治疗、脑水肿和癫痫的处理
CTLA-4 抑制药[17]	吉兰 - 巴雷综合征、肌无力综合征、PRES、脑炎、无菌性脑膜炎	类固醇、疾病特异性治疗、支持性治疗、如果可能停止用药

（续表）

药物 / 药物种类	神经系统不良反应 / 综合征	靶向治疗
PD-1 抑制药 [18, 19]	肌炎、吉兰 - 巴雷综合征、共济失调、脑病	激素、病因治疗、支持治疗、病情允许考虑停药
静脉用丙种球蛋白 [24]	无菌性脑膜炎、头痛，血栓事件（如脑卒中）	非甾体类药物、激素、对症治疗
亚甲蓝	5- 羟色胺综合征	停用所有 5- 羟色胺能药物（如 5- 羟色胺再摄取抑制药、昂丹司琼、芬太尼等）、支持治疗、可考虑赛庚啶或苯二氮䓬类药物
肌松药		
巴氯芬 a [20]	乏力、共济失调、运动障碍、脑病、昏迷、惊厥、严重中毒可致假性脑死亡	一旦中毒即停药（监测停药指标）、控制癫痫发作、支持治疗
环苯扎林	脑病、昏迷（因中毒）、惊厥、抗胆碱能危象	支持治疗、抗癫痫治疗、控制体温，出现中枢系统毒性（抗胆碱能综合征）时考虑应用毒扁豆碱
美索巴莫	癫痫、脑病	抗癫痫治疗、支持治疗、停药
麻痹药		
琥珀酰胆碱	恶性高热（发热、强直、横纹肌溶解、酸中毒）	补液、考虑丹曲林，停药
类固醇类	失眠、精神症状、震颤	情况允许则停药、抗精神病药物
中枢激动药（如哌甲酯）	震颤、躁动、可逆性血管收缩综合征、癫痫	停药，RCVS 时、支持治疗、考虑脑血管造影指导治疗、癫痫定向治疗

CAR-T. 嵌合抗原受体 T 细胞免疫治疗；CNS. 中枢神经系统；CTLA-4. 细胞毒性 T 淋巴细胞相关抗原 4；DRESS. 伴嗜酸性粒细胞增多的药物反应和全身症状；IV Ig. 静脉注射丙种球蛋白；MS. 多发性硬化；PD-1. 程序性细胞死亡受体 -1；PRES. 可逆性后部脑病综合征；PML. 进行性多灶性脑白质病；RCVS. 可逆性脑血管收缩综合征；SNRI. 选择性去甲肾上腺素再摄取抑制药；SSRI. 5- 羟色胺再摄取抑制药；TCA. 三环类抗抑郁药；TNF-α. 肿瘤坏死因子 -α；VEGF. 血管内皮生长因子（通常出现在内皮受损间隙）

止药物干预，则患者的临床症状改善可能会延迟，一段时间的支持治疗和观察这些患者的预后是必要的。

　　碳青霉烯类抗生素（如厄他培南和美罗培南）和氟喹诺酮类抗生素（如左氧氟沙星和环丙沙星）可降低癫痫发作的阈值。因此，对有癫痫病史的患者使用这些药物时应谨慎。如前所述，多重耐药菌的不断发展有时会限制临床医师转而选择其他的抗生素，如果癫痫突发，为了使患者耐受和接受完整的抗菌治疗，在治疗期间增加抗癫痫药物的使用可能是必要的。

　　使用甲硝唑治疗的患者很少发生罕见的神经系统综合征。常见的是小脑症状，尤其是共济失调，以及脑病和癫痫。影像学上小脑齿状核常常显现出高信号（图 16-1）。停药后，大多数患者的症状和影像学异常都会有所改善，而在某些病例中共济失调的症状可能会持续存在 [5]。

表 16–2 停药引起的神经系统急症

药 物	神经性戒断症状	对症治疗
抗精神病药物	复发性精神病	药物复用
抗抑郁药物	5–羟色胺停药综合征（头晕、乏力、头痛）[7]	对轻微症状的支持治疗 症状严重：重新开始用药并延长减量时间
巴氯芬	痉挛加重、脑病、癫痫发作、发热、焦虑、烦躁、横纹肌溶解、死亡	药物治疗、支持治疗
苯二氮䓬类药物	癫痫发作或癫痫持续状态、焦虑、震颤	恢复用药、停药时缓慢减量
多巴胺能药物（如帕金宁）	帕金森病 - 高热综合征（发热、僵直、脑病、自主神经紊乱）	重新应用药物、丹曲林、控制体温、补液
阿片类药物	躁动	缓慢减量、支持治疗、复杂的病例需要就疼痛管理进行会诊

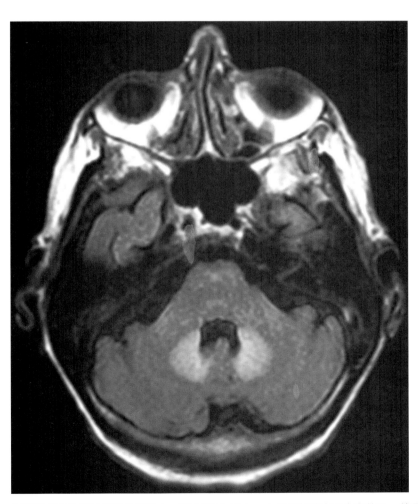

▲ 图 16–1 在甲硝唑引起神经症状的患者中，磁共振 T_2 像上，小脑齿状核表现为高信号。停用药物和采取支持治疗后，患者的症状消失，影像学表现恢复正常

（三）抗抑郁药物

抗抑郁药物的使用很普遍且安全。但是，许多这类药物都能降低癫痫发作的阈值，尤其是安非他酮、选择性去甲肾上腺素再摄取抑制药和三环类抗抑郁药。如果患者在使用这些药物后导致癫痫发作，则需另选他药［如选择性 5- 羟色胺再摄取抑制药（SSRI）］。

SSRI 类药物是通过阻断神经细胞对 5- 羟色胺的再摄取，来降低发生 5- 羟色胺综合征的风险。特别是当这种药物与其他含有 5- 羟色胺的药物联用时（请参阅本章另外关于该综合征的临床表现和相关药物的部分）。

抗抑郁药物，特别是与抗精神病药物同时使用时，也与肌张力障碍的发生有关。发生急性肌张力障碍时，应采取对症药物治疗。治疗包括抗胆碱能或抗组胺药物[6]。

长期服用 SSRI 药物的患者，如果突然停药，也有 5- 羟色胺停药综合征的风险。这些患者会出现焦虑、躁动、乏力和头痛等症状。患者通常会感觉非常不适，但不会危及生命（除了急性抑郁症发作可能导致自杀）。在症状严重的患者中，药物治疗可能需要重新启用，以及更加缓慢的减量[7]。

（四）抗癫痫药物

抗癫痫药有众多的不良反应，但很少直接影响到神经系统。许多不同的抗癫痫药物（除外其他药物类别的药物）可使患者发生一种罕见但危及生命的全身性药物反应，即药物疹伴嗜酸性粒细胞增多和系统症状（DRESS）。症状通常发生在开始用药后数周内，它们涉及皮肤和各种其他器官系统。此时必须停止用药，改用皮质类固醇（局部或口服）。必要时咨询皮肤科医师获得专业的诊断及建议[8]。

卡马西平和奥卡西平可引起慢性低钠血症。少数患者会出现严重的低钠血症需要住院治疗[9]。当低钠血症引起临床症状时，必须停止相关的药物治疗，除非是因其他因素导致慢性轻度低钠血症的短暂恶化。

美国 FDA 最近发布了一项警告，表明拉莫三嗪可能会导致噬血细胞淋巴组织细胞增生症（HLH）。该病的诊断和治疗需要血液病学专科协助，并必须立即停止用药。

在服用苯妥英（或福斯芬宁）治疗的患者及其他超治疗范围服用该药的患者中，可能会短暂出现严重的共济失调。随着药物代谢消除，症状逐渐改善后，往往可以继续用药。过量使用苯妥英类药物常会导致低血压，此时应该予以静脉输液、血管收缩药治疗。降低药物输注速度也有助于改善患者症状。

使用丙戊酸类药物可能会导致高氨血症，转氨酶升高及罕见的胰腺炎，进而可能导致紫癜、脑病或意识水平下降。若发生了高氨血症和胰腺炎则应按原则治疗，在这些情况下通常停止使用丙戊酸类药物。

加巴喷丁是一种常用的药物，作为癫痫的佐剂，也是神经病理性疼痛的一线用药。当过量摄入或急性肾损害导致药物清除率下降的情况下可能会发生药物中毒事件，患者将出现脑病、肌阵挛、共济失调等症状。停止用药，对症处理后，上述症状可得以改善。

（五）免疫抑制药

器官移植受体需要长期使用免疫抑制药来防止免疫排斥。钙调神经磷酸酶抑制药，特别是环孢素和他克莫司，可引起神经毒性反应。移植后的任何时候都可能出现神经毒性症状，但是早期更为常见。西罗莫司具有较低的神经毒性风险[10]。神经毒性症状最常见的是震颤，其他更严重的症状包括脑病或精神病、幻觉、癫痫发作，通常诊断为可逆性后部脑病综合征（posterior reversible encephalopathy syndrome，PRES）。然而，这些患者的血压通常不会升高。血浆中的药物浓度与症状无关，即便在治疗剂量患者也可能出现药物中毒症状。在他克莫司治疗数月后可见患者中毒性白质脑病伴癫痫持续状态的报道，停药后症状缓解[11]。

在药物中毒症状严重的患者中，需要使用免疫抑制药的替代药物，此类患者往往可部分达到治疗效果。在患者仅出现了轻微症状（如震颤）的情况下，需要移植团队、患者和神经科医师权衡利弊，根据情况选择停药或换用另一种有效药物。

（六）化疗药物

使用化疗药物让患者面临多种并发症的风险，包括涉及神经系统的并发症。许多不同的药物，特别是基于铂、紫杉醇和长春碱的治疗，使患者容易患慢性周围神经病变，这类情况很可能出现在门诊患者。

更加值得注意的是，患者可能会由于众多因素的影响出现突然的精神状态变化。据报道，即便在没有高血压及血压不稳定的情况下，许多不同的化疗药物都可导致 PRES 症状（伴有脑病、癫痫发作、不同程度的皮质视力丧失和头部成像上的后血管源性水肿），类似于抗排斥药物引发的表现（图 16-2）[12]。支持治疗、纠正血压异常、停止用药可改善症状。

其他化疗药物与特定的神经并发症有关。布舒芬易诱发癫痫发作，因此，患者在接受这种药物时，往往会服用预防性抗癫痫药[13]。卡莫司汀在颅内肿瘤手术过程中偶尔被植入肿瘤中，因此可能会导致类似于外科手术的并发症感染、癫痫、脑干或颅内出血。

就神经科学领域而言，甲氨蝶呤通常耐受性良好，很少导致精神状态改变和弥漫性白质脑病，如出现上述症状则需要停用药物，停药后患者恢复程度不能确定。更严重的是，治疗改善后不久可能发生癫痫发作和非特异性脑病。鞘内使用甲氨蝶呤与无菌性脑膜炎有关，可通过支持性治疗得到改善[13]。

阿糖胞苷（也被称为 Ara-C）用于血液系统恶性肿瘤，可致小脑共济失调症状，少数情况下，用于鞘内治疗可致无菌性脑膜炎或脊髓病变。出现症状时必须立即停止用药。针对上述症

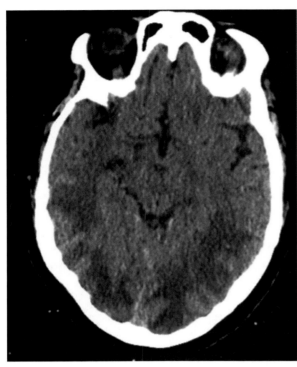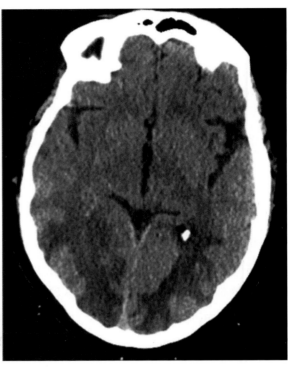

▲ 图 16-2　在一名入院前几天接受了铂类药物化疗的癌症患者影像学显示非增强 CT 扫描显示后循环的血管源性水肿，与 PRES 表现相同，出现了脑病，注意力不集中，皮质失明等症状。随着时间推移和血压控制，其症状逐渐缓解

状目前尚无具体的治疗方法，随着时间的推移，一些患者可能会改善，而另一些患者则仍然残疾[13]。

使用环磷酰胺数小时至数天内可能导致严重的脑病综合征和癫痫发作。幸运的是，该症状是一种自限的短暂现象，停止用药后可以恢复[14]。有报道称亚甲蓝被用于定向治疗，尽管不确定是药物本身还是治疗时间导致了临床症状改善[15]。

L– 天门冬氨酸酶主要用于治疗白血病，与癫痫发作和血栓形成有关，包括硬脑膜窦血栓形成。如果发生上述任何一种情况，有必要进行抗癫痫或抗凝治疗，如果允许应立即停止用药。在某些情况下，一旦上述症状得到充分治疗则可恢复使用 L– 天门冬氨酸酶[13]。

贝伐单抗是血管内皮生长因子（抗 VEGF）的拮抗药，可用于治疗多种癌症，也可作为眼内注射治疗黄斑变性。其作用机制与缺血性和出血性卒中及 PRES 有关[12-13]。

（七）胆碱酯酶抑制药

胆碱酯酶抑制药(如用于治疗重症肌无力的药物)，给药剂量适当时，通常患者的耐受良好。胆碱过多的临床症状包括流涎、腹泻和瞳孔缩小。严重的症状还可伴有心动过缓和（或）低血压。如果过量使用吡斯的明，肌无力患者可能会发生流涎，当患者感觉肌无力症状进展时，流涎症状可能加重；然而，当病情恶化时，口面部无力和吞咽困难也可能会导致流涎。如果要鉴别胆碱能过多和不受控制的肌无力，临床医师就要仔细询问患者的病史，因为这两种疾病的治疗方法不同。对于未治疗的重症肌无力患者，通常需要持续静脉滴注抗胆碱酯酶药物或额外应用免疫抑制药治疗。对于真正的胆碱能过量患者，通常需要对症支持治疗和停药。当出现严重症状并伴有血流动力学不稳定时，可能还需要使用阿托品或血管升压药。

（八）多巴胺能药物

多巴胺能药物常用于退行性运动障碍的患者，尤其是帕金森病患者，其黑质多巴胺能神经元原发性缺失。这些药物需要持续静脉滴注，可能产生运动失调和精神症状，包括抑郁或幻觉。此外，多巴胺受体激动药（如罗匹尼罗或普拉克索）与冲动控制障碍（如性欲亢进、赌博等）和睡眠障碍相关，如果患者是司机，这种情况可能会特别危险。

多巴胺能药物突然停药而引起的症状虽不常见但容易被忽视。该药突然撤药可促发多巴胺耗竭综合征，这种情况似乎与抗精神病药恶性综合征相同，但被称为帕金森 – 高热综合征。治疗包括重新开始多巴胺能药物治疗、水化治疗、控制发热、监测横纹肌是否溶解（罕见且仅见于重度病例），具有重度临床表现的患者考虑加用丹曲林。重新用药通常是唯一的必然选择。

（九）免疫治疗

近 10 年来癌症靶向治疗取得了大量进展，包括免疫治疗的发展，以及通过靶向特异性细胞表面受体激活患者免疫反应来杀伤异常肿瘤细胞的治疗。但随着上述药物的使用增加，临床观察到，其他免疫介导的不良事件中，许多都会影响神经系统。

最近获批的一种治疗方法，嵌合抗原受体 T 细胞疗法（CAR-T），主要用于难治性 B 细胞淋巴瘤，但用药范围迅速扩展。神经毒性通常被视为该疗法诱导的细胞因子释放综合征的一部分。因此，应在给药后的常规治疗护理期间完成标准化的认知和筛查。神经毒性的体征和症状包括震颤、脑病、言语异常或失语、癫痫发作和脑水肿。特异补救治疗包括类固醇和（或）妥珠单抗或司妥昔单抗，以降低免疫应答[16]。癫痫发作、颅内压升高和其他神经系统症状的标准治疗应与补救治疗同时进行。CAR-T 方案中有时会包括预防性抗癫痫药物，但这一策略的风险和效益尚不清楚。

细胞毒性 T 淋巴细胞相关蛋白 4（CTLA-4）疗法（如易普利姆玛，一种单克隆抗体）被批准用于几种实体肿瘤和淋巴瘤。报道的神经系统事件包括肌无力综合征、疼痛性吉兰 - 巴雷综合征、脑炎和无菌性脑膜炎。类固醇治疗通常可改善症状，但也可能需要对肌无力或吉兰 - 巴雷进行专门治疗[17]。

程序性细胞死亡受体 1（PD-1）抑制药（如帕博利珠单抗或纳武单抗）用于多种肿瘤治疗，也与吉兰 - 巴雷综合征、肌无力、坏死性肌病和共济失调相关[18]。考虑到症状的从根本上是免疫介导引起的，所以通常会给予类固醇药物治疗，偶尔也使用免疫球蛋白和血浆置换进行治疗[19]。

随着我们对这些相对较新的药物疗法的认识增加，可能会进一步总结出临床特征并促进最佳治疗方案发展。

（十）肌肉松弛药

使用肌松药通常会引起嗜睡、意识模糊或脑病，尤其是在老年患者中。罕见情况下，可能发生抗胆碱能危象，需要及时治疗。

巴氯芬是一种特殊的药物，当以不适当的高剂量服用或突然停药后，可对患者产生严重影响。当有意或无意地大量服用该药物时，患者可能发生共济失调、意识改变（包括昏迷）、癫痫发作，罕见情况下，可能产生近似脑死亡的表现。任何癫痫发作的支持治疗和护理都是必要的，患者症状一般随时间恢复。肾损伤可能会增强巴氯芬的作用，血液透析可能有助于这些患者的药物清除[20]。

突然停用巴氯芬后，患者可能会变得非常激越或焦虑，出现癫痫发作，并发生高热和（或）脑病。如果未重新用药，该综合征可进展为重度横纹肌溶解和多器官功能障碍。因此，对于巴氯芬过量的患者，一旦观察到病情改善，建议在密切监测下重新开始低剂量巴氯芬治疗。值得注意的是，鞘内泵注巴氯芬的患者中，严重的巴氯芬戒断风险更为常见。

（十一）铋毒性

需要识别的一种不常见但又非常重要的中毒就是过量摄入铋（可见于重度肠易激疾病或食管反流患者）。这些患者可能因快速进展性脑病、记忆丧失、震颤和肌阵挛而住院或门诊就诊，类似于克罗伊茨费尔特 - 雅各布病（Creutzfeldt-Jakob disease，CJD，简称克 - 雅病）。应仔细询问病史和用药史，可发现这种非处方药的过度使用，停用铋剂和支持治疗都可改善症状[21]。

（十二）维生素缺乏

维生素缺乏通常不会单独发生，可能是由于饮食摄入不良或胃肠道吸收不良所致。从过去到现在，减肥手术变得更加普遍，这些患者可能有预先存在的或术后出现的营养缺乏，这些在表 16-3 中有总结。尽管营养缺乏可能是住院的潜在和（或）未确诊的原因，但这些营养缺乏患者中的许多并没有发生神经系统急症。特别值得关注的是硫胺素缺乏，它可能引起韦尼克脑病，这种脑病以精神状态改变、眼肌麻痹和共济失调为特征。如果不及时治疗，硫胺素缺乏可能最终导致器质性遗忘综合征（科尔萨科夫综合征）——一种顺行性记忆功能障碍。急诊使用葡萄糖溶液治疗低血糖患者应首先或同时开始硫胺素治疗，以预防该严重并发症。

表 16-3　维生素 / 营养保健品毒性导致的神经系统急症 [25]

铋中毒	伴有认知改变和肌阵挛的快速进展脑病——可能与克-雅病相似	停药，对症支持治疗
维生素 B_1 缺乏	Wernicke-Korsakoff 综合征	大剂量维生素 B_1 治疗（葡萄糖给药前），对症支持治疗
维生素 A 中毒	假性脑瘤	停止补充维生素 A，对症支持治疗

三、5-羟色胺综合征

5-羟色胺综合征是一种不常见的综合征，有许多潜在的触发因素。其特征为高血压、出汗、心动过速、瞳孔散大、不同程度的脑病、突出的肠鸣音亢进或腹泻，以及强直、反射亢进和阵挛（首先影响腿部）。

住院患者通常接受多种可能触发该综合征的药物，特别是如果他们在入院前正在使用 5-羟色胺能药物（如抗抑郁药物）。5-羟色胺综合征的已知触发药物包括抗抑郁药、芬太尼、5-HT3 拮抗药（如昂丹司琼）、肌肉松弛药、治疗偏头痛的药物和利奈唑胺等。治疗包括停止服用所有 5-羟色胺能药物和对症支持治疗。如需要，还可使用苯二氮䓬类药物进行镇静。虽然使用赛庚啶治疗的临床数据有限，但通常也不需要，因为持续支持治疗会改善症状。有研究报告，心搏骤停后发生了类似的 5-羟色胺能过量综合征，这些患者的治疗与 5-羟色胺综合征（由药物引起）患者相同 [22]。

四、结论

单独用药或联合用药可能会导致急性神经系统综合征，需要高度怀疑是否与用药有关，从而来确定用药与症状之间的因果关系。当为患者开处方药物时，医师必须了解药物的潜在不良反应。此外，戒断综合征不能被医师忽视，仔细询问病史和核对药物可以引导临床医师做出正确的诊断。

要点总结

- 药物的不良反应很常见，可能由药物的直接毒性引起，也可能由药物的相互作用引起。
- 准确的临床病史和用药史对于确定症状与药物的相互作用至关重要。
- 肝功能损伤或肾功能损伤的患者，药物代谢时间和清除时间可能会延长，更容易超出治疗剂量和产生毒性。

- 戒断综合征可能很容易被人们忽视，临床医师必须要慎重考虑是否为戒断综合征。
- 患者可能会遗漏家庭用药中的维生素制药或营养保健品，医师在采集用药史时必须要格外注意。
- 虽然药物的大多数神经毒性作用是可逆的，但如果神经毒性症状不能被医师迅速识别，则可能发生严重的并发症。

脱髓鞘疾病的紧急事件
Emergencies of Demyelinating Diseases

Shyamal C. Bir   Eduardo Gonzalez-Toledo   Alireza Minagar   著

李瑀靖 么 阳 译

阎 涛 校

第 17 章

诊断要点

- 急性脱髓鞘患者应伴随或者相继出现大脑、视神经和脊髓的受累。

- 当怀疑患者是急性脱髓鞘疾病时，对脑和脊柱进行有或无钆对比剂强化的 MRI 扫描观察情况是十分必要的。

- 虽然典型的 MS 斑块与占位效应无关，但脱髓鞘病变的侵袭性类型可产生急性肿胀和坏死。

- 肿瘤样表现的脱髓鞘病变通常需要脑组织活检以确定诊断。

治疗重点

- 用大剂量甲泼尼龙治疗，通常与血浆置换联用能够有效改善患者急性期症状和体征，但暴发型病例可能对该标准治疗无效。

- MS 确诊后，应当开始对患者进行疾病修饰治疗以减少反复发作的风险。

- 如果发生暴发型脱髓鞘伴随危及生命的脑水肿，应立即尝试积极的免疫抑制治疗。

预后概览

- 预后取决于脱髓鞘疾病的具体类型和临床表现的严重程度。

- 年轻的 ADEM 患者预期可以完全或几乎完全康复。

- 急性脱髓鞘的暴发型形式可能会变得很难治，并可迅速致命。

- 至少在短期内，疾病修饰疗法的启动可以对 MS 的预后产生有利影响。

一、概述

　　脱髓鞘疾病是任何一种会导致神经髓鞘损伤的神经系统疾病，从而影响受损伤神经纤维的信号传导。脱髓鞘疾病通常是慢性的，但是偶尔可能会因为神经元和髓鞘的炎症破坏导致出现快速进展的病程，并伴有严重的神经系统并发症[1]。在极少数情况下，脱髓鞘疾病可以从神经元水肿发展为脑疝或者系统性疾病，如脑干受压而导致的呼吸衰竭。主要并发症可能来自不同的急性脱髓鞘疾病，包括典型多发性硬化（MS）、同心圆硬化（Balo病）、肿瘤性脱髓鞘综合征、马尔堡病、急性播散性脑脊髓炎（ADEM）、视神经脊髓炎、视神经炎和横贯性脊髓炎[2, 3]。

　　在过去的25年里，医学界对急性脱髓鞘疾病的发病机制和治疗有了更好的了解。现在神经科医师在急诊需要会诊并评估有这类疾病的患者，并且需要做出快速的诊断和治疗决策。

二、急性播散性脑脊髓炎

　　急性播散性脑脊髓炎（ADEM）及其超急性形式称为急性坏死性出血性脑病（ANHE），是一种急性免疫介导的炎性脱髓鞘疾病。ADEM通常表现为由弥漫性或多灶性中枢神经系统炎症引起的单相病程疾病，在某些病毒感染，免疫或接种疫苗（流感、DPT、水痘、脊髓灰质炎、狂犬病、麻疹和乙型肝炎）后数天至数周内突然出现症状和体征。在儿科患者中，ADEM通常与全身性病毒感染，包括单纯疱疹、巨细胞病毒、EB病毒、甲型和乙型流感病毒、风疹病毒、人类免疫缺陷病毒和柯萨奇病毒有关[2]。ADEM的发生率为0.4/10万～0.8/10万，没有性别或种族差异。ADEM在冬季和春季更为常见。

　　尽管急性MS中可能存在脑病，但脑病是ADEM的特征性病变。全身性症状包括发热、头痛、恶心、呕吐、全身不适和肌痛，这些症状可能出现在神经系统症状之前[4]。虽然症状和体征通常取决于中枢神经系统受累区域，最常见的是精神改变、肠/膀胱失禁、偏瘫、共济失调、脑神经麻痹、木僵和昏迷。在儿科病例中，最常见的是发热、头痛、癫痫和脑膜刺激征。ADEM还可以表现出视神经炎（视力受损）和横贯性脊髓炎的症状，包括呼吸困难、肠/膀胱功能障碍、虚弱或麻痹、痉挛和感觉异常[2, 5]。感觉缺失在成年人中更为常见，而癫痫发作常见于儿童[3]。ADEM不常见的表现包括共济失调，肌阵挛和记忆力减退[5]。

　　ADEM的诊断基于临床特征和神经影像学特征（图17-1）[5, 6]。目前，尚无可用于诊断的生物学标志物。通常进行实验室检查以排除病毒和细菌感染，脑脊液（CSF）分析可能显示炎症细胞和蛋白质浓度增加。脑和脊髓的磁共振检查对于诊断ADEM非常重要。ADEM中的病变通常很大（长度为5mm～5cm），为双侧，具有多灶性，多位于深层及皮质下白质。在脑干和脊髓中也可以观察到病变[6]。脊髓病变通常会扩展到多个脊髓节段。除神经病理学外，目前还

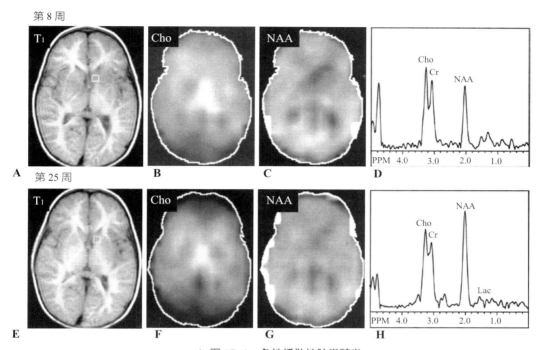

▲ 图 17-1　急性播散性脑脊髓炎

在首次症状出现后的第 8 周（A 至 D）和第 25 周（E 至 H）进行质子磁共振波谱成像。T$_1$ 加权定位像，参数为 300/13/1（TR/TE/NEX），图 B 为胆碱和 NAA 代谢物的磁共振波谱成像，参数设定为 2300/280/1（TR/TE/NEX）。分别在两个时间点观测左侧尾状核的特定波谱（体素定位见于 T$_1$ 加权像）。在第 8 周时，图像显示左侧尾状核、豆状核和右侧内囊的 NAA 水平降低，与 T$_2$ 加权像中观察到的病灶相对应。胆碱信号在正常范围内；注意丘脑区域的高胆碱信号在这些区域是正常的。在 25 周后，所有这些区域的 NAA 都恢复到正常水平，而肌酸和胆碱水平保持稳定 [经许可引自 Bizzi et al.[23]]

没有明确诊断 ADEM 的方法。脑组织活检发现静脉周围有淋巴细胞、巨噬细胞和偶见的浆细胞浸润，伴有白质水肿和脱髓鞘。此外，还观察到血管周围出血和部分轴突破碎。

三、多发性硬化

多发性硬化（MS）是一种慢性免疫介导的脱髓鞘和神经退行性病变，通常影响年轻人的中枢神经系统（发病高峰年龄为 29 岁）。在全球范围内 MS 的患病人数约为 250 万，在美国有 40 万例 [7]，其中复发型 MS 在女性中更为常见。MS 的神经病理学有两个组成部分，包括炎症性脱髓鞘伴少突胶质细胞缺失，神经元和轴突损失（神经退行性变）。MS 的临床表现千变万化，取决于中枢神经系统受累的区域。MS 通常表现为虚弱、麻木 / 刺痛、视力障碍、复视、跌倒、疲劳、共济失调、神经痛、尿便失禁和认知能力下降。罕见的 MS 患者发展为癫痫和痴呆。这些临床神经功能缺损，无论是单独还是联合发生都会导致严重的残疾。

MS 的急性发作（也称为复发或恶化）被定义为排除其他原因的局灶性神经功能缺陷发作持续＞ 24h，且在此之前至少持续 30 天临床症状稳定。发作可能表现为新的 MS 症状或以前稳定的症状恶化。感染、发热、压力和酷热是 MS 发作的潜在诱因 [8]。

四、Marburg 变异型

多发性硬化的 Marburg 变异型是一种脱髓鞘的恶性形式，通常导致在临床症状发作后一年内死亡。它与经典的多发性硬化的区别在于脑病的存在，快速进展的过程，以及在深部白质中大量大片的破坏性的脱髓鞘病灶。临床上，Marburg 表现为偏瘫、偏盲、失语、癫痫发作和意识混乱。脑干受累表现为四肢瘫痪、眼肌麻痹、构音障碍、共济失调和延髓功能障碍。死亡可能发生于脑疝或吸入性肺炎。在神经影像学上，Marburg 的脱髓鞘病灶表现为脑水肿并伴有占位效应，可能与在 Balo 病或肿瘤样 MS 中观察到的影像学结果相重合。Marburg 中脱髓鞘性病变的分布相对独特，因为在中枢神经系统多个层面同时出现病灶。这些病变不仅比传统 MS 病变更广泛而且更具破坏性。脑脊液分析可能显示单核细胞略有增加并且蛋白质水平升高[9]。在神经病理学上，Marburg 病变的特征是严重的轴突损伤、水肿和坏死。

五、Balo 同心圆硬化症

Balo 同心圆硬化症（BCS）被认为是肿瘤样多发性硬化的变异型，伴有快速进展且通常是致命的病程，并具有独特的神经影像学和神经病理学特征。BCS 也被称为白质脑炎和同心硬化[3]。"同心硬化"一词用于描述典型的脱髓鞘圆形带与部分髓鞘再生交替出现。通常在大脑或脑干处表现为孤立的肿瘤样病变。BCS 通常会影响年轻人，并且呈现单相病程，类似于多发性硬化的 Marburg 变异型。死亡可能在数周到数月内发生。它也可能遵循快速进展和复发的过程[9]。大脑半球的病变会导致偏瘫，偏身感觉减退或失语症。脑干病变可能导致四肢瘫痪、眼肌麻痹、构音障碍、共济失调和延髓功能障碍。头痛、癫痫发作和认知能力下降也是常见症状[3]。诊断主要基于 MRI 特征，包括 T_2 加权像和 T_1 加权像上对比剂增强序列上病灶呈同心圆或螺旋状表现[10]。支持性证据包括单核细胞的存在及脑脊液中存在的寡克隆条带。BCS 的治疗包括支持治疗、静脉注射甲泼尼龙、促肾上腺皮质激素、硫唑嘌呤和环磷酰胺[10]。脑疝或球功能障碍引起的吸入性肺炎可导致死亡。

六、肿瘤样多发性硬化

肿瘤样多发性硬化（TMS）被定义为具有非典型神经影像学特征的孤立性脱髓鞘病变。TMS 的特征包括病灶＞2cm，伴随血管源性水肿和占位效应，以及对比度增强（特别是部分开环增强）[11]。占位效应和环形强化的神经影像学特征使病变难以与某些肿瘤区分，如高级别神经胶质瘤，原发性中枢神经系统淋巴瘤和转移性肿瘤。因此，这种形式的 MS 有时被称为脱髓鞘假瘤。TMS 的症状类似于肿瘤、卒中或脑脓肿。虽然症状因病灶的大小和位置而异，但常见症状包括认知问题（学习、记忆和组织）、失语症、失用症、精神错乱、皮质盲、癫痫发作和头痛[11]。如果由于占位效应而发生小脑幕疝，就会发生木僵，昏迷甚至死亡。脑干病变可引起四肢瘫痪、眼肌麻痹和延髓功能障碍[3]。在磁共振成像中，TMS 通常会显示边界模糊的肿块样病变，中央坏死，占位效应伴中线移位和小脑幕疝，病灶周围水肿和环形强化增强（图 17-2）。磁共振波谱或立体定向活检可能有助于区分 TMS 和脑肿瘤[3]。如果存在开环增强，提示诊断为 TMS。当诊断不明确时，需要进行脑活组织检查。

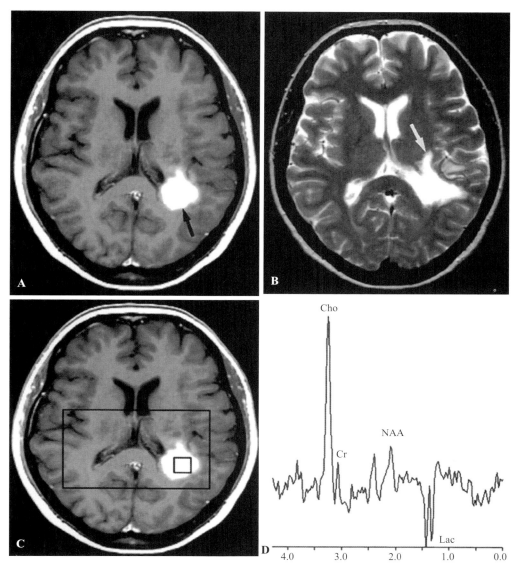

▲ 图 17-2　一位 50 岁肿瘤样多发性硬化女性患者的影像学表现，已经活检证实为肿瘤样脱髓鞘病变
A. 颅脑轴位增强核磁 T₁ 加权像（600/14/1）：左侧额顶叶、脑室旁白质内可见边界不清的强化团块状病灶（黑箭）；B. 颅脑 MRI 轴位 T₂ 加权像（3400/119/1）显示病灶周围信号增强（白箭）；C. 质子磁共振波谱的定位图像（600/14/1），体素定位于病变的中心部分；D. 使用点分辨波谱分析法（PRESS）（1500/144）获得的质子磁共振波谱图像显示胆碱值升高，NAA 值降低，并出现乳酸双峰（经许可引自 Saindane[24]）

七、视神经脊髓炎

视神经脊髓炎（NMO）的特征是严重的双侧视神经炎和中枢神经系统炎症和脱髓鞘引起的横贯性脊髓炎。NMO 以前被称为 Devic 病 [12]。NMO 的发病率和患病率及其范围尚未确定，但现有数据 NMO 发生率和患病率分别为 0.053/10 万～0.4/10 万和 0.52/10 万～4.4/10 万，女性患病率是其 3～9 倍，成人中位发病年龄为 35—45 岁。NMO 患者可能会经历单相或复发性病程。NMO 患者可检测到一种对 Aquaporin-4（一种星形胶质细胞上的水通道蛋白）特异性反应的抗体（NMO- 免疫球蛋白 G），这可用于鉴别 NMO 和 MS。

NMO 复发的预测因素包括高龄发病、女性、前两次发作的间隔时间延长，以及先前存在的自身免疫性疾病。并发或同步的视神经炎和横贯性脊髓炎是 NMO 的常见特征。视神经炎常伴随着单侧眼部疼痛（根据眼窝中的眼球运动）和短暂视力丧失。然而，眼部受累可以是双侧的。实际上，连续或并发的双眼受累伴随快速进展和严重的视力损害应强烈怀疑 NMO 而非 MS。脊髓受累表现为完全横贯性脊髓炎，可导致截瘫或四肢瘫痪、感觉障碍、括约肌功能障碍、疼痛，以及躯干和四肢痉挛。感觉异常、神经根疼痛和 Lhermitte 征在该病很常见。此外，如果神经病理过程扩展至脑干，患者可能出现呃逆、顽固性恶心、呼吸衰竭、眩晕、听力丧失、面部无力、三叉神经痛、眼球震颤、复视和上睑下垂、下丘脑受累可导致体温过低和嗜睡。NMO 谱系疾病也可表现为后可逆性脑病综合征（图 17-3）。NMO 的国际共识诊断标准包括视神经炎和脊髓炎并伴随以下中的任意 2 点：①连续脊髓 MRI 病变延伸≥ 3 个椎体节段；② MRI 标准不符合修订了 MS 的 McDonald 标准；③血清 NMO 免疫球蛋白阳性（图 17-4）。

八、视神经炎

视神经炎（Optic neuritis，ON）指视神经发生炎症反应。然而，视神经的炎症反应可能伴或不伴脱髓鞘改变。视盘炎和球后视神经炎分别用来指发生在视神经头部（前部）和后部的炎症反应 [13, 14]。视神经炎的发病率是 5.1/10 万。视神经炎好发于女性（女：男 = 3：1）和白种人（85%）[13]。

临床上，视神经炎表现为眼痛（92%），眼球活动时加重，在数小时或数天内迅速进展的单侧或双侧视力丧失，视野缺损，色觉缺失，眼球活动时闪光和闪烁感 [13]。视力损伤表现为广泛不同，从轻度视力损伤至完全失明。色觉障碍是一个常见的临床特征，即表现为在暗光下对红色感知力下降。常见的视神经损伤的视野缺陷表现为上下视野盲，象限盲，中心视野盲和偏盲。眼底镜检查可以发现视盘炎的水肿情况，偶尔伴有视网膜出血及渗出。然而，仅有 1/3 球后视神经炎患者表现为视盘水肿。严重的视盘水肿（有时伴有出血）是特发性视神经炎的常见临床特征。视神经炎可以是多发性硬化的最初表现。然而，以下的临床特征则不支持多发性硬化的

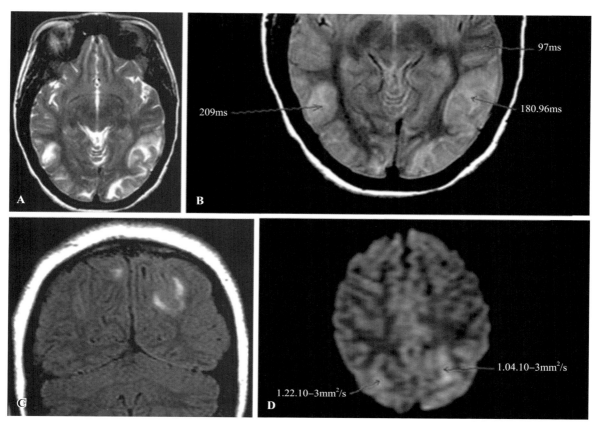

▲ 图 17-3　可逆性后部白质脑病综合征

A. 颅脑 MRI 轴位 T_2WI。大脑半球后部白质呈高信号。大多数病例在额叶也可发现病灶；B. 轴位质子密度加权像可见病灶内 T_2 值增高；C. 颅脑 MRI 冠位 FLAIR：可见皮质下高信号改变；D. 病灶呈弥散未受限的高信号

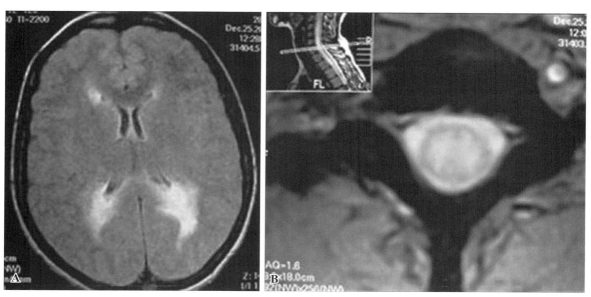

▲ 图 17-4　视神经脊髓炎

A. 轴位 FLAIR 序列。可见显著异常的高信号；B. 轴位 MERGE 序列（Multiple Echo Recombined Gradient Echo，多回波复合梯度回波）。可见脊髓水肿高信号（脱髓鞘改变）。该患者血清 AQP4 抗体阳性

临床诊断，包括无眼痛、视盘的严重水肿及出血、黄斑瘢痕、光感缺失[13]。

视神经炎的诊断依据详细的病史、完整的眼科检查、脑部和视神经的 MR 影像（用来发现典型的 MS 病灶和视神经鞘的增强）和脑脊液检查。典型的脑脊液表现为寡克隆区带阳性、IgG 指数升高和炎症性单个核细胞增加。视觉诱发电位提示视觉诱发反应延迟。应用 OCT 定量分析视网膜纤维层厚度对于评价疾病严重程度十分有意义，也可以用于监测疾病进展。MS 相关的视神经炎多存在视网膜纤维层厚度变薄，而孤立的视神经炎则可能不影响视网膜纤维层厚度[16]。

九、横贯性脊髓炎

横贯性脊髓炎（ Transverse myelitis，TM ）是引起髓鞘损伤和神经传导破坏的脊髓炎症性疾病。它表现为急性或亚急性的脊髓功能障碍，导致轻度瘫痪，感觉平面和自主神经损伤包括肠道 / 膀胱，或者性功能障碍[17]。横贯性脊髓炎的年发病率为 1.34/100 万～4.6/100 万，但考虑 MS 发病率后，年发病率会增高（ 24.6/100 万）。它可以在任何年龄段发生，但在 10—19 岁和 30—39 岁两个高发年龄段呈双峰分布[17]。

横贯性脊髓炎有许多病因，广泛地可以分为免疫介导疾病（如 MS、NMO、感染后、免疫后的自身免疫反应、对潜在癌症的异常免疫反应）、病毒感染(包括带状疱疹、巨细胞病毒、EB 病毒、流感病毒、埃可病毒和西尼罗病毒)、细菌感染（结核病、放线菌、百日咳、破伤风、白喉和莱姆病）、真菌感染（黄曲霉、芽生菌、球孢子菌或隐球菌属）、寄生虫感染（弓形虫、囊虫、血吸虫）和其他炎症性疾病（包括结节病、狼疮、干燥综合征）、药物 / 中毒和副肿瘤综合征[17]。尽管广泛查找病因，有些横贯性脊髓炎的病因仍然无法解释，这些病例称为特发性脊髓炎。

横贯性脊髓炎可以依据累及范围进行分类。急性完全性横贯性脊髓炎指损伤平面以下完全性运动、感觉丧失、括约肌和自主神经功能障碍。急性部分性横贯性脊髓炎是指局限性非对称性的脊髓损伤所致神经功能障碍或特异性自主神经损伤所致神经功能缺失。长节段广泛性横贯性脊髓炎是指脊髓损伤超过 3 个脊髓节段，横断面上，指包括脊髓中心在内超过 2/3 面积的脊髓损伤。

横贯性脊髓炎的症状和体征，包括急性或快速进展的无力（依据感觉平面不同累及下肢或四肢），神经痛累及四肢、生殖区和躯干，腿部感觉异常，感觉平面和肠道膀胱功能障碍，表现为尿频、尿急、尿便失禁、排尿困难、便秘[17, 18]。

横贯性脊髓炎诊断取决于详细的病史、神经科检查、MR 影像、血和脑脊液的检查结果[17]，典型脊髓 MRI 提示脊髓损伤，而脑部 MRI 可能为其他潜在病因提供诊断线索，特别是 MS[19]。血液标本检测用于排除病毒和细菌感染和判断是否存在自身免疫抗体[17, 19]。NMO 的血清学检测（抗水通道蛋白 4 抗体）是必需的。脑脊液分析提示单核细胞异常增多的炎症表现，蛋白含量升高[17]。

十、急性脱髓鞘疾病类似疾病

大量急性或亚急性的疾病可以引起急性白质脑病，因此需包含在急性脱髓鞘疾病的鉴别诊断中。这些疾病可能引起白质脑病、脊髓病或者两者都出现（表 17-1）[3]。当临床医师诊断急性白质脑病时，需对伴随临床表现特别关注，如卒中危险因素，最近诊断的肿瘤病史、用药史（生物制药、化疗药）、系统免疫反应介导性疾病（如结节病或系统性红斑狼疮）、口腔和生殖器官溃疡（支持 Behcet 病）、毒物暴露因素，这些都提示其他疾病诊断。

表 17-1　急性白质脑病的鉴别诊断

- 感染
  - 人类免疫缺陷病毒和机会性感染
  - 神经梅毒
  - Whipple 病
  - 进行性多灶性白质脑病
- 感染后
- 放射综合征
- 药物、中毒
- 甲氨蝶呤
- 一氧化氮
- 一氧化碳
- 甲醇
- 遗传病
  - 常染色体显性遗传性脑动脉病伴皮质下梗死和白质脑病
- 线粒体脑病
- 肿瘤
- 中枢神经系统胶质瘤
- 中枢神经系统原发淋巴瘤
- 脑胶质母细胞瘤
- 副肿瘤性自身免疫性脑炎
- 代谢和营养异常
- 维生素 B_{12} 缺乏
- 脑桥中央髓鞘溶解
- 放射性白质脑病
- 血管病
- 栓塞性缺血性脑血管病
- 常染色体显性遗传性脑动脉病伴皮质下梗死和白质脑病
- Moyamoya 病
- 原发性中枢神经系统血管炎
- 药物诱导的血管炎
- 系统性血管炎
- 感染相关的血管炎
- 免疫介导炎症疾病
- 神经系统结节病
- Behcet 综合征
- 系统性红斑狼疮
- 干燥综合征
- 药物诱导的脱髓鞘综合征（5FU 和 TNF-α 单克隆抗体）
- 可逆性后部白质脑病
- 对类固醇激素敏感的慢性淋巴细胞性炎症伴脑桥血管周围强化反应（CLIPPERS）

当出现视神经和脊髓长传导通路损伤时，支持急性脱髓鞘疾病诊断；而急性白质脑病表现为灰质受累表现为癫痫、认知功能下降或意识水平下降（图 17-5）MRI 因此在鉴别脱髓鞘疾病和其他疾病的诊断中变得极为重要。多处的脱髓鞘损伤伴有局限的占位效应特别是出现开环强化支持脱髓鞘诊断。相反，单个的范围较大的病灶伴随着严重的占位效应增大了肿瘤样脱髓鞘疾病，恶性肿瘤和脑脓肿的诊断概率。多发病灶却无强化可能支持进行性白质脑病、缺血性卒中或自身免疫性脑炎相关诊断[3]。

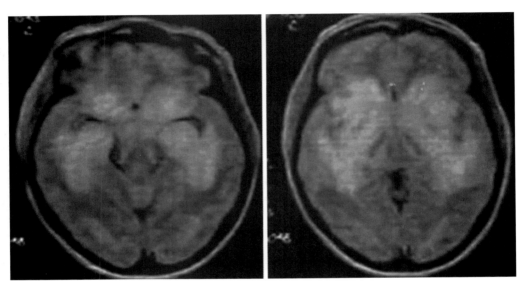

▲ 图 17-5　轴位 FLAIR 甲醇中毒
患者表现为失明，意识障碍

十一、急性炎症性脱髓鞘疾病的管理

急性脱髓鞘性疾病的管理和治疗包括 3 个重要部分：①支持治疗；②免疫抑制治疗诱导疾病快速缓解；③治疗其他并发症。

一般支持治疗主要注意气道支持和机械通气，静脉补液，治疗呼吸道及泌尿道感染，预防深静脉血栓和应急性溃疡[3]。

急性脱髓鞘疾病治疗包括静脉糖皮质激素治疗及血浆置换。对急性脱髓鞘事件推荐方案是大剂量的甲泼尼龙（每天 1000mg 静脉滴注）连用 5 天此后应用口服激素逐渐减量。尽管短期内应用糖皮质激素可能改善患者病情，但它的长期预后尚不明确[2, 3]。

血浆置换对于急性脱髓鞘疾病是另一有效治疗措施。血浆置换治疗急性炎症脱髓鞘疾病（如 ADEM、横贯性脊髓炎、视神经脊髓炎和急性复发性 MS）是有随机临床试验数据支持的[2]。血浆置换不良反应包括低血压、静脉通路并发症和输液反应。一些临床中心应用免疫球蛋白代替血浆置换，但是支持静脉丙球对此疾病有效的临床证据尚不足。

免疫抑制药比如环磷酰胺仅应用于爆发病例且仅有零星数据支持。利妥昔单抗在个案报道中证明有效。

疾病修饰治疗应该用于 MS 患者。抑制 NMOSD 患者复发的药物，包括硫唑嘌呤、利妥昔单抗和吗替麦考酚酯；在 NMOSD 病例中，应避免应用那他珠单抗、阿伦单抗和芬戈莫德，这些药物可进一步加重疾病进展 [22]。

十二、急性脱髓鞘疾病预后

急性脱髓鞘疾病依据脱髓鞘疾病的诊断和分型不同而预后不同。ADEM 通常为单向病程并预后较好。然而，其他形式的爆发性脱髓鞘（如 TMS、BCS 和马尔堡病）尽管积极应用免疫抑制治疗仍可能持续进展加重。

MS 和 NMOSD 呈典型的复发且多数进展病程。疾病修饰治疗能够提高 MS 患者的预后。与典型的 MS 相比，NMO 疾病谱系疾病患者倾向于经过多次发作更快出现残疾程度恶化。更高的复发频率、更重的复发程度，以及发作时高龄与不良预后相关。

急性脱髓鞘疾病的诊断、治疗、预后特点在表 17-2 中展示。

表 17-2 急性脱髓鞘疾病的诊断、治疗和预后特征

疾 病	诊断关键点	优选治疗	预 后
ADEM	头、脊髓 MRI 和脑脊液检查结果	静脉甲泼尼龙、静脉丙球、血浆置换	急性期：通过治疗缩短急性期症状持续时间 长期：半数患者能够完全恢复，其他人可能出现终生残疾或者在重症病例中出现死亡
MS 急性发作、BCS、肿瘤样多发性硬化	头、脊髓 MRI 和脑脊液检查结果	静脉甲泼尼龙、静脉丙球、血浆置换	2/3 患者能够正常生活，一些需要拄拐或轮椅辅助行走，无法治愈
NMO	头、脊髓 MRI 和 AQP4 血清检查结果	静脉甲泼尼龙、静脉丙球、血浆置换	大部分患者在持续的肢体无力和视力丧失，呼吸肌无力导致呼吸费力
视神经炎	头 MRI、脑脊液检查结果和 RNFL 结果	静脉甲泼尼龙、静脉丙球、血浆置换	6 个月内 90% 患者恢复大部分视力
横贯性脊髓炎	脊髓 MRI 和脑脊液结果	静脉甲泼尼龙、静脉丙球、血浆置换	部分性横贯性脊髓炎：数月内完全或部分恢复。长节段型广泛性单发性横贯性脊髓炎：康复结果可能从完全恢复到无恢复（永久的严重运动感觉功能障碍）

ADEM. 急性播散性脑脊髓炎；MS. 多发性硬化；BCS. Balo 同心圆硬化症；NMO. 视神经脊髓炎

要点总结
- 急性脱髓鞘疾病可以表现为紧急事件。

- 急性脱髓鞘疾病的多种形式能够表现为紧急事件，包括 ADEM、TMS、NMO 和 TM。
- 对于怀疑急性脱髓鞘疾病的患者，头部和脊髓 MRI 扫描非常有诊断意义。
- 急性脱髓鞘疾病有广泛地鉴别诊断，仔细关注病史和检查结果，然后再结合影像学发现，对于做出正确诊断是必需的。
- 急性脱髓鞘疾病应适当地给予静脉激素冲击和血浆置换治疗。
- 急性脱髓鞘疾病的预后依据不同的潜在病因而预后不同。在一些病例中临床表现严重但预后较好（如 ADEM），但爆发形式的脱髓鞘疾病可能会出现严重的后遗症甚至死亡。

运动障碍急症
Emergencies in Movement Disorders

Julieta E. Arena　著

杨　舒　译

阎　涛　校

第18章

诊断要点

- 既往用药情况和服药史是识别运动障碍急症病因的关键。

- 药物相关性运动障碍在运动障碍内科急症中最为常见。

- 若神经科查体定位于颅内特定区域，影像学检查有助于进一步诊断。

治疗重点

- 保持呼吸道通畅及血流动力学稳定，纠正代谢紊乱。

- 不需强制改善运动障碍症状。

- 某些运动障碍是自限性的，应优先进行病因治疗。

预后概览

- 运动障碍急症的预后呈多样化。

- 某些运动障碍急症可能危及生命，如抗精神病药物恶性综合征。

- 卒中后的急性舞蹈症可能会影响社交，但具有典型的自限性。

- 药物相关性运动障碍可随时间逐渐改善，应适时减少治疗用药。

一、概述

运动障碍疾病具有隐匿性，此类临床急症疾病并不多见。但由于运动障碍急症在某些情况下可产生严重并发症，甚至危及生命，因此临床医师能够识别此类疾病具有重要意义。

运动障碍急症（MDE）是一种急性或亚急性起病，以原发性运动障碍为主要临床表现的神经系统疾病，如不能正确诊治，可造成高发病率及致死率[1]。

从临床实用角度出发，运动障碍急症可分为运动过多和运动减少两大类。虽然帕金森病（Parkinson disease，PD）患者的并发症不一定是急性的，但它们也可能是急诊科要求会诊的原因[2]。因此出于实用目的，将其归为运动减少型运动障碍急症（表 18-1）。

表 18-1　运动障碍急症分类

运动减少型运动障碍急症	运动过多型运动障碍急症
• 急性帕金森病 • 抗精神病药物恶性综合征 • 5- 羟色胺综合征 • 帕金森病的并发症 　– 急性精神障碍 - 冲动控制障碍 　– 多巴胺受体激动药戒断综合征	• 急性舞蹈症 • 急性肌张力障碍持续状态 • 肌阵挛 • 抽动状态

二、运动减少型运动障碍急症

（一）急性帕金森病

当帕金森病的症状在数小时至数天中迅速进展，则应除外继发性病因。急性帕金森病通常表现为强直型（而非震颤）。

急性帕金森病最常见的病因是服用多巴胺阻断药，如抗精神病类药物和止呕药。其他因素包括中毒[1- 甲基 -4- 苯基 -1，2，3，6- 四氢吡啶(MPTP)、有机磷农药、一氧化碳、二硫化碳、氰化物、甲醇][1]、病毒感染、黑质纹状体通路的结构受损。机械性压迫所致的结构受损可能继发于急性脑积水或脑积水纠正过快（表 18-2）。因而急性帕金森病，尤其是起病急、症状不典型或不对称时，应完善头颅磁共振（MRI）以除外结构性因素。

治疗主要是病因治疗。应停用多巴胺阻断药，停止有害物质暴露，如果条件允许尽可能解除结构性因素。必要时可使用左旋多巴或多巴胺能激动药。

（二）药物诱发的运动障碍

1. 抗精神病药物恶性综合征

抗精神病药物恶性综合征（NMS）是一种罕见病，发病率仅为 0.2%[3]。但因其可能危及生命，其重要性决不能被低估。

恶性综合征是一种由于应用抗精神病药物所引发的疾病，常见的为经典抗精神病药物（如

表 18-2　急性帕金森病的病因

	病　因
结构性	基底节卒中、脑积水或脑积水纠正过快、硬膜下血肿
药物性	抗精神病药物、止呕药（甲氧氯普胺、舒必利）、抗抑郁药物、胺碘酮、锂剂、抗癫痫药物（丙戊酸）、钙通道阻滞药（氟桂利嗪、桂利嗪）
代谢性	脑桥中央髓鞘溶解（低钠血症纠正过快）
中　毒	MPTP、一氧化碳、锰、氰化物、甲醇
感染性	病毒性脑炎、人类免疫缺陷病毒（HIV）、Whipple 病、感染后
精神性	精神紧张、心因性帕金森病
遗传性	快速起病的肌张力障碍 – 帕金森病（ATP1A3 基因）、肝豆状核变性

氟哌啶醇），而新型抗精神病药物相对少见。恶性综合征常在抗精神病药物使用的第一周起病，因其症状可能需要一周时间才能完全显现。恶性综合征也发生于抗精神病药物快速加量或换药过程中 [4]。值得注意的是，恶性综合征通常发生于抗精神病药物用量为合理治疗剂量时，结合其低发病率，可以推测恶性综合征的发病具有个体易感性。

恶性综合征表现为急性起病的重度帕金森样症状、自主神经障碍和精神状态改变。通常表现为肌肉强直、运动不能，常伴有吞咽困难。极端的肌肉强直可并发横纹肌溶解，继发肾衰竭。自主神经症状可表现为高热、血压波动、大汗、呼吸急促、心动过速。重症患者需转往 ICU 行血流动力学监测及进一步治疗。

临床表现是恶性综合征诊断的主要依据，但某些实验室检查（如血清肌酸磷酸激酶）也可辅助诊断。如肌酸磷酸激酶升高，则需监测肾功能。恶性综合征可出现白细胞增多，因而易误诊为败血症。

治疗要求停用全部抗精神病药物，注意纠正继发的代谢紊乱。重症患者可应用多巴胺受体激动药。常用药物有溴隐亭，剂量为 2.5～15mg/d，每日 3 次。必要时可应用丹曲林缓解肌张力，剂量为 25～75mg/d，每日 3 次，也可酌情增加剂量。治疗需持续数周。

对于某些重度精神病患者或传统治疗效果不佳的患者，可应用电休克疗法 [5]。苯二氮䓬类药物作为肌松药的有效性目前仍存在争议。

2. 5- 羟色胺综合征

5- 羟色胺综合征是因服用 5- 羟色胺能药物，由于与其他药物相互作用或药物过量，甚至常规治疗剂量引起的 5- 羟色胺传递大量增加 [6]，中枢神经系统和外周 5- 羟色胺受体过度激活而导致的一种临床综合征 [7, 8]。

5- 羟色胺综合征可由多种药物引发（表 18-3），在过量服用 5- 羟色胺再摄取抑制药的人群中其发病率为 14%～16% [9]。而在服用奈法唑酮常规治疗剂量的人群中月发病率仅为 0.4/1000 [10]。

表 18-3　引起 5- 羟色胺综合征的药物

分　类	药　物
5- 羟色胺再摄取抑制药	5- 羟色胺再摄取抑制药、5- 羟色胺 - 去甲肾上腺素再摄取抑制药、三环类抗抑郁药、可待因、麻醉药（除吗啡）、右美沙芬、右旋安非他命
5- 羟色胺代谢抑制药	单胺氧化酶 B 抑制药（司来吉兰、雷沙吉兰），单胺氧化酶抑制药类抗抑郁药
5- 羟色胺合成和释放促进药	左旋色氨酸、3, 4- 亚甲基二氧甲基苯丙胺（MDMA）、安非他命、可待因
5- 羟色胺兴奋剂	曲普坦、麦角胺、丁螺环酮、麦角酰二乙胺
5- 羟色胺活性增强药	锂剂、丙戊酸、利奈唑胺、电休克疗法

5- 羟色胺综合征的临床表现多样。常以震颤、静坐不能、腹泻起病，随后出现肌阵挛，精神状态改变，最后可出现肌肉强直（四肢为著）和体温升高，严重时可危及生命[6]。早期诊断对于防止病情恶化至关重要。

值得注意的是，5- 羟色胺综合征的临床表现类似于恶性综合征，但 5- 羟色胺综合征产生症状所需的时间更长，改善更迅速。意识改变、肌强直、自主神经障碍、肌酸磷酸激酶升高更常见于恶性综合征。

药物相互作用是 5- 羟色胺综合征最常见的病因。运动障碍疾病专科医师应重视帕金森患者的联合用药。目前十分常见的一种情况是，帕金森患者在发病早期服用单胺氧化酶抑制药（MAOI），同时联用 5- 羟色胺再摄取抑制药（SSRI）治疗先前或继发的抑郁症状。这两类药物联用可能会增加 5- 羟色胺综合征的发病风险。

（三）帕金森病的并发症

1. 急性精神障碍 - 冲动控制障碍

多巴胺能药物和某些其他药物联用，常可以使其药效加强，如单胺氧化酶抑制药、儿茶酚 -O- 甲基转移酶抑制药，从而引发急性的精神障碍。帕金森病患者合并轻度认知功能障碍可能更易出现这类症状。此类现象常发生于应用多巴胺受体激动药治疗帕金森病的过程中，如普拉克索和罗匹尼罗。精神症状常表现为幻觉，其中视幻觉居多。

另一种应用多巴胺受体激动药产生的现象是冲动控制障碍（KD），包括病理性赌博、暴饮暴食、冲动购物、收集癖、性行为等。年轻的患者更易出现冲动控制障碍（值得注意的是这组患者接受多巴胺受体激动药的频率更高），并且与剂量相关。服用多巴胺受体激动药的患者冲动控制障碍的 5 年累计发生率约为 46%[11]。

治疗帕金森患者的急性精神障碍应首先排除可能引发此类症状的因素，如感染、代谢紊乱。下一步应评估多巴胺受体激动药是否需要减量。某些情况下只需等待症状慢慢消失。抗胆碱能药物（常用来治疗震颤和尿失禁）和金刚烷胺也可以诱发精神症状。有时需要应用抗精神病药物。建议使用新型抗精神病药物，如氯氮平和喹硫平，其加重帕金森病运动症状的风险更低。

治疗冲动控制障碍，应减量或停止使用多巴胺受体激动药。如果患者只能选用多巴胺能药物，可尝试改用左旋多巴。

2. 多巴胺受体激动药戒断综合征

一些患者在多巴胺受体激动药减量的过程中出现多巴胺受体激动药戒断综合征（DAWS）。和其他戒断反应相同，多巴胺受体激动药戒断综合征的症状多种多样，包括焦虑、惊恐发作、烦躁不安、重度抑郁、激动易怒、自杀倾向、疲劳、直立性低血压、恶心、呕吐、大汗、全身疼痛。其严重程度和预后也呈多样性。患有冲动控制障碍的患者更易出现戒断综合征，发病率约为 19%，然而他们也从撤药中获益最多[12]。

目前对于戒断综合征尚无特异性治疗。因而在启动多巴胺受体激动药治疗前患者应知晓可能的不良反应，以及戒断综合征的风险。多巴胺受体激动药应缓慢减量，密切监测戒断综合征。如多巴胺受体激动药需快速撤药，应考虑入院进行密切监护。

（四）运动过多型运动障碍急症

1. 急性舞蹈症

舞蹈症是一种以简短、无规律、无节律运动为特点的运动障碍，表现为从某一肌肉过渡到相邻肌肉，有时伴有随意运动，因此舞蹈症患者常看起来笨拙而烦躁。

急性起病的舞蹈症，可能继发于中毒、代谢平衡紊乱，血管病或感染性疾病。儿童小舞蹈症，为风湿热的临床表现之一，是获得性舞蹈症的最常见原因，症状多出现于链球菌性咽炎发病后 1~6 个月，诊断主要依据临床表现，同时结合抗链球菌 O 抗体滴度升高。治疗包括青霉素（预防其他并发症），必要时可应用丙戊酸或卡马西平改善舞蹈症状[13]，必要时使用哌咪清（多巴胺耗竭药）。

成人急性舞蹈症多表现为单侧性（偏身舞蹈症），常伴有偏身投掷（大幅度的投掷动作）。基底节的结构受损（尤其是对侧丘脑底核）应进行头颅 MRI 检查，其中卒中是最常见因素。运动障碍通常为自限性，不需特殊治疗。

引起偏身舞蹈或偏身投掷次要病因是急性非酮症性高血糖。MRI T_1 加权相显示硬膜、尾状核、苍白球高信号。部分病例通过积极控制血糖水平，症状即可逐渐缓解[14]，某些患者则需应用多巴胺能抑制药，直至症状随时间逐渐缓解，如丁苯那嗪。因此，在数周或数月后应尝试药物减量。应注意除外甲状腺功能亢进和抗磷脂抗体综合征等其他代谢性因素。

妊娠舞蹈症发生于妊娠期女性，通常非急性起病，但也可能在急诊遇到。典型症状发生于在妊娠期前 3 个月，到妊娠第 3 个月后或分娩后症状即可自行停止。

2. 急性肌张力障碍 - 肌张力障碍持续状态

肌张力障碍是一种由于不自主的持续性肌肉收缩，而引起身体各部分出现扭转或姿势异常的运动障碍。急性肌张力障碍的病因有以下几种（表 18-4）。

表 18-4　急性肌张力障碍的病因

病　因	内　容
药物性	多巴胺 D_2 受体拮抗药（抗精神病类药物或止呕药）
中毒	一氧化碳、甲醇、氰化物、杀虫药
代谢性	遗传性代谢障碍，并非总是急性起病：亚急性坏死性脑脊髓病、氨基酸尿、鸟氨酸循环障碍（常见于儿童，并伴随其他症状）
血管病或结构性	基底节卒中（壳核），颅后窝或脊髓病变
感染性	咽后脓肿（常见于儿童），扁桃体炎、乳突炎或其他病因引起的脑炎（常见于儿童）
遗传性	快速起病的肌张力障碍性帕金森病（ATP1A3 基因）

　　药物是急性局灶性肌张力障碍最常见病因，通常与抗精神病药物使用相关，常发生于治疗起始或药物加量过程中。服用多巴胺能阻断类的止呕药也是其常见病因。再次，多巴胺受体激动药、苯妥英钠、卡马西平、5-羟色胺再摄取抑制药、三环类抗抑郁药、可卡因也与急性肌张力障碍的发病机制相关。

　　药物诱发的肌张力障碍能够影响身体的各个部分，可以是局灶性、多灶性、部分性或全身性，包括动眼神经危象、喉头肌张力障碍、眼睑痉挛、痉挛性斜颈、单肢肌张力障碍、伸舌肌张力障碍、牙关紧闭等。

　　在治疗方面，某些病例仅需停用相关药物，而某些病例则需应用抗胆碱能药物。静脉注射苯托品（1～2mg）或苯海拉明（25～50mg）后，短期口服抗胆碱能药物能够取得良好疗效。

　　原发性和继发性肌张力障碍患者均可能出现肌张力障碍持续状态，或肌张力障碍风暴。患者可能由于换药、感染、代谢平衡紊乱或创伤等因素，诱发急性局灶性或全身性肌张力障碍持续状态。持续状态可导致高热、脱水、呼吸衰竭、横纹肌溶解继发肾功能不全[15]。如发生上述情况，则需进一步转往 ICU 控制纠正代谢紊乱。治疗需联合应用抗胆碱能药物（苯海索）、苯二氮䓬类药物（氯硝西泮、安定）、儿茶酚胺抑制药、多巴胺受体拮抗药（丁苯那嗪、匹莫齐特、氟哌啶醇）和肌松药（巴氯芬）。难治性或重症病例可能需要全身麻醉及机械通气。如果上述治疗方案均无效，也可考虑行手术治疗（苍白球切开术或内侧苍白球深部刺激术）。

　　3. 肌阵挛

　　肌阵挛是由突发的肌肉收缩（正性肌阵挛）或肌肉失张力（负性肌阵挛）引起的短暂的、震动样运动。肌阵挛通常发生于因其他疾病入院的住院患者，急性起病，多与中毒、代谢失衡相关，如肝衰竭、尿毒症、毒品摄入。

　　肌阵挛也可以是多种病因引起的单一表现，以下药物可能引发肌阵挛，包括 5-羟色胺再摄取抑制药、三环类抗抑郁药、麻醉药、左旋多巴、加巴喷丁、曲普坦、娱乐性毒品（D-麦角酸二乙胺、安非他命、可卡因、3, 4-亚甲基二氧甲基苯丙胺）。纠正代谢失衡或停用毒品即可缓解症状。

急性肌阵挛也可能是缺氧性脑病的症状，可以表现为肌阵挛性癫痫持续状态或缺氧后肌阵挛。肌阵挛性癫痫持续状态在脑缺氧后数小时即可发生，昏迷患者出现全面性、多灶性肌阵挛，可累及面部、肢体、躯干肌，大多预后不良[16]，但结局各有不同[17, 18]。缺氧后肌阵挛，又称Lance-Adams 综合征，多发生于脑缺氧后恢复期，具有皮质性肌阵挛的特点，好发于运动启动过程中，表现为动作性肌阵挛，也可累及身体各部位，包括声带肌。治疗上需联合用药以期获得良好疗效。肌阵挛治疗可应用抗癫痫药物，如左乙拉西坦、丙戊酸、氯硝西泮等苯二氮䓬类及吡拉西坦。由于症状可能会随时间改善，数月到数年后应尝试药物减量。

4. 抽动状态

抽动（Tics）是一种短暂发作性的运动障碍，有时伴有先兆症状，患者可在短时间内通过意志终止其发作。如果抽动程度加剧，或能够终止其发作的时间持续不超过数秒，则可称为抽动状态。抽动状态有时会令患者感到惊慌，至急诊就医。治疗上应首先减少可能加剧抽动的药物用量，如兴奋剂和抗抑郁药。如需进一步治疗，可应用多巴胺能抑制药，如氟哌啶醇、利培酮、丁苯那嗪。

要点总结

- 运动障碍急症的常见原因是药物的不良反应。
- 当给患者开具可能导致运动障碍的药物处方时，应警告其可能的不良反应。
- 运动障碍症状本身的治疗并非必需。
- 应着重寻找运动障碍的病因，以提供正确治疗方案，预防并发症。

第19章

移植患者的神经急症
Neurologic Emergencies in Transplant Patients

Jeffrey Brent Peel   Lauren K. Ng   著

苏　磊　译

阎　涛　校

诊断要点

- 在评价移植患者的脑病时，仔细询问用药史非常关键。

- 当移植患者出现由可逆性后部白质脑病（posterior reversible encephalopathy syndrome，PRES）、脑卒中、中枢神经系统（central nervous system，CNS）感染等导致的急性神经系统症状时，条件允许时应进行头 MRI 扫描。

- 由于免疫抑制药物的使用，正常的免疫应答受到抑制，中枢神经系统感染的临床表现可能并不明显。

- 腰椎穿刺检查对于中枢神经系统感染的诊断非常必要。

- 出现非强直阵挛性痫性发作的脑病患者需完善脑电图（electroencephalography，EEG）检查。

治疗重点

- 当怀疑免疫抑制药物出现神经毒性时，需考虑减少药物剂量并密切监测血药浓度。

- 对于 PRES 患者，用其他免疫抑制药替代钙调磷酸酶抑制药，可能是促进病情恢复的重要措施。

- 对于伴有头痛和不明原因发热的移植患者，应尽快启动经验性抗感染治疗。

- 对于痫性发作和癫痫持续状态，可以根据现有的原则进行治疗，但需注意移植患者代谢水平异常的相关问题。

- 近期手术患者多不能接受静脉溶栓，但对于继发于大血管闭塞的急性脑缺血，可以考虑血管内介入治疗。暴发性肝衰竭患者的脑水肿应予以紧急治疗，颅内压监测设备的植入有助于指导围术期的患者管理。

预后概览

- 通常情况下，PRES 预后良好，但对于药物相关的 PRES，如果不停用相关药物，病情很难得到恢复。
- 中枢神经系统感染会显著增加实体器官移植后的死亡率，尤其是在未及时启动得当的抗微生物治疗时。
- 实体器官移植后的中枢神经系统真菌感染死亡率极高（＞ 90%）。
- 渗透性脱髓鞘是一种肝移植后的严重并发症，但即使患者着严重的临床表现，其病情随着时间的推移也将显著改善。
- 与其他常见神经系统并发症相比，心脏移植后的围术期卒中和 1 年内的高死亡率密切相关。

一、概述

随着围术期护理、手术技术，以及术后管理的进步，移植患者的并发症和死亡率大大降低，但仍有近 1/3 的接受实体器官移植的患者出现神经系统症状。神经系统症状在术前和术后均可出现，其中大多数发生在移植后 30 天内[1]。部分并发症对于所有的移植患者而言，都比较常见（如继发于应用免疫抑制药的中枢神经系统感染），但大部分并发症与移植的器官种类相关（表 19-1），如与其他移植器官相比，心脏移植患者更容易出现缺血性脑卒中，肝移植患者更易患渗透性脱髓鞘综合征。实体器官移植后，可以出现从认知功能障碍到肢体震颤的多种神经系统并发症。本章节仅对实体器官移植相关的神经系统急症进行阐述，包括免疫抑制药物应用后的神经系统毒性、机会性感染、痫性发作、脑病及脑血管事件。

表 19-1　常见移植相关的神经系统并发症和神经系统急症

移植类型	常见并发症
肝脏	脑水肿（暴发性肝衰竭）、渗透性脱髓鞘、脑病、痫性发作
心脏	脑卒中、高灌注综合征
肺脏	脑病、脑卒中
肾脏	脑卒中、可逆性后部白质脑病

二、一般原则

（一）免疫抑制药的神经系统毒性

许多移植后神经系统并发症与免疫抑制药物的使用相关。幸运的是，随着时间的推移，这些药物的用药经验不断丰富，从而减少了严重神经毒性损害的发生。糖皮质激素、吗替麦考酚酯、钙调磷酸酶抑制药和非钙调磷酸酶抑制药是最常用的免疫抑制药物，每种药物都有潜在的神经毒性（表 19-2）。免疫抑制药物的诱导和维持方案根据医疗中心的不同而有所差异，临床医师应熟悉其所在机构的常见给药方案。

表 19-2　免疫抑制药物相关的神经系统并发症

药物分类	常见的神经毒性
糖皮质激素	失眠、行为和情绪改变、精神障碍、脑病、肌病
钙调磷酸酶抑制药（环孢素、他克莫司）	PRES、痫性发作、无动性缄默、头痛、脑病、情绪改变、感觉异常、震颤
mTOR 抑制药（西罗莫司、依维莫司）	意识模糊、头痛、震颤、感觉异常
麦考酚酸酯	头痛、精神障碍
单克隆抗体	无菌性脑膜炎、脑病、头痛、痫性发作

mTOR. 哺乳动物的雷帕霉素靶点

糖皮质激素的神经系统并发症常累及认知功能，比如精神疾病和谵妄。在患者出现认知功能异常，有意减量糖皮质激素时，需要全面回顾患者的诊疗过程，评价可以导致认知功能异常的危险因素。在许多患者中，多种危险因素同时存在。此时，不应将患者精神状态的改变完全归咎于糖皮质激素的使用。

钙调磷酸酶抑制药，如环孢素和他克莫司，能够引起中枢神经系统多个部位的神经毒性，如大脑皮质、小脑、海马、纹状体和黑质[2]。钙调磷酸酶抑制药相关神经毒性所导致的急症主要为可逆性后部白质脑病（PRES），此外也包括其他类型的脑病和痫性发作。导致神经毒性的危险因素包括低胆固醇血症、高血压、低镁血症、尿毒症、使用大剂量激素和 β 内酰胺类抗生素[3, 4]。环孢素和他克莫司的药物血清水平与 PRES 的风险并不相关。

PRES 的表现多种多样，包括脑病、痫性发作、头痛、视觉障碍、局灶性神经功能缺损及癫痫持续状态[5]。其诊断依赖于特异的临床表现及影像学检查。CT 和 MRI 平扫对于诊断很有帮助，MRI 更为敏感。顶枕叶 T_2 和 FLAIR 序列的高信号是 PRES 的典型表现。PRES 的血管源性水肿以累及颅脑后部为主，可能与颅后窝缺乏交感神经支配相关，同时 PRES 也可以累及额叶等其他脑区[6]。PRES 的临床和影像学表现多种多样，如果不能识别这些征象，可能导致诊断错误和延误治疗。当考虑出现 PRES 时，无论血药浓度处于什么水平，都应当停用或替换钙调磷酸酶抑制药。其他治疗方法包括纠正电解质异常、治疗高血压和肾衰竭及对症支持治疗。此类患者如果出现痫性发作和癫痫持续状态，需要使用抗癫痫药。通常情况下，应用 1 个月的短疗程即可。

脑病表现为意识水平及内容的改变，其通常发生于移植后的 30 天内。缺乏 PRES 样的 MRI 表现，可能与钙调磷酸酶抑制药的启动治疗及血药浓度过高相关[7]。诊断钙调磷酸酶抑制药相关脑病时，需除外其他可能导致脑病的原因，如器官衰竭、器官排异、感染、营养不良、代谢紊乱及非强直阵挛性痫性发作。当发生钙调磷酸酶抑制药相关的脑病时，需要减少相关药物的剂量并密切监测血药浓度。

钙调磷酸酶抑制药引起的痫性发作往往出现泛化，且钙调磷酸酶抑制药的血清水平通常在治疗浓度范围内。当临床痫性发作停止时，脑电图（electroencephalography，EEG）监测是除外非强直阵挛性痫性发作和非强直阵挛性癫痫持续状态的必要手段。

（二）中枢神经系统感染

实体器官移植后的患者，常常出现中枢神经系统感染，这也是患者出现并发症甚至死亡的主要原因之一（表 19-3）[3]。头痛伴不明原因的发热，对于移植患者的中枢神经系统感染，具有重要提示作用。但由于免疫抑制药的应用，炎症反应受到抑制，往往导致中枢神经系统感染的临床表现并不明显。因此，当遇到发热、头痛和精神状态改变的患者时，即便缺乏其他临床表现，也要考虑存在中枢神经系统感染的可能性[8]。

表 19-3　中枢神经系统感染的常见致病微生物及其治疗

微生物	抗微生物药物治疗
细菌类	
单核细胞增生李斯特菌	氨苄西林 + 庆大霉素，氨苄西林 + 头孢曲松 + 万古霉素
星形诺卡菌	复方新诺明
刚地弓形虫 *	乙胺嘧啶、磺胺嘧啶 + 亚叶酸
结核分枝杆菌	利福平、异烟肼、乙胺丁醇 + 吡哆醇、阿米卡星
病毒类	
水痘带状疱疹病毒	阿昔洛韦
单纯疱疹病毒	阿昔洛韦
巨细胞病毒	更昔洛韦 / 膦甲酸
人类疱疹病毒 6 型	更昔洛韦
真菌类	
烟曲霉	两性霉素 B/ 氟康唑
新型隐球菌	两性霉素 B+ 氟康唑 / 氟胞嘧啶

*. 译者注：原著如此，但弓形虫不是细菌类

　　MRI 平扫和强化对中枢神经系统感染的诊断非常重要。MRI 的特征性表现可以与其他疾病进行鉴别诊断。曲霉菌和弓形虫感染常常表现为伴有环形强化的大片病灶，且中枢神经系统曲霉菌感染常与颅内出血性梗死相关。腰椎穿刺对于中枢神经系统感染的诊断必不可少。需要测量脑脊液的初压及末压，且送病原学培养、葡萄糖（应当同时测定血清中的葡萄糖含量）、蛋白质、病毒核酸、细胞学及隐球菌抗原、结核核酸检测，并储存部分脑脊液标本备用（有加做其他化验检查的可能性）。

　　危重病例和病情加重的患者应尽快开始经验性抗菌治疗。在最初的化验结果回报前，建议使用头孢曲松钠、万古霉素、氨苄西林，以及阿昔洛韦等药物进行经验性治疗。许多情况下，与传染病学专家共同商讨治疗方案将会大有裨益。

　　移植后中枢神经系统感染可以根据其发生时间进行分类，进一步可以根据细菌、真菌、病毒、原虫等致病微生物进行分类（表 19-4）。在移植后的第 1 个月，中枢神经系统感染很少发生，如果发生常常与供体传播、院内感染，以及移植前已经存在的感染恶化相关。移植后的30 天～6 个月是患者感染风险最大的时期，这种风险主要来自于病毒和条件致病菌。水痘 - 带状疱疹病毒（varicella zoster virus，VZV）、EB 病毒（epstein-barr virus，EBV）和巨细胞病毒（cytomegalovirus，CMV）是最常见的病毒病原体。与免疫健全的个体相比，移植受体单纯疱疹病毒（herpes simplex virus，HSV）的复发会更加频繁，临床表现更严重，对抗病毒治疗的反应性可能更差[9]。诺卡菌、曲霉菌、弓形虫、李斯特菌和隐球菌都可以引起机会性感染。6 个月后，感染可以被分为 3 种不同类型，包括既往感染的再次激活、继发于免疫抑制药的机会性感染以及可见于免疫功能正常患者的社区获得性感染。

表 19-4　常见的中枢神经系统感染（以移植后的起病时间分类）

移植后的时间	常见感染类型
最初 30 天	移植前的定植微生物 院内感染（耐甲氧西林金黄色葡萄球菌、假丝酵母菌、曲霉菌） 供体来源的感染
30 天～6 个月	病毒感染（单纯疱疹病毒、巨细胞病毒、EB 病毒） 机会性感染（诺卡菌、弓形虫、李斯特菌）
超过 6 个月	机会性感染 社区获得性感染 既往感染的复发

（三）痫性发作

　　痫性发作分为全身性及部分性发作（伴或不伴意识状态的改变）。药物不良反应是移植后绝大多数痫性发作的主要原因，其临床表现以全身性发作为主。以低钠血症、低镁血症、低血糖、高血氨症为代表的代谢紊乱也可引起全身性发作。颅内出血、脓肿、移植后淋巴增殖性疾病（posttransplant lymphoproliferative disorder，PTLD）等恶性疾病及 PRES 等可以引起局部结构异常的疾病都可能引起局灶性发作。

如果痫性发作伴有感染迹象，应当进行腰椎穿刺和脑脊液检查。移植患者首次出现痫性发作时，应进行神经影像检查。在急诊可以进行头 CT 平扫，以除外危急重症。此外，头 MRI 在通常情况下可以获得更多的信息。如果没有确定的和能够被纠正的诱因，痫性发作应当遵循规范方案进行治疗（见第 2 章）。当非强直阵挛性痫性发作和非强直阵挛性癫痫持续状态患者对治疗的反应性较差，或脑病患者出现非强直阵挛性痫性发作或非强直阵挛性癫痫持续状态时，应进行脑电图监测。值得注意的是，由于药物不良反应及代谢紊乱，移植后的患者也可以出现不自主运动（震颤、阵挛、扑翼样震颤）。这些异常运动需要和痫性发作进行鉴别，脑电图可以为它们的鉴别提供极为重要的信息。

如果痫性发作复发，或者发现明确的颅内结构异常，又或者脑电图发现了致痫灶，应当启动抗癫痫药物治疗。抗癫痫药物的治疗应当根据患者代谢情况的不同进行个体化定制。苯妥英钠、丙戊酸钠、苯巴比妥和卡巴西平经过肝脏代谢，常常影响其他药物的代谢。考虑到传统抗癫痫药物的不良反应，左乙拉西坦已成为移植后痫性发作的首选药物。拉科酰胺的静脉和肠道制药具有相同的生物利用度，兼具良好的安全性，使其成为治疗局灶性痫性发作的又一良好选择。

（四）脑病

在移植病房中，神经科会诊的最常见原因即是急性意识模糊状态。脑病可表现为精神状态的改变，如定向力障碍、意识水平改变、激越和幻觉。脑病常常发生于移植后的前 30 天，致病因素可能是药物的毒性作用（特别是钙调磷酸酶抑制药的毒性作用）、代谢紊乱（低血糖、低钠血症、高钠血症、高氨血症、高钙血症及高镁血症）、全身性和中枢神经系统感染、PRES 及卒中[10]。

在若干种代谢紊乱的类型中，高氨血症常常与肝脏移植相关，在极少数情况下与肺移植相关。为了评价是否可能出现非强直阵挛性痫性发作和非强直阵挛性癫痫持续状态，器官移植后出现脑病的患者应当常规进行脑电图检查。脑病的出现常常存在多种诱因，应当详细回顾患者的既往史、用药史（医院内外）和个人史（酒精嗜好和药物滥用）。在移植术后迅速起病的患者还应当回顾麻醉药物的使用情况。此外，需要特别注意具有潜在镇静作用及作用于中枢神经系统的药物，必要时可以使用氟马西尼、纳洛酮等拮抗药物。应当根据移植类型和临床情况制定特异的实验室检查项目。常规的血液检查应当包括全血细胞计数、电解质代谢全项、动脉血气分析、促甲状腺激素、肝酶和血氨。电解质的纠正应当遵循公认的诊疗方案。慢性低钠血症的纠正应当循序渐进（每日升高 ≤ 10mmol/L）以避免诱发渗透性脱髓鞘的风险。高氨血症的标准治疗包括限制蛋白入量、肠道灌洗、促进氨基酸和氮质代谢、透析等手段的综合应用。

三、器官特异性急症

（一）肝移植

肝移植术后大多数神经系统并发症是脑病形成。在移植后的前 30 天，代谢性脑病最常见，其致病原因包括钙调磷酸酶抑制药的应用、低钠血症和渗透性脱髓鞘（脑桥中央及外侧的髓鞘溶解）[11]。痫性发作也是肝移植后的常见症状。对于出现非强直阵挛性痫性发作和非强直阵挛性癫痫持续状态的肝移植患者，脑电图检查检查必不可少。

暴发性肝衰竭患者肝移植术后脑水肿的管理可能是肝移植术后最棘手的问题之一，贯穿于移植的术前与术后，颅内压升高的控制非常重要。MRI 是首选的影像学检查方式，但可能不适于某些严重病例。CT 扫描与脑水肿的程度并不总是密切相关，但可以辅助了解水肿的严重程度并除外颅内出血。此外，还需要重点关注头 CT 上脑沟是否可见、白质和环池的形态[12]。在围术期放置颅内压监测装置有助于指导脑水肿的管理[13]。颅内出血风险的升高与血小板减低和 INR 的延长相关[14]。当颅内压升高时，通常使用渗透压调节药物进行治疗[15]。当患者出现肝肾综合征时，高渗性盐溶液是降低颅内压的一个良好选择，因为此时如果应用甘露醇会加重肾功能损伤。对于难治性颅压升高，可以考虑降低体温，或使用大剂量丙泊酚或巴比妥类药物治疗。然而，目前尚没有数据支持，使用这些特殊抢救药物可以改善预后。渗透性脱髓鞘（脑桥中央和外侧的髓鞘溶解）是一个严重的神经系统并发症，通常情况下在肝移植后的 1～2 周出现。脑桥中央髓鞘溶解首次被描述是在酒精中毒患者快速纠正低钠血症后。然而，在肝移植患者中，低钠血症与渗透性脱髓鞘之间没有必然的联系，其病因和病理生理机制仍然不明[16, 17]。其危险因素包括严重的低钠血症、多次输血、出血性并发症、糖尿病、营养不良、慢性低钠血症及使用环孢素，临床表现包括进行性意识模糊、意识水平下降、构音障碍、吞咽困难、假性延髓性麻痹、眼肌麻痹及四肢瘫痪。当脑桥外侧结构受损时，也可以出现震颤、肌紧张、缄默和肌阵挛等症状[16]。MRI 是首选的影像学检查方式，可以在脑桥及脑桥外侧多处观察到 T_2 高信号。目前，尚无有效的治疗方法。在纠正低钠血症时，应遵循公认的诊疗标准。对于非常严重的病例，可能出现显著的功能恢复[18]。

（二）肺移植

在所有实体器官移植中，肺移植患者具有最高的死亡率[19]。脑病是最常见的神经科并发症，常常与钙调磷酸酶抑制药的毒性相关[20]。其最严重的并发症与术后脑卒中有关。肺移植患者还可出现高氨血症，其具体发病机制尚不清楚。从理论上讲，接受肺移植的患者容易发生神经系统并发症，这与长期慢性缺氧所导致的"脑储备减低"相关[21]。

（三）心脏移植

神经系统并发症是心脏移植后最常见的不良事件之一。脑卒中是心脏移植相关的最常见的神经系统并发症，也是神经科急症之一[22]。绝大多数发生的脑卒中是缺血性梗死，但出血性卒中也可能发生。许多心脏移植患者存在缺血性卒中的心血管危险因素，包括高血压、高脂血症、心房颤动和糖尿病。心脏移植的技术和手术并发症，如术前使用主动脉内球囊反搏或左心室辅助装置、持续的体外循环、术中低血压、围术期血流动力学不稳定都可能增加脑梗死的风险[23]。心脏移植患者的急性神经系统症状需要神经内科紧急会诊。应完善急诊头 CT 扫描以便评价是否出现颅内出血或早期缺血性改变。患者由于近期接受外科手术治疗多不能进行静脉溶栓，但若出现大血管闭塞，仍然可以考虑血管内介入治疗（见第 9 章）。体外循环后可能出现过度灌注综合征[24]。严格的术后血压管理对于心脏移植患者非常重要，通常情况下其症状会在几天到几周内得到改善。

（四）肾移植

肾脏是最常见的实体移植器官，肾脏移植患者神经系统并发症的发生率较高[25]，其中最常见的神经系统并发症是脑血管事件。终末期肾病患者常伴有糖尿病和高血压等疾病，形成动脉粥样硬化，进而导致了脑血管事件的发生。由于高血压、多囊性肾病等危险因素的存在，肾脏移植患者也可能发生脑出血。尽管肾脏移植后脑血管事件的风险增加，但是这种风险随着时间的推移而减低。其主要原因在于，与维持透析的患者相比，接受肾移植的患者血管危险因素通常能得到改善，从而降低脑血管事件发生的风险[26]。

要点总结

- 免疫抑制药物的神经毒性和中枢神经系统感染是所有类型器官移植的固有风险。
- 出现发热、头痛、精神状态改变时，即使缺乏其他的临床表现，也要考虑中枢神经系统感染的可能。
- 对于器官移植后出现严重神经系统症状的免疫抑制状态的患者，应尽可能获得更加完善的临床资料，如神经影像、脑电图及脑脊液等检查。
- 中枢神经系统感染可以分为早期（移植后 1 月）、中期（移植后 1～6 个月）和晚期（移植 6 个月后）感染，每个时期都有相对特异的微生物感染风险。
- 暴发性肝衰竭常常出现脑水肿，需要及时进行颅内压监测和管理。
- 在心脏和肾移植后，脑卒中是最常见的并发症。

第 20 章

孕妇神经系统急症

Neurological Emergencies in Pregnant Patients

Jason Siegel 著

项唐镗 安 硕 译

江荣才 校

诊断要点

- 孕妇神经系统疾病的鉴别诊断涉及范围很广，需要区别普通人群中的常见疾病，以及妊娠特有的疾病。
- 医师应及时进行病史收集和检查，并详细记录所有神经系统及其他系统的特征。
- 如患者出现临床症状，既不能延误 CT 和 MRI 检查，也应减少不必要的检查，并且尽量减少对比剂的使用。

治疗重点

- 针对普通人群的经典治疗方法在孕妇中应用的安全性和有效性，往往缺少强有力的证据支持。
- 在绝大多数情况下，急性缺血性脑卒中可以应用组织纤溶酶原激活药（tPA）和溶栓治疗或血管内取栓术。
- 在免疫功能异常的情况下，进行血浆置换及应用静脉丙种球蛋白治疗是安全的。
- 妊娠期间，最常用的抗癫痫药物是咪达唑仑、左乙拉西坦、磷苯妥英和丙泊酚，但应注意这些药物都存在相对的禁忌或风险。

预后概览

- 管理高风险妊娠患者需要一个具有神经病学 / 神经重症监护、产科、新生儿学及神经外科的多学科团队。
- 除了某些特定疾病，孕妇所患的大多数神经系统疾病的预后与普通人群相似。

- 一般不建议常规终止妊娠，但是足月妊娠患者可以考虑引产或剖宫产。

一、概述

妊娠会导致孕妇发生一些解剖和生理功能的变化，这些变化可能伴随着神经或全身性疾病。有 0.1%～1.3% 的妊娠患者需要进入重症监护病房治疗[1]，由于其风险波及两条生命，治疗需要谨慎小心，医师必须迅速且准确地诊断和处理妊娠患者的神经系统急症。神经系统急症涉及所有神经病学内容，包括自身免疫性疾病、神经肌肉疾病、脑血管疾病、运动障碍和癫痫。在这一章中，我们不但讨论了几种神经系统急症，并列出相关表格还分析了孕妇神经系统急症诊疗时的禁忌证和特殊情况。

二、初步评估

妊娠患者的临床表现及检查结果可以指导急性神经病变的诊断，但在一些情况下，不同的疾病却有着相同的临床表现。

（一）头痛

头痛是妊娠期最常见的神经系统症状[2-4]，发病时头痛可能很轻，也可能危及生命，其有如下重要特征。
- 部位：整个头部、额部、单侧、枕部，与颈部疼痛相关。
- 严重程度。
- 性质：搏动性疼痛、刺痛、锐痛、枪击样痛、钝痛。
- 发病：快速或渐进。
- 既往头痛病史及明显改变。
- 体位改变：不愿平躺或站立。
- 急症诊断的危险信号包括以下几点。
  - 霹雳性头痛（立即达到最大强度），患者可能形容为"有史以来最严重的头痛"。
  - 嗜睡或意识下降。
  - 视盘水肿、视网膜出血。
  - 受压和 Valsalva 动作时加重。
  - 颈项强直，假性脑膜炎。
  - 伴有其他神经系统症状——癫痫、肌无力、失明、脑血管病史。

- 伴有其他全身症状——高血压、周围水肿。

- 头痛性质发生变化。

头痛的描述有助于鉴别诊断（表 20-1）。

表 20-1　妊娠患者常见伴有头痛的急症

表　现	可能的诊断
单侧搏动性疼痛伴有畏光、恐声、恐嗅、恶心 / 呕吐等症状，随睡眠改善	偏头痛 [a]
非特异持续性疼痛，伴有癫痫、局灶性神经功能障碍及颅压高征象	脑静脉窦血栓形成
难治性头痛、高血压、蛋白尿	子痫前期 / 子痫（头痛可作为子痫的前哨症状）
视物模糊、盲点、闪光感	高血压导致的可逆性后部脑病综合征
霹雳性头痛、波动性神经功能障碍、癫痫	可逆性脑血管收缩综合征（产后血管病变）
霹雳性头痛、累及眶额部或全脑，可伴有恶心、呕吐、低血压、视力下降（双颞侧偏盲）、意识改变	垂体卒中
通常单侧的霹雳性头痛，伴有恶心、呕吐、颈强直、意识下降	蛛网膜下腔出血
弥漫性疼痛，累及颈部，可有雷击样疼痛，伴假性脑膜炎、脑神经病变和发热	脑膜炎、脑膜脑炎
弥漫性头痛，随咳嗽或瓦氏动作加重，视盘水肿，展神经麻痹	占位性病变或是其他原因导致的颅内压增高（包括特发性颅内压增高）
非特异性、中度强度的头痛，伴局灶性神经症状	急性缺血性脑卒中

a. 偏头痛是孕妇常见的头痛，通常不属于急症情况。但认识到这些表现可以帮助临床医师判断病情

（二）视觉变化

视觉变化在妊娠患者中很常见，而且表现差异很大。眼科检查应包括视力检查（针孔检查）、视野检查、阿姆斯勒检测、摆动光检查（检查是否有相对性瞳孔传入障碍）、完整眼球运动试验、校准及收敛试验，以及荧光镜检。

1. 视觉变化的重要特点

视觉变化重要特点包括如下几点。

- 负向表现：视力障碍、视物变黑、模糊、黑色暗点、"阴影下降"、视野缺损。

- 正向表现：闪光暗点、强化光谱、幻觉。

- 单眼：眼球或视神经病变。

- 双眼：后交叉病变。

值得注意的是，患者经常将同侧偏盲描述为单眼视力丧失，因为患者通常注意到的是颞区较大的视觉缺陷，而不是对侧眼的鼻部视觉缺陷。

2. 视觉变化的危险信号

关于视觉变化的危险信号包括以下几点。

- 视盘水肿。

- 急性单眼或双眼视力丧失。

- 伴有神经或全身症状。

3. 正向症状和负向症状

妊娠会导致一种相对高凝状态，可能会在中枢神经系统和全身的不同部位（包括眼睛）促进血栓形成。这可以导致负向症状的出现。可逆性后部脑病综合征（posterior reversible encephalopathy syndrome，PRES）和偏头痛可同时出现正向及负向视觉表现。

妊娠可引起或加重营养不良状态，特别是当妊娠初期出现恶心、厌食和妊娠剧吐达到高峰时。在营养物质耗竭与维生素 B_1 需求量增加等共同作用下，患者可能会出现韦尼克脑病，临床表现为复视、眼球震颤、眼睑下垂、共济失调和意识模糊。此时需要紧急静脉补充高剂量维生素 B_1，以避免可能出现的不可逆转性遗忘状态。

视觉改变的描述有助于鉴别诊断（表 20-2）。

表 20-2　视觉改变的常见表现及可能的诊断

视觉改变	可能的诊断
负向症状（视物模糊、视力丧失、盲点）	
针孔及近点验光卡矫正	难治性疾病（黄体酮诱导的晶状体和角膜水肿）[a]
阴影下移	视网膜缺血
高血糖、高血压（与损伤程度相关） 眼底检查：微动脉瘤、神经纤维层及视网膜内出血、黄斑水肿、雪团状渗出点、渗出、视网膜血管病变、视盘水肿 [13, 14]	妊娠期糖尿病视网膜病变
眼底检查：视网膜变白 [15-17]	心源性、高凝状态、炎性血管炎、羊水栓子导致视网膜小动脉闭塞
眼底镜检查：出血	静脉闭塞
无相对性传入性瞳孔障碍（RAPD）的轻度视力下降 眼底检查：视网膜色素上皮下积液	中心性浆液性脉络膜视网膜病变（通常可自愈）
同侧视野缺损（偏盲、象限盲）	急性缺血性或出血性脑卒中，累及丘脑、视辐射或枕叶
双颞偏盲	垂体增大或巨腺瘤或脑卒中（特别是伴有雷鸣样头痛）
失读症（伴或不伴失写）、巴林特综合征（同时失认、动眼神经失用症、视性共济失调）、脑盲，瞳孔光反射完整	枕顶区（PRES，可能源自先兆子痫 / 子痫 [25, 27]
中枢性疼痛性视力丧失 眼底镜检查：视盘苍白	视神经炎（尤其是产后多发性硬化、NMO、特发性）

（续表）

视觉改变	可能的诊断
正向症状	
闪光暗点、"万花筒"或"碎玻璃"视觉	偏头痛
幻觉	枕叶局灶性癫痫
混合多变的症状	
视物模糊或下降、斑点、色觉缺陷 眼底检查：血管狭窄、节段性血管痉挛、雪团状渗出点、出血、视盘水肿、栓子、视网膜梗死。Elschnig 斑——眼脉络膜梗死引起中心暗的红色或黄色斑点（可能需要吲哚青绿血管造影才能看到）	子痫前期和子痫
视盘水肿——可伴有复视、搏动性耳鸣、视敏度下降 [22, 36]	颅内压增高
伴有霹雳性头痛 ± 复视	垂体卒中，脑静脉窦血栓形成
伴有体位性头痛（平躺更严重）	特发性颅内高压（前假性脑瘤）

a. 在妊娠期由黄体酮引起的难治性视物模糊一般认为是正常的

（三）肌无力

若患者在病情严重时出现肌无力，应立即进行检查，同时注意以下几点。

- 起病：急性还是进行性？
- 侧别：单侧还是双侧？
- 病程：波动的、进行性还是稳定的？

大多数孕妇出现肌无力的病因和表现与普通人群相似。应该像诊断普通的患者一样，第一步是定位肌无力是中枢性还是周围性的。

在妊娠期间经常发生由周围神经病变导致的肌无力，这些并非神经系统急症，包括腕部正中神经病（腕管综合征）、尺侧和桡侧神经病、股侧和闭孔神经病、腓神经病、股外侧皮肤神经病、腰骶神经丛病、腰骶神经根病和多神经病。

导致孕妇肌无力的最严重周围神经系统疾病是急性炎性脱髓鞘性多发性神经病（AIDP），也称为吉兰－巴雷综合征（GBS）。它的特征是上升性肌无力和麻木，可能导致瘫痪、呼吸窘迫或衰竭。周围神经系统肌无力的另一个重要原因是重症肌无力（myasthenia gravis，MG），其特征是肢体或面部、眼外肌或延髓部肌肉的波动性无力。MG 也会突发呼吸道失控（loss of airway control）和呼吸衰竭。关于这些诊断的更多细节见第 8 章。

肌无力的中枢神经系统原因包括急性缺血性脑卒中（acute ischemic stroke，AIS）、脑出血（intracerebral hemorrhage，ICH）和多发性硬化（multiple sclerosis，MS）。AIS 和 ICH 急性发作通常引起单侧肌无力，可伴有麻木、失语、发音障碍、复视或凝视障碍、不协调或步态改变。多发性硬化引发的肌无力是可变的，既可能影响整个半身，也可能只影响一个肌节。多发性硬化恶化时可伴有麻木或疼痛、视神经炎（或其他急性视觉变化）或脑干异常表现。

表 20-3 显示了肌无力的表现及鉴别诊断。

表 20-3 肌无力的常见表现和可能的诊断

肌无力的表现	描　述
急性、单侧（脸和上肢，或脸、上肢和下肢），失语症、凝视、意识障碍	急性缺血性或出血性卒中
双侧近端肢体或延髓部无力、复视、吞咽困难、发音障碍	重症肌无力
急性、可变、节段性或单侧，可包括感觉丧失或疼痛	多发性硬化
上升性肌无力和麻木，伴或不伴有延髓部、呼吸肌、面部肌无力或眼肌麻痹，反射消失，自主神经异常	AIDP、CIDP

AIDP. 急性炎性脱髓鞘性多发性神经病；CIDP. 慢性炎性脱髓鞘性多发性神经病

（四）癫痫

在妊娠期间发生癫痫可能有 3 个原因。

- 慢性癫痫突然发作。
- 先前存在原因未知的癫痫发作，由于妊娠后发作阈值降低而出现急性加重。
- 继发于与妊娠相关的其他神经系统疾病导致的癫痫。

虽然既往有癫痫的患者突然发作癫痫可能不算神经系统急症，但也应彻底地进行诊断检查，因为它可能是 PRES 或脑出血的临床表现。此外，患者还可能出现惊厥性或非强直阵挛性癫痫持续状态，这些都需要紧急处理。由于在妊娠期和产后发生非癫痫性多动性运动障碍的风险增加，孕妇比在一般人群中更容易出现类似癫痫发作的症状，如节律性震颤或由于肌张力障碍导致的异常姿势，这些都与局部性癫痫发作表现相似。

三、特殊神经急症的诊断与处理

（一）子痫前期和子痫

子痫前期 / 子痫是妊娠期常见的疾病（占全世界孕妇的 7.5%）[5]，不同患者其临床表现及神经障碍差异较大。它不是妊娠期特有的疾病，最晚可能在产后 6 周出现。

子痫前期的定义为高血压（＞ 140/90mmHg）、蛋白尿（＞ 300mg/d）和周围性水肿三联征。其病理生理学机制尚不确定，可能是由于胎盘低灌注和缺氧导致了抗血管生成因子的释放，损伤母体内皮细胞，引起血管通透性增高（引起蛋白尿和周围水肿）和血管收缩（引起高血压）。子痫前期对神经系统的影响是多种多样的，包括癫痫发作（若出现则由子痫前期上升到子痫）、PRES、可逆性脑血管收缩综合征 / 产后血管病、AIS 和 ICH。其他全身性症状包括溶血性贫血、肝酶升高、血小板减少（以上 3 种表现构成 HELLP 综合征）、弥散性血管内凝血、肺水肿、心肌梗死、肾衰竭和胎盘早剥 [6]（表 20-4）。

表 20-4　子痫前期、PRES、PPA/RCVS 的临床特点及处理

疾病	临床特点	诊断	治疗	预后
子痫前期	• 高血压 • 蛋白尿 • 周围水肿	• ≥ 140/90mmHg • ≥ 300mg/d	• 一线抗高血压药物，如拉贝洛尔和肼屈嗪	• 占全球产妇死亡人数的 10%～15%，发达国家< 1%
子痫	• 子痫前期 + • 癫痫发作		• 硫酸镁	
HELLP 综合征	• 溶血性贫血 • 转氨酶升高 • 血小板减少症（可导致 ICH 或 SAH）	• 红细胞破裂，总胆红素 > 1.2mg/dl，AST >正常上限的 2 倍，血小板计数 ≤ 100 000 细胞 /μl	• 输入血小板可延缓病情	• 如果在发病 48h 内输入则预后良好，死亡率 1%
PRES	• 头痛、思维混乱、皮质性盲、巴林特综合征	• 以白质为主，MRI T$_2$ 和 FLAIR 高信号，典型表现是在后部更明显	• 血压管理	• 一般预后良好，但会因并发症（ICH、SAH）而不同
PPA/RCVS	• 霹雳性头痛、脑病、局部神经缺陷、癫痫、呕吐、畏光	• 大脑大血管和（或）中血管的多灶"串珠"样狭窄，脑血管界区 T$_2$/FLAIR 高信号或存在缺血时 DWI 改变	• 头痛控制、癫痫控制（硫酸镁）、脑卒中管理、血压管理、支持性治疗	• 通常预后良好并是可逆的，但偶尔也有重症

HELLP. 溶血、肝酶升高、血小板低三联征；PRES. 可逆性后部脑病综合征；PPA. 产后血管病；RCVS. 可逆脑血管收缩综合征；MRI. 磁共振成像；FLAIR. 液体衰减反转恢复技术；AST. 天冬氨酸转氨酶；SAH. 蛛网膜下腔出血

（二）可逆性后部脑病综合征和产后血管病

PRES 和 PPA 可能是子痫前期 / 子痫的潜在严重后果 [7]。不过即使患者不符合所有子痫前期 / 子痫的诊断标准 [8]，这两种情况也仍然会发生。

如果说子痫前期 / 子痫是一种全身性血管"渗漏"综合征，那么 PRES 就是大脑血管异常"渗漏"的结果。由此产生的血管源性水肿主要发生在后循环，可能是由于后循环中交感神经活动不那么活跃，而出现在额叶白质或基底节区 [9]。症状通常在妊娠中期或晚期出现，持续数小时至数天。它们的位置可能模糊，也可能局限于枕叶或脑干，症状包括头痛、脑病、皮质视觉改变和癫痫发作（典型的全身性强直 - 阵挛性癫痫发作）。在许多病例中，头颅 CT 可以识别 PRES，但 MRI 更敏感、更具有特异。PRES 在 CT 上表现为斑片状低密度影，位置主要位于白质上，也常累及灰质，但不遵循血管分布 [10]。同样，MRI T$_2$/FLAIR 序列可在受累区域显示高信号，弥散加权成像（DWI）序列通常是阴性的，T$_1$ 增强显像结果差异很大。偶尔可识别出血区域，特别是磁敏感加权成像（SWI）或梯度回波序列（GRE）。并且可以通过血管造影观察到血管痉挛，特别是大脑后动脉和基底动脉的血管痉挛。治疗上主要是去除刺激因素或对症支持治疗，例如逐渐控制高血压。

产后血管病（postpartum angiopathy，PPA）是一种可逆性脑血管收缩综合征（reversible cerebral vasoconstriction syndrome，RCVS），可在产后 4～6 周发生。这可能是子痫前期 / 子痫血管收缩的后果。除了子痫前期 / 子痫外，PPA 还与 5- 羟色胺能药物（麦角碱类衍生物和选择性 5- 羟色胺再摄取抑制药）有关。它的临床表现通常比 PRES 更突然，包括霹雳性头痛或神经系统症状的突然发作。血管收缩可用尼莫地平和维拉帕米等钙通道阻滞药来治疗，但目前还没有对照试验。当其合并子痫时应给予硫酸镁治疗。PPA 可与脑出血、缺血性卒中和蛛网膜下腔出血相关，是一种暴发式的疾病[11]。

对于与子痫、PRES 或 PPA 相关的癫痫发作，硫酸镁是主要的治疗方法[12-14]，先单次给药 4～6g，随后持续静脉滴注。镁中毒的生物标志包括深反射消失、呼吸抑制和少尿。如怀疑镁中毒时，应给予葡萄糖酸钙。

（三）脑血管疾病

妊娠期间的一些生理变化会使女性易患 AIS 和 ICH。

* 血流动力学变化 - 血管扩张和高血容量导致相对静脉淤滞。
* 血管改变 - 血管重构，胶原蛋白和弹性蛋白减少，收缩力增加。

高凝状态 - 促凝因子 Ⅰ 、Ⅶ 、Ⅷ 、Ⅸ 、Ⅹ 、Ⅻ 、ⅩⅢ ，以及雌激素水平升高[16]。凝血抑制药抗凝血酶Ⅲ和蛋白 S 的含量降低。

因此，妊娠相关的变化影响 Virchow 三联征（包括止血、血管损伤和高凝状态）的所有要素，并使孕妇更容易形成全身性血栓和脑栓塞。AIS 最常见的病因是心源性脑栓塞和静脉窦血栓形成。不过即便经过彻底的检查（20%～44%），仍有相当比例的缺血性卒中原因不明[15, 17, 18]。

（四）急性缺血性卒中

妊娠患者的 AIS 表现、诊断和管理与非妊娠患者相似。当患者出现急性神经系统损害，特别是当患者出现的临床表现与卒中综合征相一致时，应考虑到 AIS。此时有必要进行适当的神经影像学检查，具体的注意事项将在本章稍后讨论。颅脑 CT 平扫是排除出血的最快方法，它可以发现早期的缺血性改变，并显示伴有静脉梗死的静脉窦血栓形成相关征象。CT 血管造影和 CT 灌注显像可以用来确定是否存在大血管闭塞，以及缺血核心和周围半暗带的体积。虽然 MRI 耗时长且不方便，但是其没有辐射，并且可以为脑卒中核心和半暗带提供更详细的影像。非侵入性血管造影也可显示出 PPA/RCVS 患者的血管收缩情况。

首先要完善传统的 AIS 实验室检查，包括糖化血红蛋白和血脂检测，其他检查包括血沉、C 反应蛋白、转氨酶和促甲状腺激素。完整的心脏检查应该包括混合生理盐水心脏超声造影，这可以用来诊断伴有右向左分流的卵圆孔未闭。

除凝血酶原时间、活化部分凝血酶原时间和国际标准化比值以外，还需要其他凝血方面的检测来排除遗传性或获得性高凝血病，尤其是脑静脉血栓形成的情况。检测包括以下内容。

- 抗磷脂（抗心磷脂）抗体。
- 凝血酶原 G20210A 突变。
- 因子 VLeiden 突变。
- β_2 糖蛋白 1 型抗体。
- 亚甲基四氢叶酸还原酶突变。
- 血红蛋白电泳。

在妊娠期和 AIS 急性期（尤其是在进行溶栓或抗凝治疗的情况下），一些凝血试验结果也可能是异常的，但它们并不一定说明存在病理改变。这些结果包括如下。

- 蛋白 C。
- 蛋白 S。
- 抗凝血酶Ⅲ（缺乏）。

目前还没有在妊娠患者中使用重组组织纤溶酶原激活物（rTPA）的随机对照研究。与普通人群中观察到的结果相比，该药物在一些妊娠患者上也同样有效 [19, 20]。尽管 tPA 不能穿透胎盘屏障，但它确实有导致胎盘出血及流产的风险，因此一般作为大面积脑卒中或致残性卒中的挽救手段。此时需要一个包含产科和新生儿科医师的多学科研究小组来讨论有关妊娠患者静脉溶栓的风险及获益。

不管做不做静脉溶栓，血管内取栓已成为大血管闭塞卒中患者的标准治疗方法。它也是治疗妊娠患者 AIS 一个良好选择。迄今为止，已有 5 篇关于妊娠期间 AIS 血管内取栓的报道。这些报道显示了机械取栓术可以安全地用于妊娠患者，并且当血管再通时，患者的神经功能可以得到良好的恢复 [22-26]。有关 AIS 诊断和处理的更详细讨论请参阅第 9 章。

（五）脑静脉窦血栓形成

脑静脉窦血栓形成（cerebral venous sinus thrombosis，CVST）可表现为霹雳性头痛、癫痫、局灶性神经功能障碍、恶心呕吐，以及意识水平下降。其评估方法包括颅脑 CT 平扫及增强、CT 静脉造影术、MRI 或 MR 静脉造影术，这些方法可以识别静脉血栓或充盈缺损和各种相关的情况，如脑实质内、蛛网膜下腔、脑室或硬脑膜下的出血、水肿、缺血和脑积水。

即使某些患者会出现出血症状，全身肝素抗凝仍是 CVST 的主要治疗方法 [27]。目前关于在 CVST 血管内取栓术尚无相关研究，但在某些病例应用被发现是有效的。有关的更多细节可以在第 10 章中找到。

（六）出血性卒中

妊娠使出血性脑卒中的风险显著增加，其中妊娠期间的相对风险为 2.5，产后早期的相对风险为 28.5。引起出血的最常见的原因是子痫前期 / 子痫、动静脉畸形（arteriovenous malformation，AVM）、颅内动脉瘤和 CVST。

AVM 是否会增加出血风险一直存在争议[29]，但最近的报道支持妊娠期会增加 AVM 出血风险[30]。美国心脏协会指南建议，如果已知女性有 AVM，并有意愿妊娠，应在妊娠前治疗 AVM。另外，如果妊娠期间偶然发现的 AVM，应该在产后进行治疗。妊娠期间出血的 AVM 则应考虑在分娩前进行治疗，这也取决于 AVM 的位置和严重程度[31, 32]。

动脉瘤性蛛网膜下腔出血在一般人群中具有很高的死亡率和发病率，而在妊娠患者中，即便动脉瘤得到处理，产妇和胎儿的死亡率也可达 35% 和 17%。如果动脉瘤没有得到处理，产妇和胎儿的死亡率可分别高达 63% 和 27%。因此当动脉瘤破裂后应进行手术夹闭或血管内弹簧圈栓塞术，同时对于未破裂动脉瘤妊娠患者建议降低预防性治疗的指征，因为其破裂的风险及死亡率较高。

对于 ICH 和动脉瘤性蛛网膜下腔出血在第 11 章和第 12 章有详细的讨论。

（七）癫痫持续状态

癫痫持续状态（status epilepticus，SE）虽然在孕妇中很少见[34]，但却可以发生在妊娠的所有阶段，包括分娩和产后。SE 可导致交感神经过度活动，引起胎盘血管收缩，同时危及母亲和胎儿的生命。许多抗癫痫药物致畸，禁忌在妊娠期间使用。目前尚无妊娠期 SE 的最优治疗方案。

妊娠患者 SE 的主要原因是 PRES、子痫和 CVST，其他原因包括症状性癫痫病史（如颞叶内侧硬化）、抗癫痫药物撤药、颅内出血和自身免疫性脑炎（抗 NMDAR 脑炎）[34-36]。大多数患者有惊厥性 SE，但 18%～57% 的患者可以有局灶性 SE 或非惊厥性 SE（nonconvulsive status epilepticus，NCSE）[34, 35]。

羊水栓塞是癫痫发作和急性神经功能缺失的罕见原因。羊水栓塞可以发生在孕期、分娩期或产后，最常见的表现是心肺衰竭，但其神经系统的表现也很常见。其最普遍的表现是脑病，也可能发生癫痫、缺氧和脑卒中。事实上，高达 50% 的病例会出现癫痫发作，并且发病率和死亡率都很高，其中高达 85% 的存活患者可能遗留神经功能障碍。建议进行全身性的治疗，并积极控制癫痫发作。

当 SE 在孕期发生时，母体结局一般较好，也有 24%～43% 的人会有功能性后遗症[34, 35]。婴儿出生时可能没有并发症，但会增加早产、出生时低体重、呼吸窘迫、缺氧性脑损伤和脑室出血的风险。当产妇患有难治的 SE 时，这些比例更高[34]。

尽管目前没有治疗孕妇 SE 的指南，苯二氮䓬类药物仍是一线治疗用药。在二线抗癫痫药物中，最常用的是左乙拉西坦和磷苯妥英钠。妊娠期药物动力学可能发生变化，建议监测抗癫痫药物的血清含量。对于口服药效不佳的患者可以选择静脉麻醉药，通常用咪达唑仑或丙

泊酚。正如前面子痫前期 / 子痫部分所述，硫酸镁是子痫相关癫痫的首选治疗方法。表 20-5
列有各种抗癫痫药物及其最重要的安全注意事项。有关急性癫痫发作和 SE 的详细讨论，请参
阅第 2 章。

表 20-5　妊娠期患者服用常用抗癫痫药物的特点及注意事项 [44]

药　　物	剂　　量	食品及药物管理局妊娠级别	母婴风险
苯二氮䓬类药物			
地西泮	0.15mg/kg，静脉给药，每次最大剂量 10mg	D	低血压、呼吸窘迫
咪达唑仑	0.2mg/kg，肌内注射，最大剂量 10mg	D	
劳拉西泮	0.1mg/kg，静脉给药，每次最大给药剂量 4mg	D	
抗癫痫药物			
左乙拉西坦	40～60mg/kg，静脉给药	C	
磷苯妥英	20mg PE/kg，静脉给药	D	低血压、心律失常
拉克酰胺	200～400mg，静脉给药	N/A	P–R 间期延长、低血压
托吡酯	200～400mg，鼻胃管给药 / 口服	D（之前是 C）	胎儿面裂、代谢性酸中毒
丙戊酸	40mg/kg，静脉给药	X	先天性畸形（脊柱裂、尿道下裂）、高氨血症、胰腺炎、血小板减少症、肝毒性
苯巴比妥	20mg/kg，静脉给药	D	心脏缺陷、智力发育迟缓、低血压、呼吸抑制、意识水平下降
麻醉药			
咪达唑仑（连续给药）	首次：0.2～5mg/(kg·min)，随后：0.2mg/kg	D	呼吸抑制、低血压、快速耐受
丙泊酚	20～80mcg/(kg·min)	B	低血压、呼吸窘迫、心脏衰竭、横纹肌溶解、代谢性酸中毒、肾衰竭
氯胺酮	1～5mg/(kg·h)	N/A	高血压、心动过速
戊巴比妥	首次：1～5mg/(kg·h)，随后：5～10mg/kg（＜ 50mg/min）	D	低血压、呼吸抑制、心脏抑制、麻痹性肠梗阻、感染或肺炎
硫喷妥钠	2～7mg/kg（＜ 50mg/min）	C	低血压、呼吸抑制、心脏抑制

N/A. 暂无评级

（八）免疫性疾病

AIDP 是一种自身免疫性疾病，其特点是上行性肌无力、神经反射消失、脑脊液中蛋白细胞

分离、电生理检测神经传导速度弥漫性减慢。AIDP 可能发生在妊娠期间，不过流行病学数据表明其发病率与普通人群中同龄人相似。随着病情进展，患者可能出现眼肌麻痹、构音障碍、吞咽困难、共济失调、自主神经不稳定。患者也可出现神经肌肉呼吸功能不全，表现为短浅呼吸、鼻煽、矛盾呼吸及副呼吸肌的多种变化，与病情程度相关。在床旁记录用力肺活量和最大吸气呼气压力来客观评价呼吸功能，当患者出现有呼吸衰竭的迹象时，应立即行气管内插管和机械通气。

AIDP 治疗的目的是降低免疫反应。在妊娠期间使用血浆置换和静注免疫球蛋白疗效相似，且是安全的 [37]。AIDP 可能会诱发早产 [37]，但不建议终止妊娠，因为产妇和新生儿通常结局良好。可应用全身麻醉和局部麻醉，但应避免去极化神经肌肉阻断药。

MG 是一种累及神经肌接头的慢性自身免疫性疾病。其特征表现是眼球运动及四肢肌肉的波动性肌无力。MG 通常在妊娠期间病情较为稳定，但有 20%～30% 的患者会出现病情恶化 [38, 39]。和 AIDP 一样，其最值得关注的不良后果是由因呼吸肌无力，以及延髓性麻痹和咳嗽乏力引起的误吸，这会进一步导致呼吸衰竭。

治疗方法包括吡斯的明、泼尼松、静注免疫球蛋白和血浆置换。与 AIDP 一样，静注免疫球蛋白和血浆置换在妊娠期可以安全使用。而环孢素、霉酚酸酯、硫唑嘌呤、利妥昔单抗和甲氨蝶呤等慢性免疫调节药应该在分娩后才可使用。

MG 孕妇和胎儿预后良好。虽然孕妇在第二产程可能会出现分娩疲劳，但阴道分娩并不是绝对禁忌。如果需要手术干预，局部麻醉优于全身麻醉，禁止使用非去极化的神经肌肉阻断药。

对于同时患有 MG 和子痫的患者，硫酸镁应谨慎使用，因为它可以防止乙酰胆碱的释放。苯妥英钠可作为一种替代药物用于治疗癫痫发作。如果必须使用硫酸镁，可能需要使用呼吸机进行支持。

第八章对 AIDP 和 MG 的加重进行了更深入的讨论。

四、诊断检查的注意事项

为了孕妇的安全考虑，本章讨论在进行检查时需要注意的一些情况。CT 的辐射影响是一个常见问题。患者进行头部影像学检查时，最好用磁共振来替代，但必要时还应完善头部 CT 检查，不过在检查时，建议在母亲的腹部和骨盆上放置铅盾。在进行数字减影血管造影检查时，可以通过尽量减少视图层面、减少高剂量采集时间、准直器的最佳放置和脉冲扫描来减少患者的辐射暴露。采用桡动脉入路也可以减少辐射暴露量 [25]。按照检查方式计算的预期辐射暴露程度见表 20-6。对胎儿可能影响见表 20-7。从这些表格中可以看出，常规神经影像学检查的辐射通常不会引起研究中的后果。也就是说，更应该关注在妊娠早期与胎儿辐射相关的并发症。

表 20-6 基于检查方式计算的胎儿辐射暴露量 [41, 45]

胎儿辐射	辐射量（mGy）
妊娠期间本底辐射	2.3
头部或颈部 CT	0.001～0.01
颈椎 X 线（AP）	＜ 0.001
腰椎 X 线	1.0～10
DSA（桡动脉途径）	约 1.0
胸部 X 线（2 次）	0.0005～0.01
胸部 CT/CTA	0.01～0.66
腹部 X 线	0.1～3.0
腹部 CT	1.3～35
盆腔 CT	10～50

AP. 前后位；DSA. 数字减影血管造影；CT. 计算机断层扫描术

表 20-7 不同辐射暴露程度对胎儿并发症的影响 [43, 46]

胎儿接触的辐射量	潜在并发症
＜ 50mGy	对胎儿的自然流产、发育畸形或认知缺陷的无明显的风险
10～20mGy	儿童期白血病的概率会从 3.6/10 000 增至 5/10 000
50～100mGy	可能会引起胎儿解剖学或认知上的改变，但尚未得到证实
＞ 100mGy	严重增加自然流产，解剖畸形和智力下降的风险，程度取决于妊娠时期

　　碘对比剂可以穿过胎盘屏障，但目前没有研究说明其对胎儿的危害。曾有人假设其可能引起胎儿和新生儿的甲状腺功能障碍 [40]。如果孕妇需要进行碘对比剂检查，通常需要检查新生儿的甲状腺功能。碘对比剂只有在其用于治疗时才应使用。

　　磁共振成像可以避免电离辐射。但其理论上有致畸、羊水加热和胎儿听力损伤的风险。不过目前没有证据支持上述观点 [41]。钆对比剂应该只在有需要的时候才使用。一些小型研究显示钆对围产期或新生儿没有不良预后的风险 [42]。然而，一项更大规模的流行病学研究表明，尽管总体发病率较低，但是与未进行 MRI 检查的女性相比，妊娠期使用钆的女性发生死胎、新生儿死亡、风湿、炎症和浸润性皮肤疾病的风险更高 [41, 42]。钆可以穿过胎盘屏障，因此它在胎儿血液循环中停留的时间比在母亲血液循环中停留的时间要长，因此可能产生一些不良影响。

要点总结

- 妊娠期间的神经系统急症虽然罕见，但鉴别诊断较多，需要完整的病史和检查以明确诊断。

- 子痫前期 / 子痫是一种异质性疾病，其可导致多种神经系统并发症。纠正高血压可以帮助治疗 PRES，钙通道阻滞药可能有助于治疗 RCVS/PPA。

- 静脉溶栓，特别是机械性取栓术，可用于患有 AIS 的孕妇，特别是严重致残的孕妇。

- 苯二氮䓬类药物、左乙拉西坦、磷苯妥英和丙泊酚是癫痫持续状态最常用的药物。

- 进展迅速的肌无力应考虑 GBS 或 MG。静注免疫球蛋白和血浆置换可以在孕期安全使用。

- 孕妇神经系统急症的最佳管理需要有综合专业知识的多学科团队，包括产科、新生儿学、神经病学 / 神经危重病护理，以及神经外科专家。

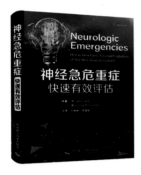

神经急危重症快速有效评估

原 著 [美] Latha Ganti 等
主 译 张琳琳 周建新
定 价 98.00元（正32开 平装）

本书共 15 章，全面梳理急性脑卒中、急性头部外伤、晕厥、抽搐、急性视力丧失等 30 余种神经急危重症快速有效评估、诊断方案，重点规范病史采集，强调目标式体格检查，依据风险 - 获益分析筛选辅助检查，运用逻辑推导进行快速评估，让"碎片化"的临床表现，"对号入座"，准确诊断与鉴别诊断，帮助急诊科、重症科、神经内科、神经外科及相关医师按照规范化路径选择诊疗流程，从而改善患者转归，堪称"连接系统教材与临床实践的桥梁"。

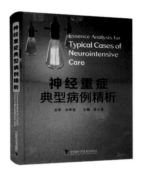

神经重症典型病例精析

主 审 石祥恩
主 编 张云馨
定 价 58.00元（正32开 平装）

本书由首都医科大学三博脑科医院的多位专家共同编写。编者在总结该院神经重症医学科十余年临床实践经验的基础上，从具体病例入手，结合大量文献，对各种神经重症的基本理论、技术要领、新知识拓展等方面进行了细致阐释，并展示了大量典型病例图片。本书内容实用、讲解简明、突出临床、重视实际、便于掌握，对神经重症患者的监护与管理提供了非常有价值的解决方案，可供广大急诊科、重症医学、神经科医护人员借鉴并有助于提高实践经验。

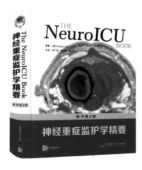

神经重症监护学精要（原书第 2 版）

原 著 [美] Kiwon Lee
主 译 石广志 张洪钿 黄齐兵
定 价 280.00元（大16开 精装）

本书引进自世界知名的 McGraw-Hill 出版集团，由得克萨斯大学医学院著名神经重症医学专家 Kiwon Lee 教授倾力打造。本书为全新第 2 版，在 2012 年初版取得巨大成功的基础上修订而成。本书不仅对神经重症患者遇到的各种大脑及脊髓状况进行了介绍，而且还对神经疾病伴发各种器官功能不全和衰竭的处理进行了详细的阐述。本书保持了前一版以病例为基础的互动式风格，并对患者接受干预措施后可能发生的反应给出了实际建议，还特别向读者展示了遇到意外情况时的应对方案。
本书着重强调临床实践，针对神经重症监护病房的大量真实病例，通过流程图、表格、示意图、照片、文献追溯和关键知识点来进一步阐明分析，图文并茂，通俗易懂，不但对神经重症监护病房的医护人员有重要的指导意义，还可供神经内、外科一线临床医生工作中阅读参考。

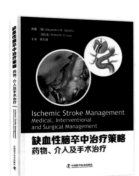

缺血性脑卒中治疗策略：药物、介入及手术治疗

原 著 [美] Alejandro M. Spiotta 等
主 译 李志清
定 价 98.00元（大16开 精装）

本书引进自世界知名的 Thieme 出版社，是一部有关改善急性缺血性脑卒中治疗和患者预后的最新国际权威指南，凝聚了从事急性缺血性脑卒中一线工作的神经内科、神经介入科、神经外科、急诊科、康复医学科等各学科著名专家的观点与经验，反映了当今该领域的最高水平。本书由国际知名的神经外科专家 Alejandro M. Spiotta 和血管外科专家 Roberto Crosa 联合相关专家共同编写，详细介绍了缺血性脑卒中的最新进展，药物、介入和神经外科手术治疗方法的循证医学证据等。全书共 12 章，涵盖缺血性脑卒中的全面管理措施，深入浅出地阐述了该病的快速精准诊断、药物内科、介入及外科手术等全流程治疗手段；介绍了缺血性脑卒中流行病学、缺血性脑卒中的静脉溶栓治疗及脑卒中中心的治疗流程和规范；讨论了急性缺血性脑卒中的影像诊断成像技术、神经外科干预措施、机械取栓技术及循证医学证据，以及相关的神经麻醉、神经重症要点和小儿脑卒中的考虑因素等内容，并对急性缺血性脑卒中的未来进行了展望。本书内容实用，要点突出，可为神经内科、神经介入科、神经外科、急诊科等从事急性缺血性脑卒中一线工作临床医生提供参考，亦可作为想要了解急性缺血性脑卒中的相关学科医生的指南。